Experimentelle Medizin, Pathologie und Klinik

Band 18

Herausgegeben von

R. Hegglin · F. Leuthardt · R. Schoen · H. Schwiegk

A. Studer · H. U. Zollinger

Die chronische Hepatitis

Vergleichende klinische und bioptische Untersuchungen

Dr. Martin Schmid

Privatdozent, Oberarzt der Medizinischen Universitätsklinik Zürich

Mit 38 Abbildungen

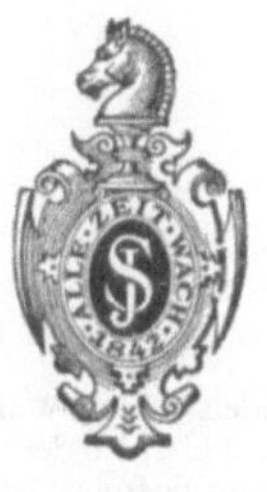

Springer-Verlag · Berlin · Heidelberg · New York · 1966

ISBN-13: 978-3-642-86227-4 e-ISBN-13: 978-3-642-86226-7
DOI: 10.1007/978-3-642-86226-7

Softcover reprint of the hard cover 1st edition 1966
Library of Congress Catalog Card Number 66-22472

Titel-Nr. 6541

Geleitwort

Was ich in der Schrift von Dr. SCHMID besonders schätze, ist die darin vertretene ganzheitliche Auffassung der Medizin. Der Verfasser zeigt am Beispiel der chronischen Hepatitis, daß man nur dann einen Gesamtüberblick über diese Krankheit zu gewinnen vermag, wenn man Klinik, Biochemie, Morphologie und Immunologie — um nur diese Disziplinen zu nennen — miteinander verbindet, während eine fragmentarische Beurteilung der Krankheit den Kliniker, Histopathologen und manchmal auch den Immunologen irreführt. Wenn wir diese Monographie lesen, sehen wir uns von der rein klinischen Auffassung der Krankheiten, wie sie vor einem halben Jahrhundert noch allgemein gültig war, weit entfernt, in einer Zeit, in der jeder Kliniker von Ruf glaubte, einen meist abschätzenden Artikel mit dem Titel „Medizin und Laboratorium" schreiben zu müssen... Durch seine berufliche Ausbildung war Dr. SCHMID gleichsam dazu bestimmt, sich zum Verfechter einer solchen Gesamtschau der Medizin zu machen, hat er doch den großen Vorzug, zugleich ein erfahrener Internist und ein kundiger Pathologe zu sein.

Es war höchste Zeit, auf dem weiten Gebiet der chronischen Hepatitis Ordnung zu schaffen und neue Wege zu bahnen, deren Ziel unter anderem die Trennung der gutartigen Formen dieses Leidens von den bösartigen ist, welche sich so oft zur post-hepatitischen Cirrhose weiterentwickeln. Diese Arbeit konnte indessen nur durchgeführt werden, indem der Verfasser zahlreiche Patienten monate- oder jahrelang persönlich beobachtete, während er zur Lösung des Problems die verschiedenartigsten Forschungsmethoden anwandte. Der Autor hat den Mut gehabt, sich diese Aufgabe zu stellen, und damit hat er uns einen großen Dienst erwiesen. Er hat aber noch andere Verdienste, und eines davon besteht darin, uns zu zeigen, daß die chronische Hepatitis wichtige Probleme der allgemeinen Biologie stellt, und daß man ihren Mechanismus nur versteht, wenn man die Gesamtreaktionen des Organismus berücksichtigt. Will man tatsächlich die Pathogenese dieser Krankheit begreifen, so muß man das Individuum in seiner Ganzheit ins Auge fassen und nicht nur die engen Grenzen eines Organs, selbst bei einem so wichtigen wie der Leber. Nur wenn eine Frage im Rahmen der großen Gesetze der allgemeinen Biologie angepackt wird, erweckt sie ganz besonderes Interesse; und solches Interesse habe ich beim Lesen der schönen Arbeit von Dr. SCHMID ohne Unterlaß verspürt.

Zürich, Februar 1966 P. H. ROSSIER

Geleitwort

Die Erforschung der Leberkrankheiten hat in den letzten zwei Jahrzehnten einen entscheidenden Aufschwung genommen. Sie verdankt dies einerseits der Einführung der Leberpunktion, wodurch es möglich geworden ist, morphologische Längsprofile der Leberkrankheiten aufzustellen und andererseits der Koordination der histologischen Befunde mit den klinischen Befunden und Laboratoriumswerten, wie das von Hans Popper mit großem Erfolg versucht worden ist. Ideale Bedingungen bestehen dann, wenn klinische Untersuchung und anatomische Auswertung der Punktionspräparate in einer Hand vereinigt sind. Durch seine Ausbildung war Herr P. D. Dr. Schmid für eine solche Aufgabe prädestiniert. Das wichtige Krankheitsbild der chronischen Hepatitis hat durch ihn, auf Grund eines umfangreichen Beobachtungsmaterials, eine entscheidende Klärung erfahren. Besonders wertvoll ist die klinische Unterteilung in persistierende Hepatitis und aktive chronische Hepatitis mit Weiterentwicklung in die posthepatitische Lebercirrhose. Diesem Krankheitsbild kommt auch ein charakteristisches biochemisches Bild zu: pathologischer Bromsulfaleintest, deutlich erhöhte Serumtransaminasen und stets signifikant, oft exzessiv erhöhte γ-Globuline im Serum. Die immunologischen Befunde machen es wahrscheinlich, daß der chronisch aktiven Hepatitis ein Autoimmunmechanismus zugrunde liegt mit unterschiedlicher Ätiologie. Die Analyse der chronischen Hepatitis ergibt somit, daß diese letzten Endes ein Reaktionssyndrom darstellt. Damit reiht sich dieses Krankheitsbild in die großen Reaktionssyndrome ein, unter die beispielsweise auch die Kollagenosen einzuordnen sind. Diese Ergebnisse der Schmidschen Untersuchungen belegen eindeutig, wie erfolgreich sich auch heute noch die bewußt koordinierte Forschung von Klinik und pathologischer Anatomie auswirken kann.

Zürich, Februar 1966 E. Uehlinger

Vorwort

Es sind nun bald 20 Jahre her, seit HEINZ KALK auf Grund bioptischer Untersuchungsmethoden als erster die chronische Virus-Hepatitis beschrieben hat. Inzwischen hat die Entdeckung der lupoiden Hepatitis, einer Spielart der chronischen Hepatitis, die in der Konzeption von MACKAY als Autoimmunkrankheit aufgefaßt wird, neues Interesse am Krankheitsbild der chronischen Hepatitis allgemein wachgerufen. Eine Flut von klinischen, immunologischen und experimentellen Arbeiten brachte Gärung in das Problem der chronisch-entzündlichen, oder allgemeiner gesprochen, der chronisch-reaktiven Leberkrankheiten. Einen entscheidenden Schritt auf dem Wege zur Erforschung der chronischen Leberkrankheiten lieferten vor allem die neuesten experimentellen Untersuchungen von HANS POPPER und seiner Schule. Dieses Problem ist aber heute noch in stetem Fluß. Daher kann es nicht wundern, daß die Handhabung des Begriffes der chronischen Hepatitis und ihre Beurteilung im Schrifttum außerordentlich differiert, so daß die überaus zahlreichen Publikationen kaum organisch in eine umfassende und allgemeingültige Darstellung dieses Krankheitsbildes eingebaut werden könnten.

Die vorliegende Arbeit will und kann daher keine Monographie im üblichen Sinne sein. Ich habe für meine Ausführungen einen engeren Rahmen gewählt und versucht, das Krankheitsbild auf Grund einer Analyse eigener Beobachtungen an einer größeren Serie von Patienten zu gliedern und darzustellen. Ich bin mir des ephemeren Charakters einer solchen Darstellungsweise durchaus bewußt. Die mehrjährigen klinischen und bioptischen Verlaufsuntersuchungen werden ganz in den Vordergrund gerückt. Sie werden an den heute bestehenden Hypothesen getestet.

Eingehend wurden besonders folgende Fragen geprüft:

1. Die Korrelation zwischen dem klinischen und pathologisch-anatomischen Verlauf.

2. Verlauf und Prognose der Krankheit.

3. Die formale Pathogenese der posthepatitischen Cirrhose unter besonderer Berücksichtigung der Rappaportschen Konzeption des funktionellen portalen Leberacinus.

4. Beurteilung des Therapieerfolges auf Grund bioptischer Verlaufsuntersuchungen.

5. Die Beziehung der chronischen Hepatitis zur sog. lupoiden Hepatitis.

6. Die chronische Hepatitis als immunologisch bedingtes Krankheitsgeschehen.

Meiner Arbeit liegen klinische Untersuchungen in der Medizinischen Universitätsklinik und vergleichende histologische Untersuchungen an serienmäßigen Leberbiopsien am Pathologischen Institut der Universität Zürich zugrunde. Ich durfte mich der großzügigen Unterstützung meiner verehrten Lehrer, Prof. P. H. Rossier, Direktor der Medizinischen Universitätsklinik, und Prof. E. Uehlinger, Direktor des Pathologischen Institutes, erfreuen. Ich danke ihnen an dieser Stelle sehr herzlich für alle Förderung und alles mir immer wieder bewiesene Wohlwollen. Zu großem Dank bin ich auch meinem verehrten Lehrer und ehemaligen Chef, Prof. R. Hegglin, Direktor der Medizinischen Universitätspoliklinik, verpflichtet. Seinem großen Entgegenkommen verdanke ich die langfristige Beobachtung zahlreicher Patienten. Bei der Nachkontrolle stand mir Dr. R. Ammann, Oberarzt der Medizinischen Universitätspoliklinik, hilfreich zur Seite, wofür ich ihm herzlich danke.

Aufrichtiger Dank gebührt sodann Prof. N. Markoff, Medizinische Abteilung des Kantonsspitals Chur, dem verehrten Chef meiner ersten Assistenztätigkeit, für seine wertvollen Anregungen und den Herren Chefärzten Prof. H. K. von Rechenberg (Medizinische Abteilung Krankenhaus Baden), Prof. O. Spühler (Medizinische Abteilung Stadtspital Waid, Zürich) und Dr. C. Usteri (Medizinische Abteilung Krankenhaus Bethanien, Zürich) für die freundliche Überlassung von Krankengeschichten.

Nicht vergessen seien schließlich die vorzügliche Arbeit Herrn Charles Häberlins, Photograph des Pathologischen Institutes, und der unermüdliche Fleiß der Sekretärinnen der Medizinischen Universitätsklinik.

Mein Dank gilt aber auch den Herausgebern für ihr großzügiges Entgegenkommen und dem Springer-Verlag für die sorgfältige Ausstattung des Buches.

Zürich, Februar 1966 M. Schmid

Inhaltsverzeichnis

Einleitung: Zum Begriff der chronischen Hepatitis

Die „chronische Hepatitis“ ist ein schillernder Begriff. Man findet in der gesamten Literatur kaum eine Originalarbeit über dieses Gebiet, die nicht eine individuelle Auffassung von der chronischen Hepatitis enthielte. Wer sich mit dieser Krankheit beschäftigt, begegnet daher einer beinahe fatal anmutenden Begriffsverwirrung.

Manche Autoren fassen unter dem Begriff der chronischen Hepatitis sämtliche Folgezustände der Virushepatitis zusammen [*8*, *32*, *242*, *325*]. Ein derart weit gefaßter Begriff, der von den rein funktionellen neurastheniformen und dyspeptischen Erscheinungen und der funktionellen posthepatitischen Hyperbilirubinämie bis zur posthepatitischen Lebercirrhose reicht, ist nicht nur wertlos, sondern geeignet, in der praktischen Medizin Schaden zu stiften [*275*, *315*]. Alle funktionellen posthepatitischen Syndrome sind zum vornherein von einer Besprechung im Rahmen der chronischen Hepatitis auszunehmen und sollen im weiteren nicht mehr berücksichtigt werden.

Noch vor der „Aera der Leberbiopsie“ bespricht Robert Rössle in seinem Kapitel über die chronische Leberentzündung im Handbuch der speziellen pathologischen Anatomie im wesentlichen die Lebercirrhose, die er als chronisch vernarbende Leberentzündung auffaßt. Seine Untersuchungen basieren vorwiegend auf den Obduktionsbefunden von Cirrhosekranken [*261*].

Auf Grund bioptischer Untersuchungen hat Kalk als erster das Krankheitsbild der chronischen Hepatitis eingehend beschrieben [*144*, *146*, *147*, *149*—*151*]. Kalk und seine Schule fassen die chronische Hepatitis in Anlehnung an Rössle als chronisch interstitielle Entzündung auf, welche grundsätzlich in eine Laënnecsche Cirrhose übergehen kann [*147*, *151*].

Die chronische Hepatitis wurde in den Nachkriegsjahren zunächst entweder als protrahiert verlaufende Virushepatitis oder als deren Folgekrankheit betrachtet [*78*, *83*, *144*, *198*, *267*, *281*, *287*]. Versuche, die Krankheit von Patienten mit protrahiert (chronisch) verlaufender Hepatitis auf gesunde Freiwillige zu übertragen, gelangen jedoch nie eindeutig [*65*, *127*, *128*, *210*, *212*, *213*]. Auch existiert bis heute noch keine für praktisch diagnostische Zwecke geeignete Technik, welche es erlauben würde, Viren von

Gelbsuchtkranken zu züchten [*45*, *126*, *256*, *310*]. Die Annahme des ätiologischen Zusammenhanges mit der akuten Virushepatitis gründet sich ausschließlich auf die Anamnese und die klinischen und bioptischen Verlaufsbeobachtungen [*161*, *162*] und allenfalls auch auf epidemiologische Erhebungen. Aber auch auf Grund dieser Indizien gelingt es nur in knapp der Hälfte der Fälle, den Kausalzusammenhang mit einer durchgemachten akuten Virushepatitis zu konstruieren [*113*, *115*, *151*, *193*, *198*, *199*, *205*, *335*]. MAGYAR als Kliniker und WEPLER als Pathologe führten deshalb unabhängig voneinander in Analogie zur primär chronischen Nephritis den Begriff der primär chronischen Hepatitis ein [*193*, 335]. Die primär chronische Hepatitis ist aber mit dem Unsicherheitsfaktor der anikterischen Virushepatitis belastet, über deren Häufigkeit die Ansichten weit auseinandergehen [*161*, *305*, *335*].

Der Begriff der chronischen Hepatitis wurde im angelsächsischen Schrifttum, abgesehen von wenigen Ausnahmen [*267*, *268*, *325*], lange Zeit nicht oder nur als Synonym der Lebercirrhose verwendet [*175*, *176*, *223*]. Von den meisten Autoren wird als Beispiel einer chronisch verlaufenden Virushepatitis lediglich die posthepatitische Lebercirrhose aufgeführt [*21—23*, *183*, *211*, *242*]. Die im Rahmen größerer Hepatitisepidemien in Kopenhagen 1944—1945 [*40*, *137*] und in Basel 1946—1947 [*337—339*] gehäuft aufgetretenen malignen Virushepatitiden ließen den Übergang in eine posthepatitische Lebercirrhose an einigen Beispielen in geraffter Form in der kurzen Zeitspanne von wenigen Monaten tatsächlich beobachten. Auch THALER kommt auf Grund einer Selektion von Hepatitispatienten (die meisten entstammen einer Serumhepatitis-Epidemie nach antiluischer Kur [*35*]) zum Schluß, daß die akute Virushepatitis durch ausgedehnte, unter Umständen einzeitige Parenchymnekrosen in wenigen Monaten zu einer postnekrotischen Cirrhose führen könne [*311*]. Bei der posthepatitischen Cirrhose, die sehr oft einfach mit der postnekrotischen Cirrhose (einem rein morphologischen Begriff) identifiziert wird [*97*], kann der ätiologische Zusammenhang mit der akuten Virushepatitis auf Grund eindeutigen epidemiologischen Zusammenhanges nur in wenigen Fällen als gesichert gelten (JERSILD, BJØRNBOE u. RAASCHOU, THALER, WERTHEMANN) [*35*, *40*, *137*, *311*, *338*].

In der überwiegenden Mehrzahl der sog. posthepatitischen Cirrhosen gibt jedoch meist nur eine vor Jahren, ja vor Jahrzehnten durchgemachte Gelbsucht vage Hinweise für die Hepatitisätiologie. In einem erheblichen Prozentsatz, je nach Untersucher von 12—39% (MARKOFF, MINCOU, WEPLER u. a.) [*199*, *205*, *334*, *335*] schwankend, ist die Vorgeschichte stumm. Histologisch finden sich Anhaltspunkte für eine durchgemachte Virushepatitis in der Regel nicht, da ein erheblicher Teil der Patienten erst im Stadium der voll ausgebildeten oder gar dekompensierten Lebercirrhose den Arzt aufsucht.

Der Begriff der chronischen Hepatitis hat erst in jüngster Zeit über die Konzeption der lupoiden Hepatitis von MACKAY [*185*] auch im angelsächsischen Schrifttum endgültig Eingang gefunden. JOSKE und KING und MACKAY [*141, 188, 189*] wiesen bei dem schon von WALDENSTRÖM, 1950 und KUNKEL u. Mitarb., 1951 bei jungen Frauen beschriebenen Syndrom einer chronischen Leberkrankheit ungeklärter Ätiologie gepaart mit extremer Hyper-γ-Globulinämie LE-Zellen nach [*141, 327*]. Pathologisch-anatomisch liegt diesem Syndrom eine aktive (destruierende) chronische Hepatitis zugrunde, die meist zur Lebercirrhose führt. Auf Grund des gelungenen Antikörpernachweises gegen Lebergewebe wurde die lupoide Hepatitis von JOSKE und KING, 1955 und MACKAY, TAFT und COWLING, 1956 als Autoimmunkrankheit aufgefaßt, deren auslösende Noxe unbekannt und wohl auch uneinheitlich ist [*141, 188*]. Es zeigte sich bald, daß die lupoide Hepatitis nicht scharf von der chronischen Hepatitis abzugrenzen ist, und daß sie sich vor allem morphologisch nicht von einer aktiven chronischen Hepatitis unterscheidet (WILLCOX und ISSELBACHER u.a.) [*82, 121, 173, 343*]. Die Hypothese von MACKAY und WOOD, welche die aktive chronische Hepatitis als Autoimmunkrankheit ansehen, brachte dennoch eine entscheidende Wendung in der Beurteilung der chronischen Leberentzündung und befruchtete die Forschung auf dem Gebiete der Hepatologie überhaupt.

Bei der heute noch herrschenden Begriffsverwirrung ist zu erwarten, daß die Ansichten über die Häufigkeit und über die Prognose der chronischen Hepatitis weit divergieren [*149, 151, 162, 240, 285, 287*]. Die Angaben über die Häufigkeit der chronischen Hepatitis schwanken von 1,7—18% [*164, 176, 198, 217, 230, 287, 302*]. Je weiter der Begriff der chronischen Hepatitis gefaßt wurde, desto günstiger wird die Statistik. TISDALE aber, der von einer subakuten Hepatitis spricht und darunter die subakute Leberdystrophie versteht, die er als Synonym der chronisch aktiven Hepatitis betrachtet, gelangt zu einer sehr pessimistischen Beurteilung der chronischen Hepatitis, welche nach ihm nur in einem verschwindend kleinen Prozentsatz ausheilt [*317*]. Man findet aus diesem Grunde im Schrifttum keine vergleichbaren Zahlen über den Ausgang dieser Krankheit.

Eine Übersicht über die Literatur der chronischen Hepatitis ergibt zusammenfassend folgende Tatsachen:

1. Die chronische Hepatitis kann eine Folgekrankheit der akuten Virushepatitis sein. Ein Kausalzusammenhang ist aber sehr oft nicht zu konstruieren.

2. Die chronische Hepatitis kann grundsätzlich zur Lebercirrhose führen. Über die Häufigkeit dieses Ereignisses bestehen große Divergenzen, die zum Teil in einer völlig verschiedenen Auffassung der Begriffe [*275, 315*], im wesentlichen aber in dem oft symptomarmen Verlauf der präcirrhotischen Stadien zu suchen sind.

3. Die klinische Symptomatologie ist kein verläßliches Kriterium für die Diagnose der chronischen Hepatitis. Die Vielfalt der klinischen Symptomatologie in ihrer ganzen Proteusnatur wurde erst sekundär auf Grund bioptischer Untersuchung ermittelt [*144, 268, 285, 287, 341, 343, 344*]. An dieser Situation hat auch die Verfeinerung der biochemischen Untersuchungsmethoden (Fermentuntersuchung) nichts Grundlegendes geändert [*115, 151, 255*].

4. Die Pathogenese ist noch ungeklärt.

Definition der chronischen Hepatitis

Vorbemerkung

Eine Definition der chronischen Hepatitis ist nur auf Grund pathologisch-anatomischer Kriterien möglich. Sie soll unter Würdigung von mehrjährigen klinischen und bioptischen Verlaufskontrollen an einer ausgewählten Serie von Patienten gegeben werden.

Die Übertragung des pathologisch-anatomischen Begriffes der chronischen Entzündung auf die chronische Hepatitis bereitet einige Schwierigkeiten, wenn man auf die geweblichen Veränderungen bei der akuten Virushepatitis Bezug nimmt; denn die chronische Entzündung ist im klassischen Sinne als proliferierende Entzündung mit den Kennzeichen der Proliferation ortsständiger, gewebseigener mesenchymaler Zellen und einer Granulationsbildung, d.h. Blutcapillarsprossung und Faserbildung aufzufassen [*178*]. Aber gerade die akute Virushepatitis ist bereits in den ersten Tagen ihrer Entwicklung durch eine diffuse Aktivierung und Proliferation der Sinusendothelien bzw. Kupfferschen Sternzellen, also ortsständiger mesenchymaler Zellelemente gekennzeichnet. Umgekehrt ist jede chronische Hepatitis durch eine mehr fokale, oft streifenförmige Wucherung der reticuloendothelialen Zellen gekennzeichnet. Diffuse Sternzellwucherungen sind dagegen Ausdruck des akuten Rezidivs.

Selbst die periportalen Infiltrate der akuten Virushepatitis enthalten im frühen Stadium der Entzündung meist keine und auch später nur wenige Granulocyten, sondern bestehen überwiegend aus ortsständigen Rundzellen. Als formales Zeichen der akuten Entzündung bleibt also lediglich das periportale Ödem. Eine akute eitrige Entzündung, wie sie in andern Organen als Prototyp der akuten exsudativen Entzündung auftritt, ist in der Leber dagegen durchaus ungewöhnlich (Rössle [*261*]).

Dieser Widerspruch mit der klassischen Auffassung der Entzündung liegt in der vorgegebenen Struktur und Funktion begründet. Bolck hat deshalb den Satz geprägt: „Das Gesetz der Leber, zu erkranken, liegt in ihrer funktionellen Grundstruktur“ [*44*]. Es reagiert die Gewebseinheit als Ganzes, welche Rössle in Analogie zum Nephron mit dem Namen des

Hepaton belegt [*261*] und Siegmund als Synergide bezeichnet [*289*], worunter die Leberzellbalkensysteme verstanden werden, die an den Periportalfeldern in ein Gallengangsschaltstück (Ductulus) übergehen, und die von einem sinusoiden Capillarsystem von besonderem Wandaufbau umgeben sind [*289*]. Heute weiß man von den elektronenmikroskopischen Untersuchungen von Cossel, Rüttner und Vogel, Rouiller u.a. [*74, 263, 266*], daß die Sinusoide sich grundlegend von den übrigen Capillaren unterscheiden, indem sie einer Basalmembran entbehren und ihr Endothelhäutchen von zahlreichen Poren und Spalten durchsetzt ist, so daß die Leberzelle direkt vom Plasma bespült wird.

Die innige, untrennbare Beziehung zwischen epithelialem Parenchym, Endothelien und Blutstrom stellt mit ihren Reaktionen ganz allgemein ja selbst die konsequente Trennung des primären Leberzellschadens, der Hepatose, von der primären Entzündung, der Hepatitis, sehr in Frage. Siegmund äußert sich deshalb dahin, daß für ihn die Frage Hepatose—Hepatitis ohne rechte Bedeutung sei, da das Läppchen als Einheit (Synergide) reagiere und die sichere Entscheidung der Aufeinanderfolge von Nekrose, Entzündung und Gerüstveränderung selten auseinanderzuhalten und wohl auch morphologisch (lichtmikroskopisch) allein nicht zu lösen sei [*289*]. Überhaupt gibt es eine eigentliche „Spezifität" der Leberveränderungen sowohl in der Dimension des Lichtmikroskopes als auch in der Ultrastruktur nicht (Bolck, Holle) [*44, 136*]. Erst die *Kombination* der verschiedenen Grundreaktionen läßt auf die unterschiedlichen Noxen schließen (Holle [*136*]).

Vom praktisch diagnostischen Standpunkt aus gesehen, kann auf den Entzündungsbegriff mit seiner Unterteilung in eine akute und chronische Form als Vergleichsmaßstab nicht verzichtet werden, auch wenn der Begriff als solcher nicht scharf genug definiert ist und auch nicht recht zu befriedigen vermag. Wir bedienen uns ja auch bei der Beschreibung der histologischen Befunde aus Gründen der Verständigung noch der Fiktion des hexagonalen, um das Drainagegefäß, die Zentralvene orientierten Leberläppchens, obwohl seine Existenz beim Menschen doch mindestens sehr in Frage gestellt (Hamperl) [*118*], wenn nicht überhaupt als widerlegt gelten kann (Rappaport) [*250*].

Rein formal entspricht die *periportale Entzündung*, wie sie jede chronische Hepatitis aufweist, voll und ganz dem Begriff der chronischen, d.h. proliferierenden und granulierenden Entzündung, was für die Beurteilung des histologischen Schnittes von Bedeutung ist. Das periportale Ödem, als Zeichen des akuten Stadiums (sofern ein solches wirklich der chronischen Hepatitis vorausging) ist stets durch eine reelle Verbreiterung durch Kollagenfaserzunahme abgelöst.

Schwierigkeiten der Grenzziehung bereiten im allgemeinen nur diejenigen Fälle, bei denen der Übergang aus der akuten Virushepatitis verfolgt werden kann [*88*]. Die Übergänge sind fließend, und eine Grenze ist um so schwerer zu ziehen, als bei einzelnen akuten Virushepatitiden die letzten entzündlichen Veränderungen bis zu einem Jahr bestehenbleiben können. So sind wir gezwungen, in diesen Fällen das Zeitmaß als Notbehelf anzuwenden, wobei die Grenze im Bewußtsein einiger Willkür auf ein Jahr angesetzt werden soll. Eine Virushepatitis, die nach einem Jahr histologisch noch nicht abgeheilt ist, rechnen wir zur chronisch persistierenden Hepatitis.

Bei der primär chronischen Hepatitis ist der Kompromiß der Verlaufsdauer der Erkrankung nicht nötig. Die Diagnose erfolgt auf Grund rein morphologischer Kriterien.

Anhand eigener, über Jahre bioptisch verfolgter Verlaufsquerschnitte möchte ich die chronische Hepatitis in zwei Hauptgruppen einteilen, welche auch klinisch in weiten Grenzen eine gewisse Korrelation, vor allem bezüglich des Verlaufes und der Prognose, aufweisen:

1. Die aktive chronische Hepatitis

(Chronisch progrediente Hepatitis, „Hépatite chronique évolutive") (SCHWARZMANN [*280*]).

Sie ist charakterisiert durch eine proliferierende Entzündung in den periportalen Feldern mit Zerstörung der angrenzenden Läppchenperipherie, mit Ductulusproliferation und fibröser Verbreitung der periportalen Felder. Das intralobuläre Mesenchym ist am Krankheitsprozeß durch eine mehr herdförmige Aktivierung und Proliferation der Sinusoid-Endothelien beteiligt. Abgesehen von den peripheren Leberzellnekrosen und den fast immer vorhandenen perizentralen Degenerationsherden können die histologisch faßbaren Parenchymveränderungen bisweilen gering sein. Die aktive chronische Hepatitis erscheint als eine „aggressive" Entzündung, welche — sofern sie nicht zum Stillstand kommt — schließlich zur Zerstörung der normalen Parenchymstruktur und zum Umbau und damit zur posthepatitischen Cirrhose führen kann. Der Begriff muß demnach alle Stadien der Entwicklung bis zur ausgeprägten Cirrhose einschließen.

2. Die chronisch persistierende Hepatitis

(Chronisch residuelle Hepatitis) [*41, 280*].

Sie ist ausgezeichnet durch eine periportale Entzündung, welche die Grenze zum Parenchym nie definitiv überschreitet und in der Regel nur eine geringe bis mäßige Ductulusproliferation und eine mäßige periportale Fibrose aufweist. Das histologische Bild zeigt alle Übergänge von der abklingenden Virushepatitis bis zu einem unspezifischen Befund mit herdförmigen intralobulären und periportalen entzündlichen Veränderungen, wie sie auch bei Infektionskrankheiten, chronischen gastrointestinalen Erkrankungen, rheumatischer Polyarthritis und anderen Allgemeinleiden vorkommen [*150, 155, 157, 242*]. Die überwiegende Mehrzahl der Fälle leitet sich nachweisbar aus einer Virushepatitis ab. Die scharfe Grenzziehung gegen eine abheilende Virushepatitis gelingt auf Grund des morphologischen Befundes daher nicht immer. Bock u. Mitarb. sowie Schwarzmann betrachten alle diese mild verlaufenden chronischen Hepatitiden als protrahierte Virushepatitiden und sprechen von einer chronisch residuellen Hepatitis [*41, 42, 280*]. Ich möchte aus folgenden Gründen am Begriff der chronisch persistierenden Hepatitis, wie er durch Smetana eingeführt wurde, festhalten [*292*]:

a) Obwohl gute Gründe für die Annahme einer sekundär chronischen Hepatitis nach vorausgehender akuter Virushepatitis sprechen, läßt sich eine solche nicht in allen Fällen eindeutig beweisen, da auch einzelne „primär" chronische Formen vorkommen.

b) Der Begriff der persistierenden oder chronisch persistierenden Hepatitis hat sich im Weltschrifttum eingebürgert. Aus Gründen der Verständigung und um die Untersuchungsstatistiken besser vergleichen zu können, sollte ein neuer Begrff nur eingeführt werden, wenn er eindeutige Vorteile für das Verständnis bringt.

Die chronisch persistierende Hepatitis unterscheidet sich von der chronisch aktiven Hepatitis durch das Fehlen der Leberzellnekrosen in der Läppchenperipherie; sie hat nach unserer Beobachtung eine stets günstige Prognose und geht nicht in eine Lebercirrhose über.

Erster Abschnitt

Eigene Untersuchungen

Material und Methode

Aus einem Krankengut von 102 Patienten mit chronischer Hepatitis der Medizinischen Universitätsklinik und der Medizinischen Universitäts-Poliklinik Zürich werden zuzüglich von 7 weiteren lückenlosen Beobachtungen (5 Fälle aus der Medizinischen Abteilung, Kantonsspital Chur, je 1 Fall aus der Medizinischen Abteilung des Krankenhauses Baden und der Medizinischen Abteilung des Krankenhauses Bethanien, Zürich) insgesamt 83 Patienten ausgewählt, die über mindestens ein bis längstens 6 Jahre fortlaufend klinisch und bioptisch kontrolliert wurden.

Von den 236 vorliegenden Nadelbiopsien wurden 16 durch gezielte Leberpunktion anläßlich einer Laparoskopie mit der Vim-Silverman-Nadel gewonnen, die übrigen mit der Menghini-Nadel. 9 chirurgische Leberbiopsien wurden gelegentlich einer Laparotomie entnommen, welche bei 6 Patienten wegen Verdacht auf Cholelithiasis (der nur in 3 Fällen operativ bestätigt wurde), bei 2 Patienten wegen Ileus und bei einem Patienten schließlich bei einer portocavalen Shuntoperation wegen Pfortaderhochdruck bei Lebercirrhose ausgeführt wurde.

Obduktionsbefunde liegen von 7 Patienten vor (Todesursache: Coma hepaticum in 3 Fällen, extrahepatitische Ursachen in 4 Fällen.

Die histologischen Schnittpräparate wurden in neutralem Formalin fixiert und routinemäßig gefärbt mit Perjodsäure-Leukofuchsin nach Andauung mit Diastase, Hämalaun-Eosin, Berliner Blau zum Nachweis des Hämosiderins, v. Gieson-Pikrofuchsin und Mallory-Anilinblau zur Färbung des kollagenen Bindegewebes und mit Foots Silberfärbung zur Darstellung der Gitterfasern.

Die Klassierung der Fälle und Gruppeneinteilung wird auf Grund des Verlaufsprofils der bioptischen Befunde nach den in der Definition gegebenen Kriterien vorgenommen. Nachträglich wurden die entsprechenden morphologischen Befunde mit den gleichzeitig erhobenen klinischen und Laboratoriumsbefunden verglichen und in Beziehung gesetzt.

7 Fälle von ätiologisch weitgehend gesicherter posthepatitischer Cirrhose werden in einer besonderen Gruppe aufgeführt, da sie erst im Stadium der Dekompensation bioptisch untersucht werden konnten.

Die beiden Beobachtungen der besonderen Gruppe der subakuten Leberdystrophie werden zu Vergleichszwecken hinsichtlich der Entstehung der posthepatitischen Lebercirrhose aufgeführt. Ihre Zuordnung zur chronischen Hepatitis als chronische Entzündung ist aber problematisch. Sie können ebensogut zu den akuten Verlaufsformen gerechnet werden. Eine scharfe Grenze ist schwer zu ziehen.

Das Untersuchungsgut möchte ich wie folgt gliedern:

1. Chronisch persistierende Hepatitis (20 Fälle).
2. Aktive chronische Hepatitis (54 Fälle).
3. Dekompensierte posthepatitische Cirrhose (7 Fälle).
4. Subakute Leberdystrophie (2 Fälle).

Ergebnis der Untersuchungen

A. Die chronisch persistierende Hepatitis

(Chronisch residuelle Hepatitis.)

Unter diesem Begriff wird eine Gruppe von 20 Patienten mit meist mild verlaufender Hepatitis zusammengefaßt, die länger als 1 Jahr, längstens aber über 4 Jahre beobachtet wurden, ohne daß eine Progredienz in Richtung einer Lebercirrhose zu verzeichnen war. Als gemeinsames Merkmal fand sich in der Leberbiopsie eine anhaltende periportale Entzündung ohne nennenswerte oder definitive Zerstörung des angrenzenden Parenchyms.

I. Klinik

1. Alter und Geschlecht

Die Altersverteilung (Abb. 1) ergibt eine Häufung in den mittleren und jüngeren Altersklassen. Die Gruppe umfaßt gleichviel Männer und Frauen.

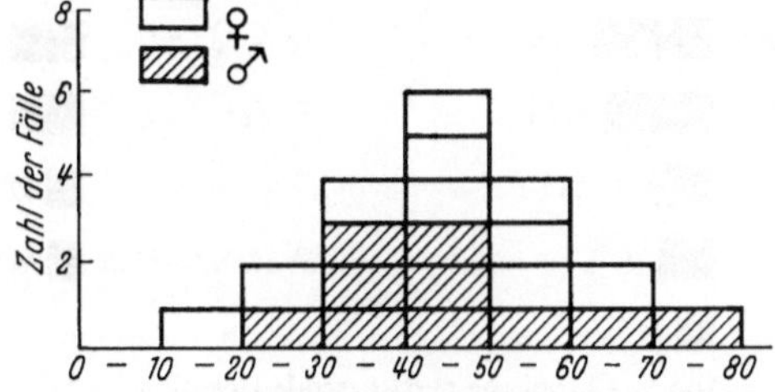

Abb. 1. Alters- und Geschlechtsverteilung von 20 Fällen von chronisch persistierender Hepatitis

Die relativ kleine Zahl der Beobachtungen läßt aber keine bindenden Schlüsse hinsichtlich der Alters- und Geschlechtsverteilung zu.

2. Ätiologie

In 14 Fällen konnte eine vorangehende akute Virushepatitis sichergestellt werden: in 3 Fällen durch die klinischen Befunde allein, in 11 Fällen auf Grund der klinischen und bioptischen Befunde (bei 5 dieser 11 Patienten verlief die Hepatitis von Anfang an anikterisch). 3 weitere Patienten wiesen in der Anamnese eine mehrwöchige Gelbsucht, 5, 10 und 14 Monate vor der klinischen Untersuchung auf, die eine akute Virushepatitis wahrscheinlich macht. Anamnestische Hinweise auf eine Serumhepatitis fanden sich bei einem einzigen Patienten.

In den restlichen 3 Fällen dieser Serie konnten weder klinische noch anamnestische Hinweise für eine vorausgehende akute Virushepatitis gefunden werden. Sie zeigten alle einen anikterischen Verlauf. Bei 2 Patienten ließ sich weder eine vorausgehende andere Krankheit noch ein gleichzeitig bestehender extrahepatischer Organbefund klinisch nachweisen. Beim 3. Patienten dagegen (Nr. 2 in der Kasuistik) führte ein Linksschenkelblock des Herzens über die Bestimmung der Serumtransaminasen wegen Verdacht auf Herzinfarkt zur Entdeckung der anikterischen chronischen Hepatitis. Die Hypothese einer chronisch persistierenden Virushepatitis mit Begleitmyokarditis ist nicht zu beweisen. Alle während des Verlaufes durchgeführten Leberbiopsien zeigen das Bild einer unspezifisch reaktiven Hepatitis.

3. Klinisches Bild

Die subjektiven Beschwerden sind wenig charakteristisch. Die Mehrzahl der Patienten klagt über Müdigkeit und verminderte Leistungsfähigkeit, die Hälfte über Völlegefühl und unbestimmte Oberbauchschmerzen. Weitere Symptome wie Anorexie, Nausea, gehäuftes Erbrechen, Gelenkschmerzen etc. können gleichzeitig vorliegen. Die subjektiven Beschwer-

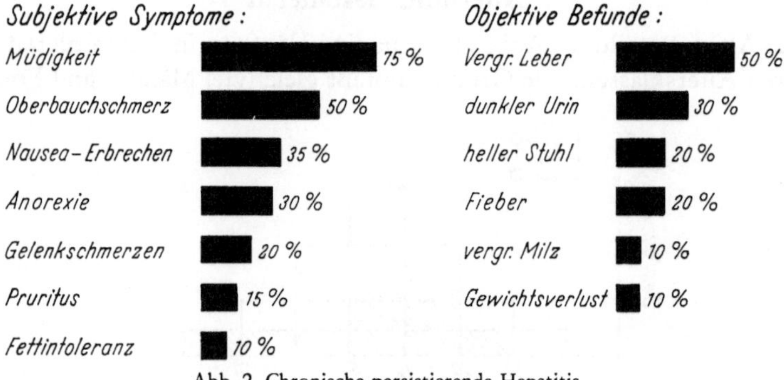

Abb. 2. Chronische persistierende Hepatitis

den sind in der Reihenfolge ihrer Häufigkeit in Abb. 2 aufgetragen. 5 Patienten bleiben während des ganzen Verlaufes der Krankheit völlig beschwerdefrei.

Auch die objektiven klinischen Befunde sind auffallend bescheiden (Abb. 2): eine leichte druckdolente vergrößerte Leber, die den Rippenbogen um 1—2 Querfinger überragt, ist nur in der Hälfte der Fälle vorhanden. Die Milz ist bei 2 Patienten unter dem Rippenbogen knapp tastbar. Ein Ikterus fehlt während unserer Beobachtung stets. Spidernaevi sind in keinem Fall nachweisbar.

4. Laboratoriumsbefunde (Abb. 13, S. 37)

Konstant pathologische Werte zeigen:

1. *Die Serumtransaminasen.* Die Glutamat-Oxalacetat-Transaminase (SGOT) und die Glutamat-Pyruvat-Transaminase (SPGT) waren in fast allen Fällen erhöht, in der Hälfte der Fälle dauernd über 100 E[1], wobei vereinzelt Spitzenwerte bis 800 E erreicht wurden, bei mittleren Werten von 100—150 E. Die höchsten Werte betreffen die SGPT, während die Mittelwerte der SGOT leicht über denjenigen der SGPT lagen. Bei der andern Hälfte blieben beide Transaminasen stets unter 100 E.

2. *Der Bromsulfaleintest* (BSP). Auch die Bromsulfaleinretention im Blut, bestimmt nach 45 min, war meist (18 Fälle) leicht bis mäßig (über 10%) erhöht. Nur bei 2 Patienten wurden mehrmals normale Werte bestimmt.

Nur in der Hälfte der Fälle fand sich dagegen eine meist leichte Vermehrung der γ-Globuline in der Serumelektrophorese mit einem prozentualen Anteil an den elektrophoretischen Fraktionen von 20—26% sowie in 40% der Fälle, eine beschleunigte Blutsenkungsreaktion (11—22 mm/Std), die eine konstante Relation zur γ-Globulinvermehrung vermissen ließ.

Eine passagere leichte Erhöhung des totalen Serumbilirubins über 1,5 mg-% wiesen nur 5 Patienten auf, wobei der höchste gemessene Wert 3,8 mg-% betrug.

Die alkalische Serumphosphatase[1] war nie signifikant erhöht. Auch der Thymoltrübungstest war nur in den Fällen mit akutem Beginn regelmäßig während einiger Wochen pathologisch (über 4 E).

Die Rheumafaktoren (Antistreptolysintiter, Latextest und Antiglobulinkonsumptionstest) sowie das LE-Phänomen waren (bestimmt in 9 Fällen) stets negativ.

Der klinische Verlauf war stets anikterisch (bei 11 Patienten nach vorausgehender akuter Gelbsucht). Nur bei Patient Nr. 1, bei welchem die Erkrankung anikterisch begann, trat ein kurzer ikterischer Schub nach Entzug der Corticosteroide auf.

5. Klinischer Verlauf

(s. Tabelle 1, S. 12)

Die histologische Heilung korrespondierte mit der völligen Normalisierung der klinischen Befunde (11 Fälle). In der Gruppe der 6 Patienten

[1] Die Transaminasen sind in Wroblewski-Einheiten, die alkalische Phosphatase in Bodanski-Einheiten angegeben.

mit Remission des histologischen Befundes fanden sich weiterhin leicht pathologische Transaminasen (SGOT zwischen 50 und 80 E), und auch der Bromsulfaleintest blieb pathologisch. Bei 2 dieser Patienten bildete sich die Leberschwellung bis heute nicht zurück. Bei den übrigen 3, weiterhin floriden Fällen blieb die Leber bis heute leicht vergrößert (1—2 Querfinger). Die Transaminasen halten sich dauernd auf Werten zwischen 100 und 120 E, die Bromsulfaleinprobe bleibt deutlich pathologisch (12—18%). Die γ-Globuline und die Senkungsreaktion dagegen sind normal.

a) Aggravierende Faktoren

Als *aggravierende* Faktoren kommen in Betracht:

1. *Rezidivierende Harninfekte* in den ersten Monaten der Krankheit bei 3 Patientinnen. Sie hatten keinen klinisch faßbaren Einfluß auf die Leberkrankheit,

2. *eine Gravidität* bei einer Patientin (die akute Virushepatitis fällt in das letzte Trimester der Schwangerschaft),

3. *ein Bronchuscarcinom* mit Pleuracarcinose bei einer 58jährigen Patientin,

4. *eine eitrige pyelogene Hepatitis* bei einem 37jährigen Patienten (Nr. 1 der Kasuistik), welche der akuten anikterischen Virushepatitis 4 Monate vorausgeht und völlig ausheilt (bioptisch belegt).

b) Einfluß der Therapie

α) Antibiotica. Bei Patientin Nr. 6 wurde nach einer achttägigen Behandlung mit Aureomycin (Chlortetracyclin) wegen eines Coli-Infektes der ableitenden Harnwege bioptisch erstmals eine leichte disseminierte Verfettung erfaßt. Die Leberverfettung nach Tetracyclin-Therapie ist bekannt [*177, 346*].

β) Corticosteroide. 11 Patienten erhielten Corticosteroide (meist Prednison mit Anfangsdosen von 30—40 mg), 2 während einer einmonatigen Initialperiode (300—500 mg total), 6 eine meist auswärts durchgeführte intermittierende Prednisonbehandlung mit mehreren 4—6-wöchigen Stößen. Bei 3 Patienten wurde eine Dauerbehandlung mit kleinen Prednisondosen (20 mg) durchgeführt.

Klinisch findet man keine signifikanten Unterschiede im Verlauf, was folgende Aufstellung belegen mag:

Tabelle 1

	ohne Prednison	mit Prednison	total
geheilt	5	6	11
gebessert	3	3	6
unverändert aktiv	1	2	3
			20

Bei einem Patienten (Nr. 1) trat nach Steroidentzug erstmals ein ikterischer Schub auf. Eine Biopsie konnte leider nicht durchgeführt werden. Der Vergleich des histologischen Ablaufes der Cortison-behandelten Gruppe mit der unbehandelten Gruppe ergibt keinerlei faßbare Differenzen.

II. Morphologische Befunde

1. Laparoskopische Befunde

Laparoskopische Befunde, welche eine uneinheitliches Bild ergeben, liegen bei 6 Patienten vor. Die Leber erwies sich dreimal leicht vergrößert, stumpfrandig und von lachsroter Farbe. Die Oberfläche war leicht gewellt. Der Befund ließ sich in die Kategorie der sog. großen weißen Leber [*144, 147*] einreihen. Bei 2 weiteren Patienten zeigte die dunkelbraunrot bis rotbraune Leber ebenfalls eine unregelmäßig sanft gewellte Oberfläche mit grauweißer retikulärer Kapselverdickung. Der Rand war scharf. Eine weitere Patientin schließlich mit primär chronisch verlaufender persistierender Hepatitis ließ makroskopisch keinen pathologischen Befund erkennen. Die Gallenblase war stets prall gefüllt [*144*].

2. Die Leberbiopsie

Eine endgültige Diagnose und Beurteilung war nur auf Grund der Leberbiopsie möglich. Alle Patienten wurden mindestens zweimal, die Mehrzahl aber drei- bis viermal biopsiert.

Das histologische Bild dieser Gruppe ist nicht einheitlich. Es zeigt jedoch, gesamthaft betrachtet, alle Phasen der abklingenden Virushepatitis: den „Standardtyp“ mit den fleckförmigen Nekrosen (Smetana) [*292*] (Abb. 3a), mit allen Übergängen in ein völlig uncharakteristisches Bild, das von einer Begleithepatitis bei Infektionskrankheiten, Pneumonien, chronischen Magen-Darmerkrankungen sowie anderen unspezifischen zehrenden Krankheiten nicht zu unterscheiden ist (Abb. 3b, c) und schließlich einer rein periportalen Entzündung ohne lichtmikroskopisch faßbare Leberzellveränderungen (Abb. 3d). Während aber der Phasenablauf bei der gewöhnlichen akuten Virushepatitis sich gerafft längstens innerhalb von 6—7 Monaten vollzieht [*88, 172*], bleibt er, formal betrachtet, bei der chronisch persistierenden Hepatitis auf irgendeiner Stufe über Monate bis Jahre bestehen [*98, 240, 292*].

a) Periportale Veränderungen

Gemeinsames Merkmal dieser Gruppe ist eine ausgeprägte periportale Entzündung. Dichte Infiltrate bestehen vorwiegend aus Lymphocyten und Histiocyten, denen Plasmazellen, die nie sehr zahlreich sind, sowie einzelne neutrophile und eosinophile Granulocyten beigemengt sind.

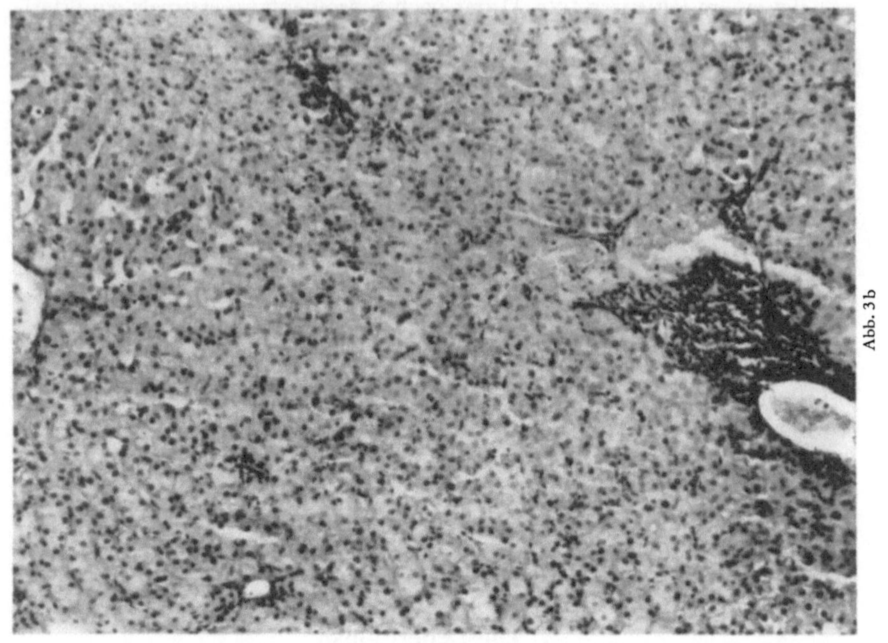

Abb. 3b

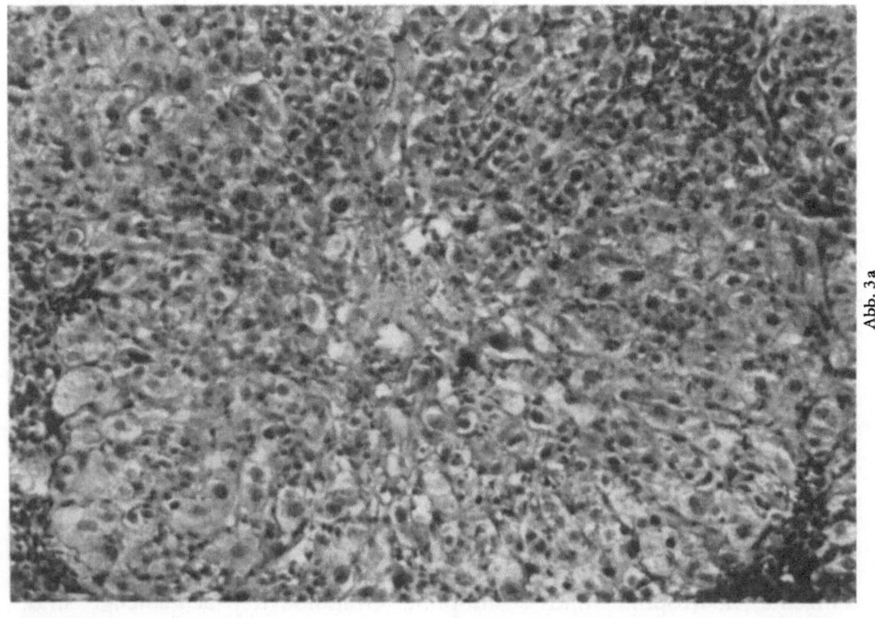

Abb. 3a

Abb. 3a—d. Ae. Franz, 37jährig. Chronisch persistierende Hepatitis (Typ 1) nach akuter anikterischer Virushepatitis. a Nadelbiopsie Nr. 15031/61. Akutes Stadium mit hochgradiger Leberzellpolymorphie, völlig aufgelockerter Trabekelstruktur, fleckförmigen Leberzellnekrosen und diffuser Sternzellproliferation. Periportale Felder dicht von lymphohistiocytären Infiltraten durchsetzt, unscharf begrenzt. Vergr. 150:1. b Nadelbiopsie Nr. 11087/62. Ein Jahr später. Periportalfelder scharf begrenzt, von ungemein dichten entzündlichen Infiltraten durchsetzt (unterer Bildrand). Im Parenchym noch „Zellunruhe“ und herdförmige Wucherung der Sternzellen. Das histologische Bild ist von einer unspezifisch reaktiven Hepatitis schwer zu unterscheiden. Vergr. 110:1. c Nadelbiopsie Nr. 9687/63. $2^1/_2$ Jahre nach Beginn der akuten Virushepatitis: völlig scharf begrenztes, von lockeren Rundzellinfiltraten durchsetztes periportales Feld (rechte untere Ecke). Erhebliche „Zell- und Kernunruhe“. Vereinzelte verfettete Leberzellen (im Paraffinschnitt als Vacuolen sichtbar). „Restknötchen“ (in Bildmitte). Vergr. 120:1. d Nadelbiopsie Nr. 9107/64. Immer noch dichte entzündliche Infiltrate in den periportalen Feldern. Das Leberparenchym erscheint intakt. Vergr. 275:1

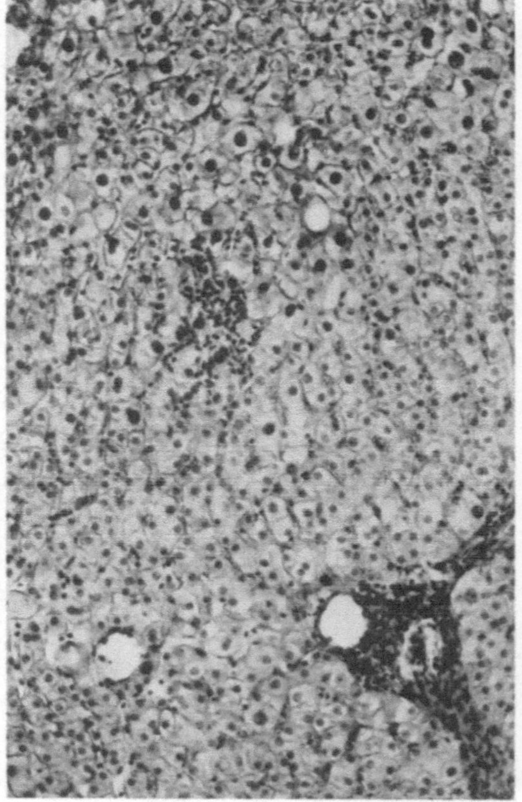

Abb. 3c

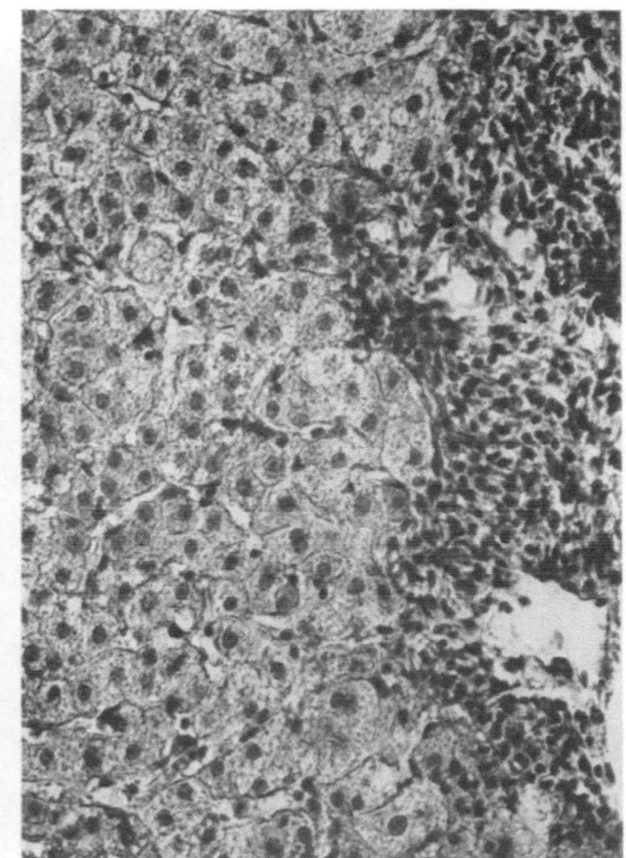

Abb. 3d

Sie durchsetzen die kleinen periportalen Felder diffus (Abb. 4a—c) und gruppieren sich kranzartig am Rande größerer Periportalfelder, wo sie sich besonders in der Nachbarschaft der Lymphgefäße ansammeln oder Ductuli umringen, so daß gelegentlich das Bild einer Pericholangiolitis entsteht (KETTLER) [*157*]. Im Stadium der Remission bilden sich in vereinzelten Fällen Lymphfollikel aus (Abb. 5), wie sie auch bei der aktiven chronischen Hepatitis und bei primärer biliärer Cirrhose vorkommen

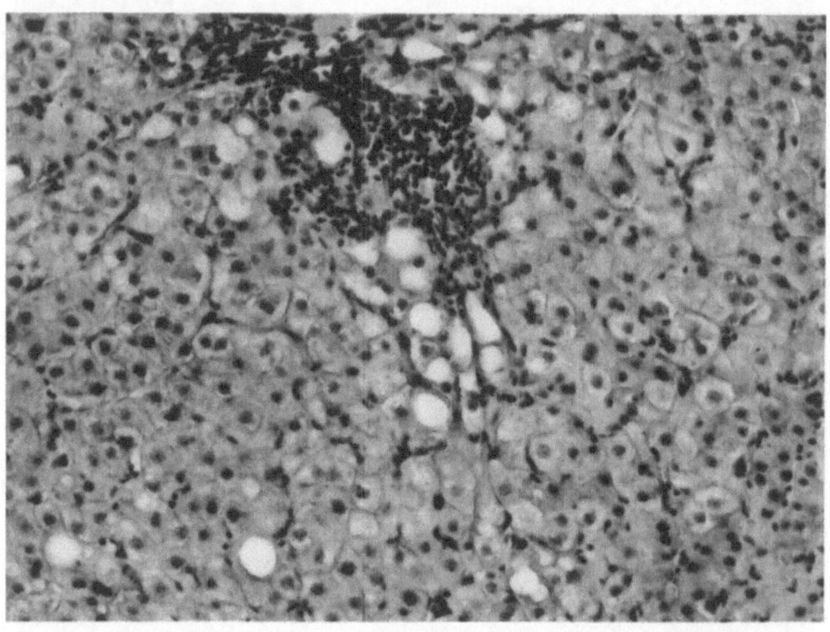

a

Abb. 4a—c. F. Oskar, 48jährig. Chronisch persistierende Hepatitis. (Typ 2). a Nadelbiopsie Nr. 15095/62. Erste Nadelbiopsie mit dem Bild einer unspezifisch reaktiven Hepatitis. Periportales Feld mit dichten, vorwiegend histio-lymphocytären Infiltraten. Im Parenchym disseminierte grobtropfige Verfettung und „Zellunruhe". Geringe herdförmige Vermehrung der Sternzellen. Vergr. 160:1. b Detailaufnahme: Ausschnitt aus einem periportalen Feld mit granulierender Entzündung: zahlreiche Capillaren in wirrer Anordnung. Vergr. 450:1. c Nadelbiopsie Nr. 5415/64. Parenchym abgesehen von einer leichten Sternzellproliferation in der Läppchenperipherie wieder intakt. Die periportale Entzündung bleibt jedoch weiterhin bestehen. Vergr. 275:1

(ALBOT, MACKAY, POPPER) [*4, 184, 233*]. MACKAY sieht in diesen Lymphfollikeln den morphologischen Ausdruck für eine Autoimmunkrankheit und führt sie als spezifisches Merkmal für die lupoide Hepatitis auf. Man findet sie jedoch auch bei der unspezifisch reaktiven Hepatitis, bei Infekten [*156, 158*] oder bei Patienten mit Carcinomkachexie. STEINER und CARRUTHERS sahen sie auch bei experimentellem Gallengangsverschluß innerhalb weniger Tage auftreten [*298a*]. Wir können ihnen deshalb keine diagnostische Bedeutung beimessen. In der Remissionsphase nimmt die periportale Entzündung mehr und mehr den Charakter eines faserreichen

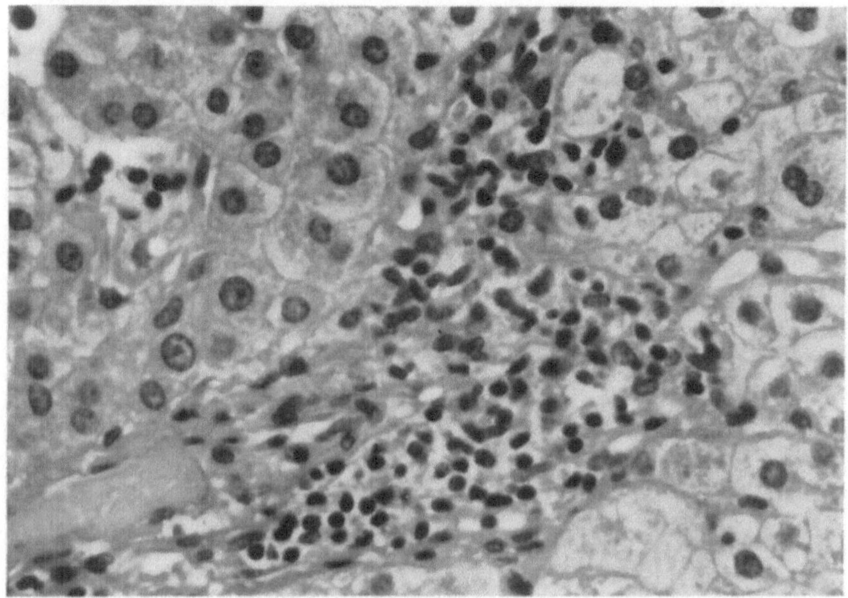

Abb. 4b

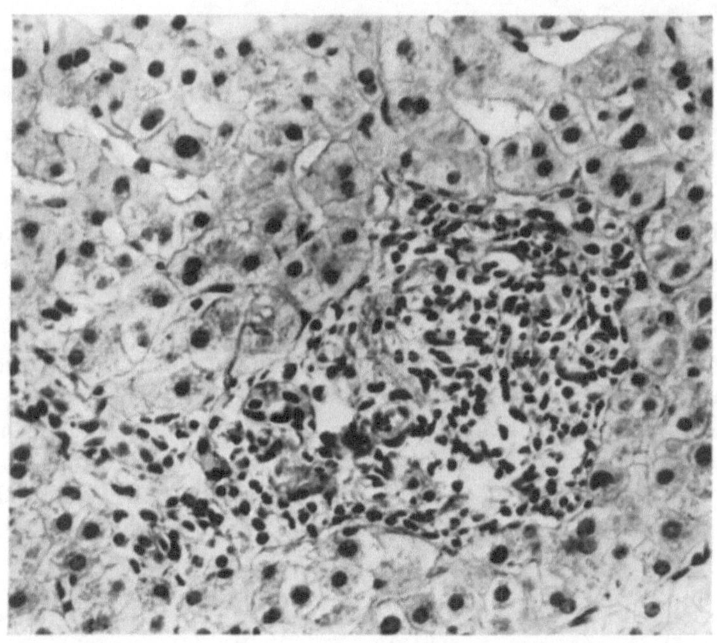

Abb. 4c

Granulationsgewebes an. Dieses erwies sich in zwei Fällen mit vorübergehender herdförmiger Abschmelzung der benachbarten Leberzellen als auffallend capillarreich und ließ eine deutliche Capillarsprossung erkennen. Die Capillaren zeigten eine retikuläre Anordnung an der Grenzfläche zwischen Mesenchym und Epithel, so daß es sich nicht um capillarumgewandelte Sinusoide handeln kann (MOSCHCOWITZ [*208*]) (Abb. 4b).

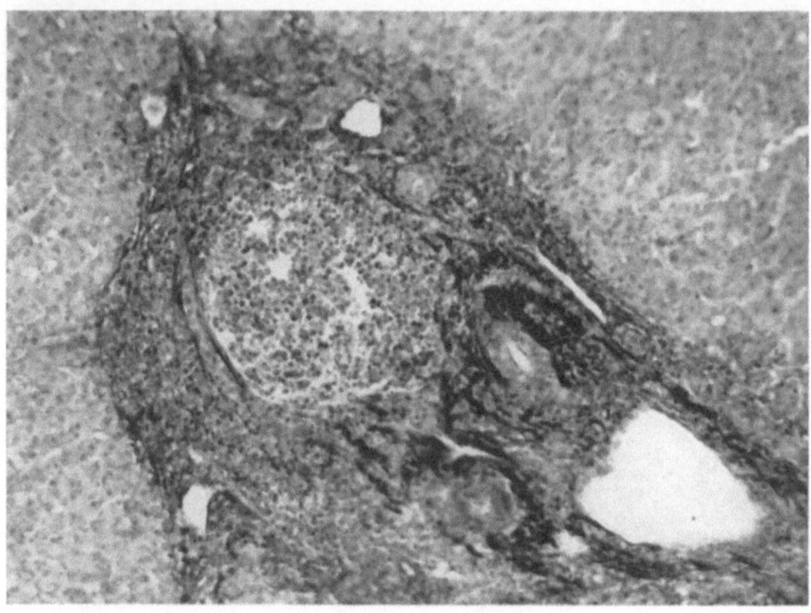

Abb. 5. B. Lina, 42jährig. Chronisch persistierende Hepatitis $1^1/_2$ Jahre nach anikterischer Virushepatitis. Periportale Entzündung in Remission. Lymphfollikel in einem periportalen Feld. Vergr. 110:1

Die neu gebildeten Kollagenfasern halten sich im allgemeinen an die Ductuli, welche im Gegensatz zur aktiven chronischen Hepatitis sich nur selten lebhaft vermehren (Abb. 4c). Eine ausgeprägte Ductulusproliferation sahen wir nur in den beiden Fällen mit vorübergehender Arrosion der Läppchenperipherie.

Trotz gelegentlicher Abschmelzung der unmittelbar angrenzenden Leberzellen, kam es in dieser Gruppe nie zu einer definitiven Zerstörung der Läppchenperipherie (Abb. 3c, d, 4c). Auch nach monate- und jahrelanger Persistenz der Entzündung bleibt die Parenchymstruktur intakt. Dies ist das entscheidende Merkmal der chronisch persistierenden Hepatitis. Die Entzündung verharrt gewissermaßen in einem „Dornröschenschlaf".

b) Histologische Veränderungen im Parenchym

Hinsichtlich der histologischen Veränderungen im Parenchym kann man zwei Untergruppen unterscheiden, die, wie bereits ausgeführt wurde, fließend ineinander übergehen.

α) Typ der Virushepatitis. Eine Gruppe von 8 Patienten mit vorausgehender akuter Virushepatitis weist noch histologische Zeichen einer fleckförmig nekrotisierenden Virushepatitis (Abb. 3a) auf [*17, 52, 57, 84, 292, 312, 324*]. Die Leberzellveränderungen sind jedoch quantitativ viel geringer, Zellnekrosen seltener und acidophile Körper nicht mehr regellos zerstreut (Abb. 6a), sondern mehr auf die Läppchenperipherie beschränkt.

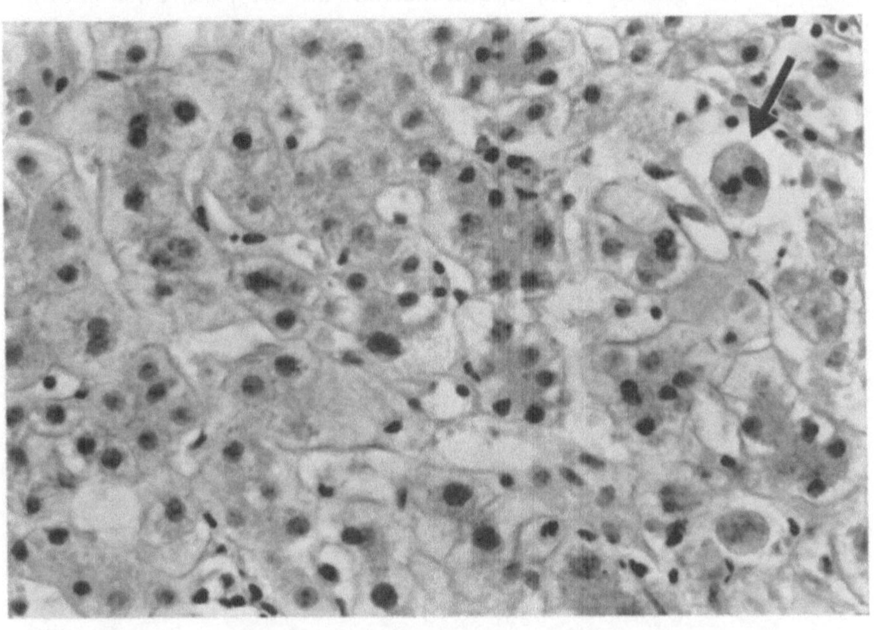

a

Abb. 6a u. b. Ae. Franz, 37jährig. Chronisch persistierende Hepatitis nach anikterischer akuter Virushepatitis (Details aus Abb. 3b). a Nadelbiopsie Nr. 11087/62. Ausschnitt aus der Läppchenperipherie. Leberzellbalken wieder straff angeordnet. Am rechten Bildrand erkennt man Councilman-bodies (Pfeil). Vergr. 320:1. b Dasselbe Präparat. Ausschnitt aus einem perizentralen Läppchenbezirk. Ballonzellen mit lichtem Cytoplasma und scharfen Zellgrenzen. Einzelne Leberzellen sind unscharf begrenzt und zeigen eine grobe, vorwiegend perinucleäre basophile Granulierung des Cytoplasmas. Vergr. 530:1

Das Gefüge der Leberzellbalken erscheint wieder gestrafft, und ihre Zellen zeigen über weite Strecken hin nur noch geringe Unterschiede der Färbbarkeit, oft aber mit erheblicher Variation in der Kerngröße. Riesenkerne mit mehreren Nucleolen können das sonst eher monotone Bild erheblich stören, so daß man von einer „Zellunruhe “sprechen kann. Am längsten bleiben die Zeichen der Zelldegeneration perizentral und in der Peripherie der Läppchen gegen die periportalen Felder hin bestehen. In der Nähe der Zentralvenen erscheinen die Leberzellen häufig als „Ballonzellen“ mit oft unscharfen Zellgrenzen und hellem, lichtem Cytoplasma. In vereinzelten Fällen beobachteten wir perizentrale, meist exzentrisch an die Zentralvene grenzende Gruppennekrosen. Aus den dadurch entstandenen Lichtungsbezirken bildeten sich durch Kollaps des Gitterfasergerüstes schmale Kollapsstraßen aus, welche zum Teil die Zentralvenen untereinander verbanden. Neben diesen degenerativen Leberzellveränderungen findet man hier stets auch regenerierende Leberzellen, welche die Gestalt unförmig aufgetriebener zwei- bis mehrkerniger Riesenzellen annehmen können. Sie zeigen oft eine grobe perinucleäre Granulation des Cytoplasmas (Abb. 6b).

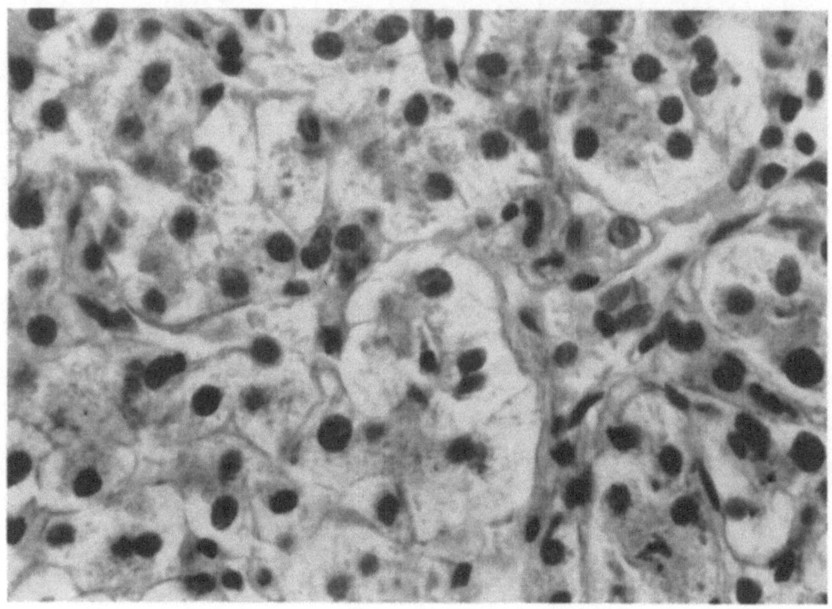

Abb. 6b

Die Regeneration hält in der Läppchenperipherie dagegen dem Zelluntergang meist die Waage, so daß ihre morphologischen Zeichen kaum in Erscheinung treten. Nur in 2 Fällen fanden wir in der Läppchenperipherie einige plumpe Zapfen zweireihigen Leberepithels als Ausdruck der Regeneration nach vorübergehender peripherer Parenchymabschmelzung. Histologische Zeichen der Cholostase fanden sich nie.

Im Gegensatz zur diffusen Endothelproliferation, wie sie die akute Virushepatitis auszeichnet, sind die Sternzellen bei der chronisch persistierenden Hepatitis herdförmig vermehrt und auf die Leberzelldegenerationsherde konzentriert, vor allem im Bereich der Läppchenperipherie. Sie können sich zu Fischzügen formieren und zeigen oft Mitosen. In vier Fällen fanden sich im Bereich perizentraler Kollapsherde mit frischeren Leberzellnekrosen, in den Maschen des kollagenverstärkten Gitterfasergerüstes liegende gemästete Phagocyten, die mit goldgelbem Pigment zum Bersten angefüllt waren. Das Pigment wies die histochemischen Eigenschaften des Ceroid auf [*103, 104, 277*]. Es leuchtete im Ultraviolettlicht hellgelb auf. Die Phagocyten dürften den „Fluorocyten" von HAMPERL entsprechen [*119*].

Dagegen findet man in dieser Gruppe nicht oft und auch mengemäßig nicht zahlreiche lipofuscinhaltige Sternzellen, die nie so groß werden wie die Fluorocyten und auch nicht an die perizentralen Kollapsfelder gebunden sind. Ihr Pigment zeichnet sich im Ultraviolettlicht durch eine hellbraune Eigenfluorescenz aus [*18, 347*].

Innerhalb des Parenchyms gruppieren sich die Sternzellen immer wieder vermischt mit Lymphocyten und Monocyten, selten mit Plasmazellen zu lockeren Knötchen, die in ihrer Mitte oft noch einzelne verdämmernde Leberzellen einschließen. Diese Knötchen sind wahllos über das Parenchym verstreut. Sie werden oft noch lange nach Abklingen aller übrigen pathologisch-anatomischen Veränderungen gefunden, weshalb sie von AXENFELD und BRASS, BÜCHNER und KÜHN als „Restknötchen" bezeichnet werden [*17, 58, 172*] (Abb. 3c). Solche „Restknötchen" zeigten bei zwei unserer Patienten eine starke Berliner Blau-Reaktion und erschienen als blaue Kleckse. Die im Zentrum liegenden geschrumpften Leberzellen waren homogen blau angefärbt. Die Mesenchymzellen enthielten dicht gelagertes körniges Hämosiderin. In einem weiteren Fall fanden wir grobkörniges eisenhaltiges Pigment im Cytoplasma bei sonst unauffälligen läppchenperipheren Leberzellen. Die benachbarten Sternzellen enthielten auch hier körniges Hämosiderin. Die drei Fälle zeigen dieselbe Verteilung und Lokalisation des eisenhaltigen Pigmentes, wie sie von WEPLER und OPITZ bei chronischen Hepatitiden beschrieben wurden [*336*]. Bei allen übrigen Patienten fanden wir nie nennenswerte Mengen von eisenhaltigem Pigment, weder in Epithel- noch in Mesenchymzellen.

β) Typ der „unspezifisch reaktiven Hepatitis" [*242*]. Eine zweite Gruppe von zwölf Patienten zeigt nur noch unspezifische Leberzellveränderungen, welche quantitativ stark variieren; in einigen Fällen sind sie sehr diskret, und gelegentlich können sie ganz fehlen. Acidophile Körper sind nicht nachzuweisen. Die Leberzellbälkchen erscheinen oft unregelmäßig und plump, da die Leberzellen in Volumen und Färbbarkeit des Cytoplasmas oft erheblich variieren. Die Kerne sind verschieden groß und von unterschiedlicher Dichte. Eine disseminierte Verfettung von Einzelzellen (Abb. 4a) oder eine geringe zonale Verfettung, meist perizentrale oder intermediäre Zellgruppen betreffend, findet sich in neun Schnitten. Sie bleibt auch nach Rückbildung der entzündlichen Veränderungen bei vier Patienten noch über mehrere Monate bestehen. Wie bei der ersten Gruppe sind auch hier in den meisten Fällen ballonförmig geschwollene Leberzellen im Bereich der Zentralvenen zu erkennen. Herdförmige Zellnekrosen sind relativ selten, 1—2 pro Gesichtsfeld. Sie werden durch monocytäre Makrophagen, seltener durch Granulocyten ersetzt.

Die Kupfferschen Sternzellen sind leicht bis mäßig proliferiert und vergrößert, zeigen ein basophiles Cytoplasma und geben nach Andauung mit Diastase oft eine positive Schiffsche Reaktion. Die Proliferation ist weniger lokalisiert als bei der ersten Gruppe. Die Sternzellen enthalten in der Regel kein oder nur sehr spärliches braunes Pigment. Auch eisenhaltiges Pigment konnten wir nicht nachweisen.

γ) Gegenseitige Beziehung der beiden histologischen Typen. Die erste Gruppe, die, wie wir es bei 9 Patienten verfolgen konnten, aus der fleckförmig nekrotisierenden akuten Virushepatitis entsteht, geht schließlich in die zweite Form über, welche aus dem morphologischen Befund keine Rückschlüsse auf die Ätiologie mehr zuläßt (Abb. 3a—d). Das histologische Bild unterscheidet sich nicht von den Veränderungen, die man bei zahlreichen Allgemeinerkrankungen und extrahepatischen Krankheiten (Infektionskrankheiten, Pneumonien, chronische Magen-Darmerkrankungen, rheumatische Polyarthritis, Carcinome u. a.) findet. Es zeigt also das Bild der *unspezifisch reaktiven Hepatitis* von Popper [*242*]. Diesen Befund zeigen auch die 3 Patienten mit primär chronischem Verlauf (Abb. 4).

c) Ablauf der histologischen Veränderungen der chronisch persistierenden Hepatitis

Von den 20 Fällen heilen 11 15 Monate bis $2^1/_2$ Jahre, nachdem die Diagnose gestellt wurde, aus. Als Residuen der abgeheilten, chronisch persistierenden Hepatitis fanden wir dabei regelmäßig eine leichte periportale Fibrose und eine perizentrale Kollagenisierung des peritrabeculären Gitterfasergerüstes, die in ihrem Ausmaß von der Ausdehnung und der zeitlichen Dauer perizentraler Leberzell-Untergänge abzuhängen scheint.

Stets findet man eine leichte bis mäßige periportale Fibrose, die in den größeren Portalfeldern unregelmäßig exzentrisch, in den kleinen Periportalfeldern dagegen wieder sternförmig erscheint. Ausgesprochen sternförmige Begrenzung zeigte ein Fall (Nr. 5) mit herdförmigen peripheren Leberzellnekrosen, welche durch zapfenartig ins noch lockere periportale Fasergewebe sich vorschiebende Epithelknospen ersetzt wurden.

Bei 6 Patienten fand sich nach 2—3jähriger Beobachtungszeit bei der letzten Kontrollbiopsie zwar eine weitgehende Remission. Eine Zellunruhe und geringe disseminierte Verfettung sowie lockere periportale lymphohistiocytäre Infiltrate, vorwiegend entlang der Lymphgefäße und Ductuli, weisen jedoch darauf hin, daß der Prozeß noch nicht endgültig abgeheilt ist.

In 3 weiteren Fällen schließlich blieb das histologische Bild einer unspezifisch reaktiven Hepatitis über 2, 3 und 4 Jahre hin mit unveränderter Aktivität bestehen, ohne daß Zeichen einer Progredienz zu erkennen waren.

Von den Fällen mit vorausgehender Virushepatitis heilten 11 nach 14 Monaten bis 2 Jahren vollkommen ab, 4 besserten sich nach 2jährigem Verlauf, bei 2 Patienten (Nr. 1 und 3) blieb der Prozeß in der Phase der unspezifisch reaktiven Hepatitis über $3^1/_2$ und 4 Jahre aktiv [1]. Von den 3 primär chronischen Hepatitiden dieser Gruppe blieb der Befund bei 2 Patienten über 3 und 4 Jahre aktiv. Der dritte Patient zeigte nach $1^1/_2$ Jahren eine deutliche Remission.

B. Die aktive chronische Hepatitis

(Chronisch progrediente Hepatitis)

Diese bezüglich der Ätiologie und des klinischen Bildes eher heterogene Gruppe von 54 Patienten ist durch ein einheitliches pathologisch-anatomisches Geschehen gekennzeichnet. Charakteristisch ist eine schwere „aggressive" periportale Entzündung, welche von einer ausgedehnten Zerstörung des angrenzenden Parenchyms begleitet ist [*232, 240, 280*]. Die aktive chronische Hepatitis kann in diesem Stadium grundsätzlich ausheilen oder bei Fortdauer der destruktiven, reparativen und regeneratorischen Vorgänge zum Umbau der Struktur und zur Lebercirrhose führen [*83, 100, 146, 147, 150, 240, 280, 281, 334, 335*]. Für die Diagnose sind der histologische Befund und Verlauf ausschlaggebend. Der Zeitfaktor dagegen spielt in der Beurteilung der Frage der Chronizität keine Rolle, da in einzelnen Fällen in Übereinstimmung mit Barker, Capps und Allen, Markoff, Popper und Rubin, Popper und Schaffner, bereits 3—6 Monate nach einer akuten Virushepatitis das ausgeprägte Bild der aktiven chronischen Hepatitis bioptisch festgehalten wurde [*28, 198, 199, 240, 242*]. In mehr als der Hälfte der Fälle aber ist die frühere Anamnese bezüglich einer Leberkrankheit stumm. Die Hepatitis verläuft anscheinend primär chronisch.

I. Klinik

1. Alter und Geschlecht (s. Abb. 7)

Die aktive chronische Hepatitis zeigt in unserem Untersuchungsgut eine eindeutige Häufung in den Altersklassen zwischen 50 und 60 Jahren (22 Patienten). Ein Sechstel der Patienten steht im Greisenalter und hat das 70. Lebensjahr überschritten. Das Durchschnittsalter beträgt 57 Jahre. Zwei Drittel sind Frauen und ein Drittel Männer. 30 Patientinnen stehen in der Menopause; bei 2 Patientinnen sistierten die Menses vorzeitig während der Krankheit.

2. Ätiologie

a) Kausalzusammenhang mit der Virushepatitis

Der Kausalzusammenhang mit einer akuten Virushepatitis kann bei 8 Patienten als gesichert gelten. Eine akute Virushepatitis ist durch die

[1] Pat. Nr. 1 weist heute eine Remission auf.

klinischen Befunde bei 2 Patienten verbürgt. Sie liegt in einem Fall 6 und im andern 11 Monate zurück. Bei 6 Patienten sprechen sowohl die klinischen als auch die bioptischen Befunde für eine vorausgehende akute Virushepatitis (Abb. 8a—g). Das Bild der aktiven chronischen Hepatitis wird bei einem 64jährigen Patienten erstmals $4^1/_2$, bei den übrigen 6—12 Monate nach Ausbruch der Erkrankung bioptisch verifiziert (Abb. 8b, c). In der Mehrzahl, d.h. bei 7 dieser Patienten, liegt begründeter Verdacht auf eine Serumhepatitis vor (Bluttransfusionen nach chirurgischen Eingriffen, Injektionskuren).

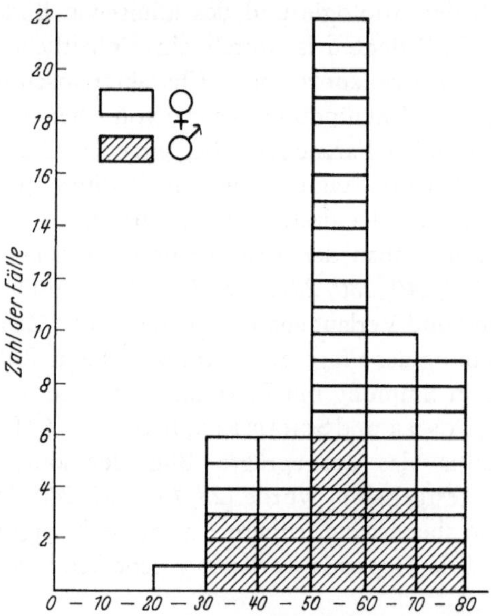

Abb. 7. Alters- und Geschlechtsverteilung von 54 Fällen von aktiver chronischer Hepatitis

Weitere 12 Patienten weisen in der Anamnese eine Gelbsucht von mehrwöchiger Dauer auf, welche vom Zeitpunkt der gestellten Diagnose an gerechnet 8 Monate bis 4 Jahre zurückliegt. Brückensymptome liegen in zwei Drittel dieser Fälle vor. Der Kausalzusammenhang mit der akuten Virushepatitis wird deshalb als sehr wahrscheinlich angenommen.

Liegt dagegen bei einer chronisch aktiven Hepatitis ohne cirrhotischen Umbau die Gelbsucht länger als 10 Jahre zurück, so ist der Kausalzusammenhang nicht mehr wahrscheinlich. 3 Fälle von aktiver chronischer Hepatitis ohne cirrhotischen Umbau mit einer anamnestisch mehr als 10 Jahre zurückliegenden Gelbsucht ohne Brückensymptome werden deshalb zur Gruppe der primär chronischen Hepatitis zugerechnet. Liegt dagegen bereits eine voll ausgebildete Lebercirrhose vor, so ist der Kausalzusammenhang mit einer vor mehr als 10 Jahren durchgemachten Virushepatitis nicht auszuschließen [*115*] (s. Gruppe 4).

b) Die primär chronische Hepatitis

Bei mehr als der Hälfte der Patienten finden sich in der Anamnese keinerlei Anhaltspunkte für eine vorausgehende akute Hepatitis. Die Frage einer allfällig durchgemachten anikterischen Virushepatitis läßt sich nicht schlüssig beantworten. Jedenfalls sind keine epidemiologischen Zusammenhänge aufzuzeigen. 14 unserer Patienten standen 6 Monate bis 2 Jahre vor

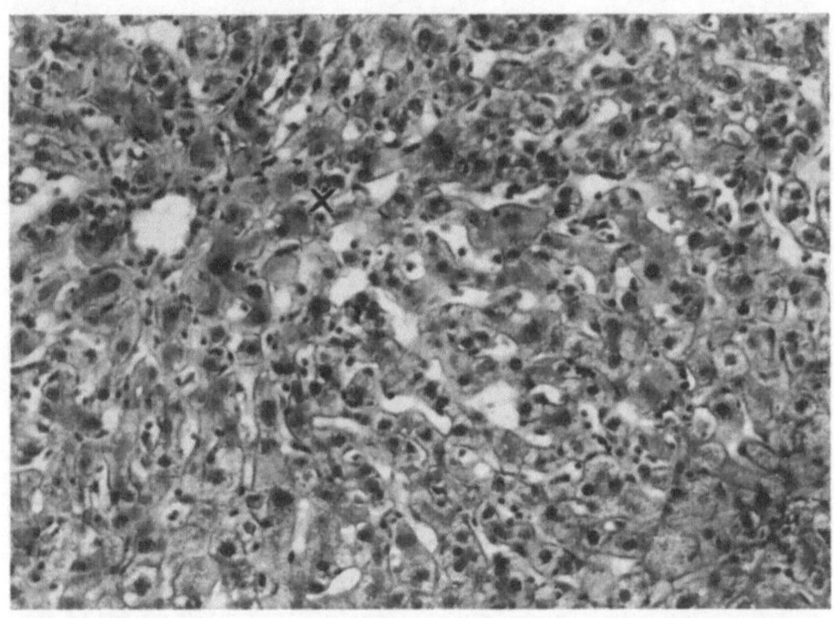

a

Abb. 8a—g. H. Alois, 64jährig. Aktive chronische Hepatitis (Klinisch: sekundär chronische Hepatitis entstanden aus akuter subikterischer Virushepatitis). a Nadelbiopsie 2158/60. Bild der abklingenden Virushepatitis. Noch erhebliche Zellpolymorphie. Gefüge der Leberzellbalken wieder gestrafft. Perizentral große, zum Teil eosinophile Leberzellen mit mächtigen hyperchromatischen Kernen. Vereinzelte Councilmanbodies (X). Vergr. 160:1. b. Nadelbiopsie 4531/60. $4^1/_2$ Monate nach Beginn der akuten Virushepatitis. Bild der aktiven chronischen Hepatitis mit stark verbreiterten periportalen Feldern und unscharfer Läppchengrenze (Piecemeal-Nekrose). Vergr. 140:1. c Detail: Piecemeal-Nekrose und Ductulusproliferation. Vergr. 200:1. d Dasselbe Präparat. Starke perizentrale Leberzellpolymorphie mit straßenförmigen Zelluntergängen (am oberen Umfang der Zentralvene). Vergr. 150:1. e Nadelbiopsie 10481/60. $4^1/_2$ Monate nach der letzten Biopsie. Schwere periportale Entzündung mit unscharfer Grenzfläche zum Läppchenparenchym. Lebervenenast grenzt unmittelbar an ein breites periportales Bindegewebsfeld. Perizentrale Leberzellpolymorphie und ausgeprägte peritrabeculäre Sklerose. Vergr. 90:1. f Dasselbe Präparat. Punktionszylinder von bindegewebigen Septen durchschnürt. Jedoch kein Umbau der Struktur. Vergr. 140:1. g Nadelbiopsie 3 Jahre nach der ersten Punktion Nr. 3875/63. Periportales Feld (linke untere Ecke) unscharf begrenzt. Zellunruhe und vereinzelte verfettete Leberzellen (li. Bildrand). Keine Sternzellreaktion (weitgehende Remission). Vergr. 110:1

Erfassung der Krankheit in ärztlicher Behandlung (operative Eingriffe bei 4 Patienten, eine Patientin wegen primär chronischer Polyarthritis, 4 weitere Patienten wegen Herzinsuffizienz und 5 wegen Diabetes mellitus), so daß eine allfällige anikterische Serumhepatitis nicht ausgeschlossen werden kann.

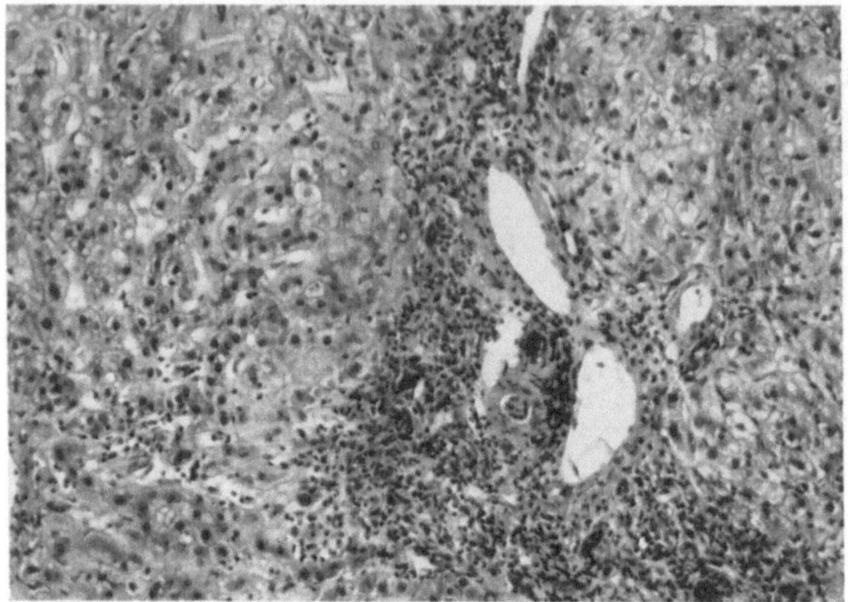

Abb. 8 b

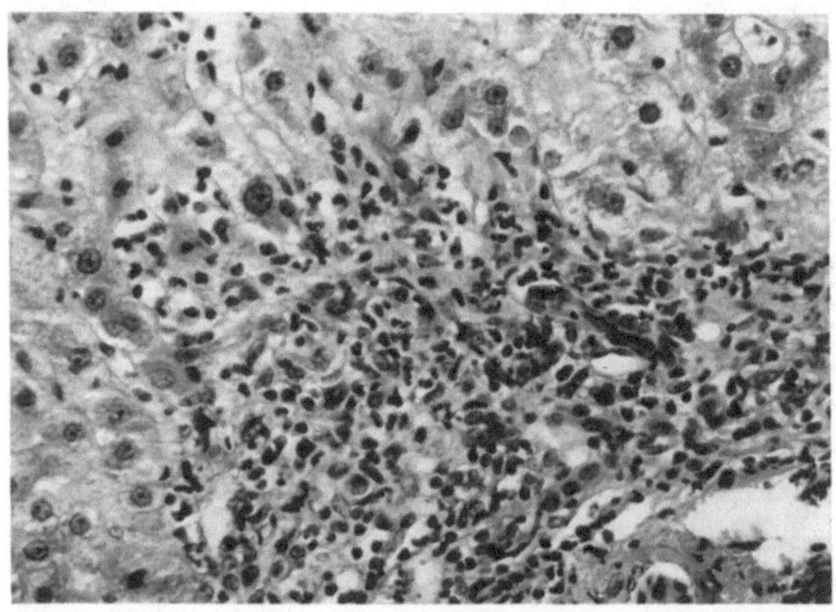

Abb. 8 c

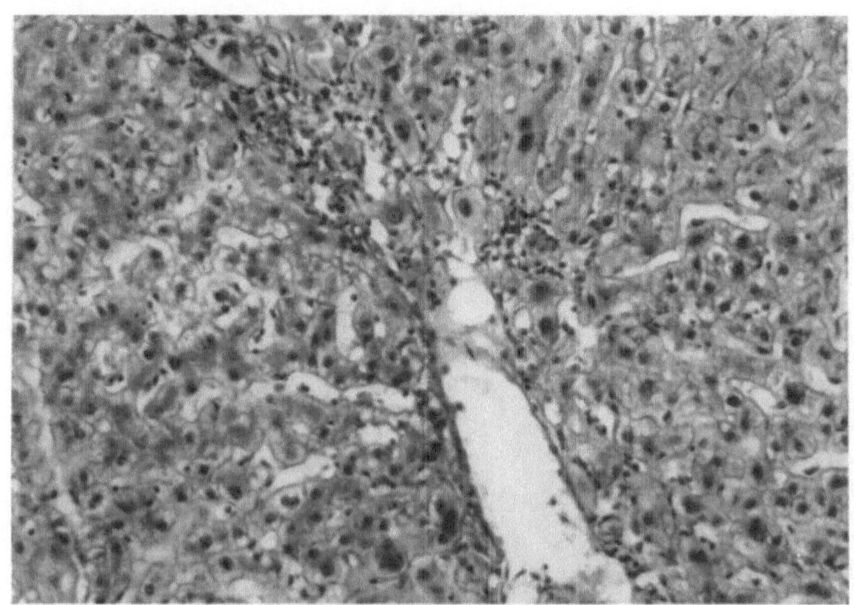

Abb. 8d

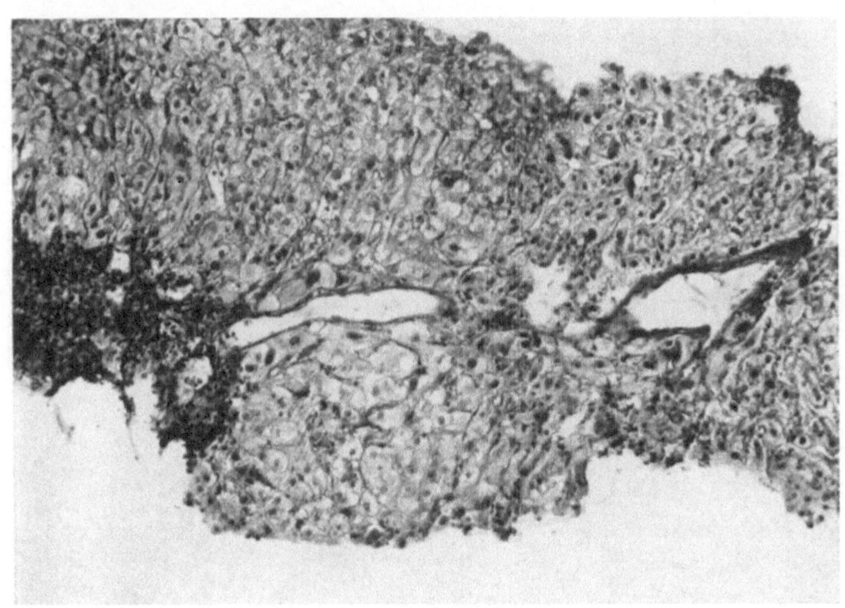

Abb. 8e

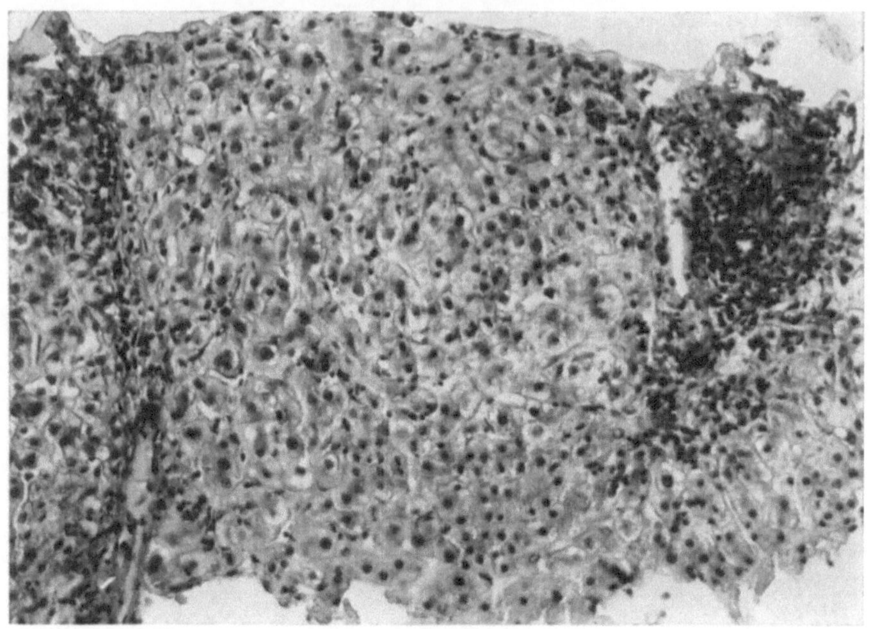

Abb. 8 f

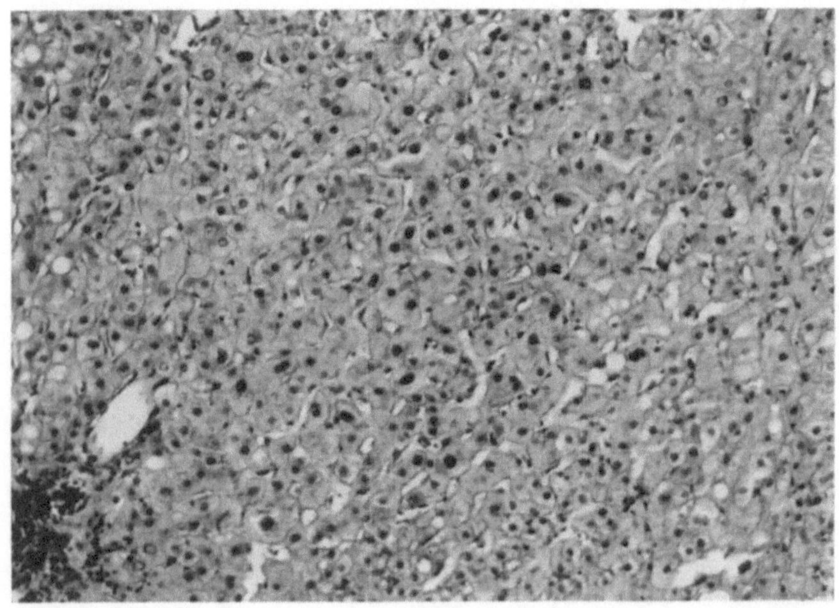

Abb. 8 g

Über die Häufigkeit der anikterischen Hepatitis findet man im Schrifttum stark divergierende Schätzungen. Vergleichbare Zahlen sind nur epidemiologisch an Kollektiven zu gewinnen [*307*]. Gut belegt sind die Untersuchungen von SCHÖN und WÜST einer Virushepatitis-Epidemie in einem fränkischen Dorf [*279*]. Die Verfasser fanden 70% anikterische Hepatitiden. Der Großteil betraf allerdings Schulkinder, so daß die Zahlen nicht einfach mit der Statistik der Erwachsenen zu vergleichen sind. Andererseits fanden CHUNG u. Mitarb. bei 1906 Soldaten der südkoreanischen Armee in einem Endemiegebiet nur in 1,5% eine anikterische Hepatitis [*70, 71*]. Einige Hinweise über die Häufigkeit geben auch Untersuchungen bei Hepatitiden nach Bluttransfusionen. SHIMIZU und KITAMOTO berichten über 175 Blutempfänger, von denen 113, d.h. 64,5% an einer mit der SGOT erfaßten Serumhepatitis erkrankten. Die Diagnose wurde in 10 Fällen bioptisch bestätigt. Die überwiegende Mehrzahl der Fälle blieb anikterisch (60 anikterische:1 ikterischen Fall) [*284*]. HAMPERS, PRAGER und SENIOR fanden andererseits bei 56 an einer Virushepatitis erkrankten Blutempfängern nur zehnmal einen anikterischen Verlauf [*120*]. SUMMERSKILL glaubt, daß die anikterische Hepatitis ebenso häufig vorkomme wie die ikterische [*305*]. Aber die Zusammenstellung von MOSLEY über Hepatitis-Epidemien durch Wasserverunreinigung zeigt außerordentlich große Schwankungen von 17—88% anikterischer Hepatitiden von Epidemie zu Epidemie [*209*].

Bei der aktiven chronischen Hepatitis wäre ein allfälliger Zusammenhang mit einer anikterischen Virushepatitis nur durch einen Erregernachweis oder durch zuverlässige serologische Tests, die bis heute nicht existieren, aufzuzeigen. Alle andern Argumente sind spekulativ und werden es auch künftig bleiben. Jedenfalls läßt der histologische Befund der aktiven chronischen Hepatitis nur selten Anhaltspunkte für eine durchgemachte Virushepatitis gewinnen. Dies hängt damit zusammen, daß auch die histologische Diagnose der akuten Virushepatitis nur aus dem Gesamtbild zu stellen ist, und daß kein einziges Einzelsymptom existiert, das ausschließlich bei der Virushepatitis zu finden wäre [*75, 242, 292*]. Aus demselben Grunde scheinen mir auch die an sich sehr schönen Langzeituntersuchungen von KLATSKIN, der 9 Fälle von chronischer anikterischer Hepatitis bis zur Lebercirrhose histologisch verfolgt, den eindeutigen Schluß auf eine durchgemachte anikterische Virushepatitis nicht in allen Fällen zu erlauben, da einzelne erst im fortgeschrittenen Stadium des Umbaus histologisch untersucht werden konnten [*161*]. Der Verfasser weist mit Nachdruck auf den akuten Beginn der Erkrankung hin, mit plötzlich auftretenden, zum Teil krampfartigen Oberbauchbeschwerden. Einen derart akuten Beginn ohne Ikterus beobachteten wir bei 3 Patienten auch. Alle zeigten aber wenige Tage später in der Leberbiopsie bereits das Vollbild einer aktiven chronischen Hepatitis, in 2 Fällen mit bereits beginnendem Umbau. Dies zeigt zumindest, daß ein klinisch „akuter Beginn" kein brauchbares Maß darstellt, und daß deshalb die Verantwortung in der Beurteilung der Ätiologie auf den Histologen zurückfällt.

In unserem Untersuchungsgut findet sich keine Beobachtung, die auf Grund der histologischen Befunde retrospektiv auf eine durchgemachte anikterische Virushepatitis schließen läßt. Wir haben aus diesem Grunde in Übereinstimmung mit Kalk u. Wildhirt, Magyar und Wepler alle Fälle ohne klinisch oder anamnestisch verifizierte Gelbsucht in die Gruppe der primär chronischen Hepatitis eingereiht und nehmen damit die Ungenauigkeit, die durch den Unsicherheitsfaktor der anikterischen Virushepatitis gegeben ist, in Kauf [*151, 193, 334*].

Die beiden folgenden, aus je 2 Patienten bestehenden Untergruppen sind bezüglich ihrer Ätiologie einigermaßen abzugrenzen.

c) Die chronische Hepatitis bei Sjögren-Syndrom

Bei 2 Patientinnen im Alter von 72 und 77 Jahren wird die aktive chronische Hepatitis gleichzeitig mit einem Sjögren-Syndrom zufällig auf Grund der Hepatosplenomegalie und der pathologischen Leberfunktionsproben klinisch vermutet und bioptisch bestätigt (Abb. 9). Beide Patientinnen wiesen gleichzeitig ein Raynaud-Syndrom auf. Der Latex-Test war positiv. Bei der älteren Patientin zeigte die chronische Hepatitis eine anhaltende Remission. Bei der 72jährigen Patientin dagegen zeichnete sich die Evolution in Richtung einer Cirrhose ab. Als Besonderheit lag gleichzeitig eine Kryoglobulinämie mit Purpura vor. Diese Beobachtung wurde durch v. Felten, Regli und Frick veröffentlicht [*91*]. Die Patientin starb zu Hause an einer Infektion. Eine Autopsie konnte nicht durchgeführt werden.

Über die Kombination von Sjögren-Gougerot mit einer chronischen Hepatitis liegen im Schrifttum mehrere Beobachtungen vor (Barbier, Debray, Paolaggi und Paolaggi, Gherman und Papilian, Krook, Urbain und Caroli) [*27, 82, 105, 169, 320*]. Die chronische Hepatitis wurde zum Teil vor oder gleichzeitig mit dem Sjögren-Syndrom festgestellt. Krook sah das Leberleiden in 4 seiner 5 Fälle mit dieser Kombination erst mehrere Jahre nach dem Sjögren-Syndrom auftreten [*169*].

d) Die aktive chronische Hepatitis bei vorbestehender Fettleber

Diese Gruppe betrifft zwei Diabetiker im Alter von 48 bzw. 30 Jahren, welche die Evolution von der diabetischen Fettleber in die aktive chronische Hepatitis mit Piecemeal-Nekrose und völligem Schwund des Fettes verfolgen lassen (Abb. 10a—d). In der Remission tritt das Bild einer geringen disseminierten Leberverfettung wieder in Erscheinung. Der 48jährige Patient heilt schließlich aus, während der 30jährige ägyptische Student nicht mehr weiter verfolgt werden kann. Anamnestisch ist beim 30jährigen Patienten der Diabetes bekannt und seit Jahren mit Insulin eingestellt.

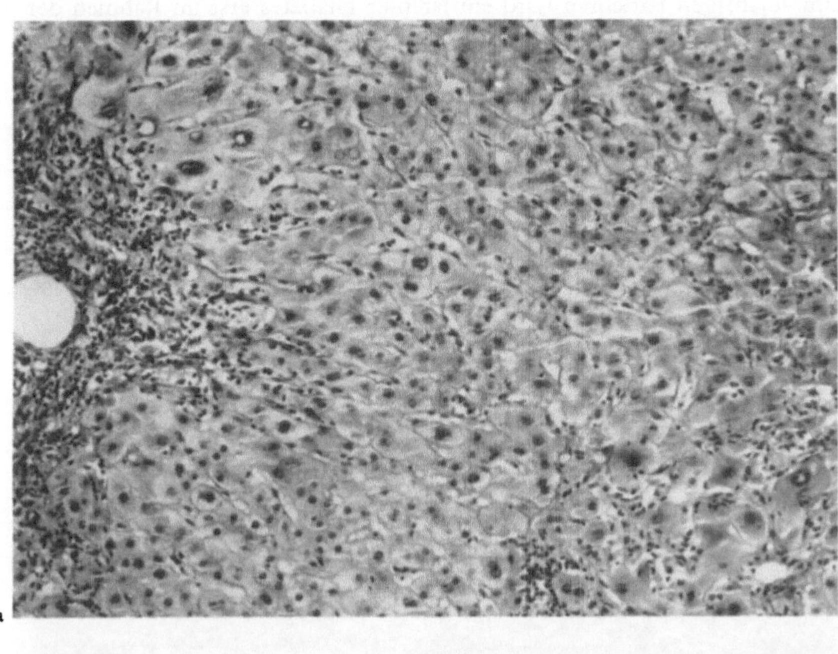

a

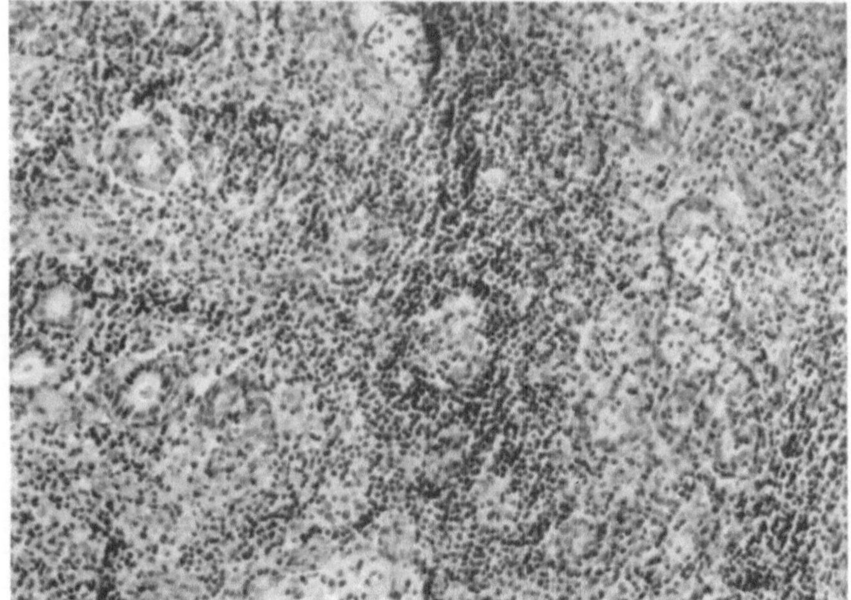

b

Abb. 9a u. b. B. Marie, 72jährig. Aktive chronische Hepatitis bei Sjögren-Syndrom. a Nadelbiopsie 15094/62. Typisches Bild mit keilförmigem Einbruch periportalen Bindegewebes ins Parenchym. Polymorphie der Leberzellen in den perizentralen Abschnitten mit Riesenzellen (rechte untere Ecke). Vergr. 125:1. b Parotisbiopsie Nr. 15084/62: Chronisch-atrophierende lymphocytäre Parotitis mit weitgehendem Untergang des Drüsengewebes bei erhaltenen Ausführgängen. Vergr. 150:1

Beim 48jährigen Patienten wird ein latenter Diabetes erst im Rahmen der Abklärung der chronischen Hepatitis entdeckt. Beide Patienten zeigen klinisch eine ausgeprägte Hepatomegalie, während eine Splenomegalie nur beim 48jährigen Patienten in der floriden Phase der Krankheit nachweisbar ist. Letzterer Patient zeigt alle blutchemischen Veränderungen einer aktiven Hepatitis mit vorübergehendem Transaminaseanstieg bis auf 640 E. GOT und 510 E. GPT, einer Dysproteinämie mit Verminderung der elektrophore-

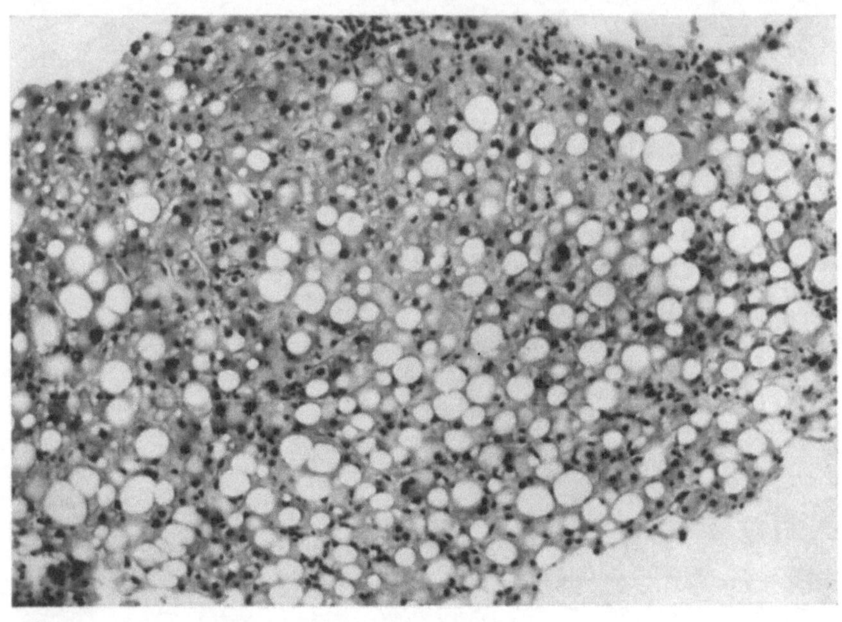

a

Abb. 10a—d. Sch. M., 48jährig. Aktive chronische Hepatitis, hervorgegangen aus einer Fettleber (klinisch Diabetes mellitus latens). a Nadelbiopsie 12812/62. Fettleber mit einzelnen Retothelknötchen. Vergr. 120:1. b Nadelbiopsie Nr. 4046/63. Bild der aktiven chronischen Hepatitis mit Piecemeal-Nekrosen und breiten bindegewebigen Verbindungsstraßen zwischen den periportalen Feldern. Kein vollständiger Umbau. Völliger Schwund des Fettes. Vergr. 120:1. c Nadelbiopsie Nr. 6920/64, ein Jahr nach der zweiten Biopsie. Remission. Wieder geringe zonale Verfettung. Rückgang der Entzündung. Bindgewebsstraßen zu schmalen Septen umgewandelt, welche von Venen durchzogen werden. Vergr. 120:1. d Nadelbiopsie Nr. 5323/65. Intaktes Lebergewebe. Vergr. 160:1

tischen Fraktion der Albumine (47%) und einem Anstieg der γ-Globuline (25%) verbunden mit einem Senkungsanstieg von 6 auf 21 mm. Eine passagere Hyperbilirubinämie erreichte Werte von maximal 4 mg/%. Beim andern Patienten sind dagegen nur zeitweise erhöhte Transaminasen mit Spitzenwerten von 51 E. GOT bzw. 45 E. GPT sowie ein pathologischer Bromsulfaleintest nachzuweisen; die Zeichen einer Dysproteinämie fehlen während der ganzen Beobachtungszeit, die Senkung bleibt normal. Aggravierende Faktoren, welche den Übergang der Fettleber in die „Fettleber-Hepatitis“ hätten in Gang bringen können, liegen nicht vor. Auch trinken beide Patienten keinen Alkohol.

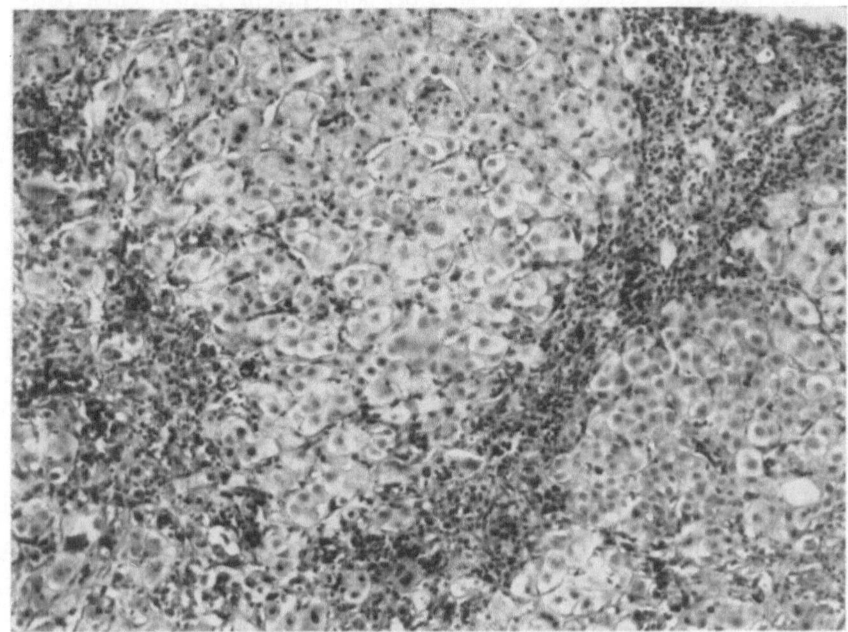

Abb. 10 b

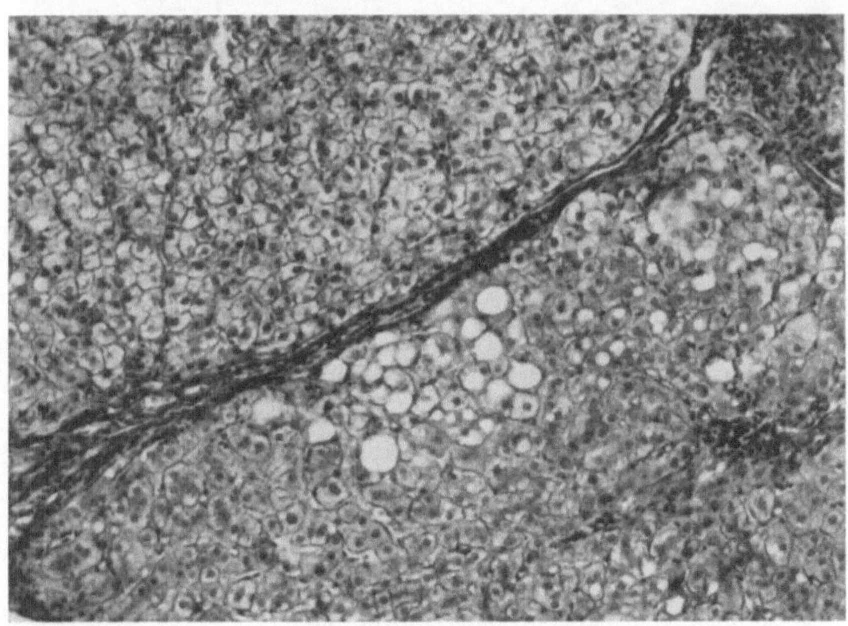

Abb. 10 c

Entzündliche Veränderungen sind bei jahrelangem Verlauf einer Fettleber nicht selten (KALK, POPPER u. SZANTO) [*148, 244*]. THALER spricht geradezu von einer „Fettleber-Hepatitis". Solche „Fettleber-Hepatitiden" sind aber in der Regel bioptisch in allen Stadien durch ihren Fettgehalt als Fettleber zu identifizieren [*314*]. KALK, der ähnliche Fälle mit völligem Schwund des Fettes beobachtet hat, warnt vor der Verwechslung mit einer Virushepatitis [*148*]. In unseren Fällen allerdings weist der bioptische Be-

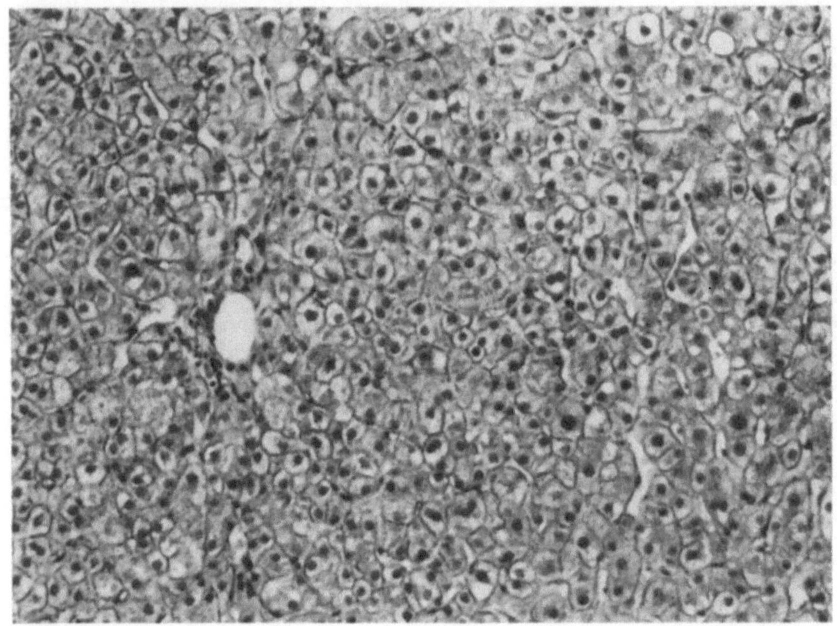

Abb. 10 d

fund auch in der floriden Phase keinerlei Zeichen für eine Virushepatitis auf. POPPER, SZANTO und ELIAS nehmen an, daß eine Fettleber-Hepatitis durch interkurrente Infekte zustande komme [*244*]. Bei unseren Patienten liegen jedoch auch in dieser Hinsicht keinerlei Anzeichen vor. Wir kennen also letzten Endes die Ursache dieses Verlaufs nicht. Die Beurteilung solcher Fälle gelingt nur durch wiederholte bioptische Untersuchungen.

Vom ätiologischen Gesichtspunkt aus lassen sich unsere 54 Fälle von aktiver chronischer Hepatitis unterteilen in:

1. Sekundär chronische Hepatitis (Virushepatitis mit Übergang in chronische Hepatitis).
2. Primär chronische Hepatitis.
3. Chronische Hepatitis bei Sjögren-Syndrom.
4. Chronische Hepatitis bei diabetischer Fettleber.

3. Klinische Symptomatologie

Die *subjektiven Symptome* sind im einzelnen recht uncharakteristisch und zeigen neurastheniforme Züge. Die häufigsten Klagen unserer Patienten sind in Abb. 11 in der Reihenfolge ihrer Häufigkeit in Prozenten aufgetragen. Kolikartige Oberbauchschmerzen führten bei 3 Patientinnen zur Cholecystektomie. In $^1/_4$ der Fälle standen zeitweise heftige Gelenkschmerzen im Vordergrund. Diese Patienten wurden uns zum Teil von den Rheumatologen zugewiesen. Die subjektiven Beschwerden gingen der

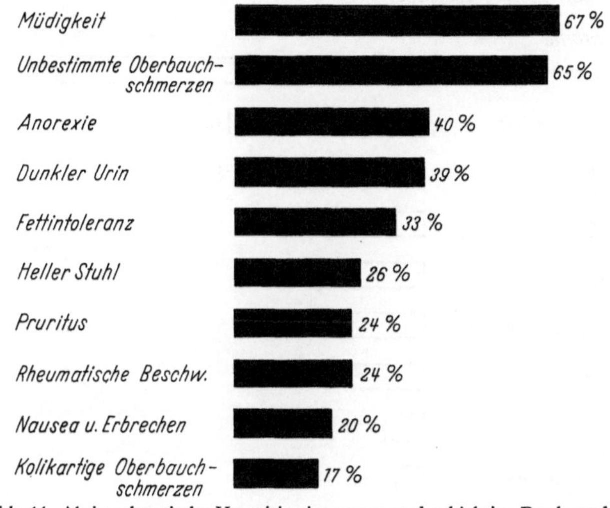

Abb. 11. Aktive chronische Hepatitis. Anamnese und subjektive Beschwerden

Entdeckung des Leidens bei 29 Patienten 2—6 Monate, bei 8 Patienten 1 Jahr und bei 4 Patienten 2—3 Jahre voraus. Fast $^1/_3$ unserer Fälle war zur Zeit der ersten Untersuchung und die Hälfte davon dauernd beschwerdefrei. Das Leiden wurde nur zufällig entdeckt (Abb. 11).

Objektive Befunde (Abb. 12). Der häufigste Befund ist eine vergrößerte, in der Regel leicht druckdolente Leber. Eine vergrößerte Milz ist bei 22 Patienten zu tasten. In $^1/_3$ der Fälle fällt ein erheblicher Gewichtsverlust in der floriden Phase (bis 14 kg innerhalb von 6 Monaten) auf, so daß bei einigen Patienten zunächst Verdacht auf ein Malignom geschöpft wurde. In 10 Fällen besteht eine normochrome Anämie, in 4 Fällen kombiniert mit einer leichten Verminderung der Serumeisens. Sie konnte nur bei 3 Patienten anhand der verkürzten Lebenszeit der Erythrocyten (Bestimmung mit ^{51}Cr) mit einer Hämolyse erklärt werden (FRICK u. SCHMID) [*94*]. Die Anämie bildet sich in der Remission der Leberkrankheit ohne besondere Therapie spontan zurück.

Ein klinisch sichtbarer Ikterus liegt im Beginn der Erkrankung bei 3 Patienten, bei 5 Patienten im „Hepatitisrezidiv" während der Beobachtung und bei weiteren 4 im Stadium der Progression vor. 3 Fälle bleiben dauernd stark ikterisch, zeigen heftigen Juckreiz und ahmen das Bild einer biliären Cirrhose nach.

Spidernaevi und Palmarerythem finden sich nur bei einem kleinen Teil der Fälle mit progredientem Verlauf. Ascites und Oesophagusvaricen sind im Stadium der Cirrhose bei 4 bzw. 3 Patienten vorhanden. Das klinische Bild unserer Patienten zeigt ein weites Spektrum mit allen Übergängen vom symptomlosen Verlauf über ein neurastheniformes Syndrom bis zur vollentwickelten Lebercirrhose.

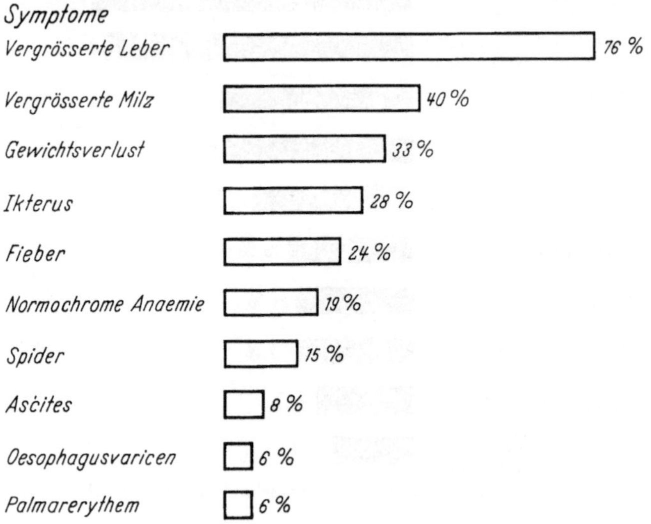

Symptome
Vergrösserte Leber 76 %
Vergrösserte Milz 40 %
Gewichtsverlust 33 %
Ikterus 28 %
Fieber 24 %
Normochrome Anaemie 19 %
Spider 15 %
Ascites 8 %
Oesophagusvaricen 6 %
Palmarerythem 6 %

Abb. 12. Aktive chronische Hepatitis. Symptome

4. Laboratoriumsbefunde

Die Konstellation der Laboratoriumsbefunde ist dieselbe wie bei der aktiven Lebercirrhose. Die Befunde sind in der Reihenfolge ihrer Häufigkeit in Abb. 13 aufgezeichnet.

Konstant pathologische Werte zeigt der Bromsulfaleintest. Als weitere, ziemlich konstante Symptome folgen eine Transaminaseerhöhung und eine Vermehrung der γ-Globuline bei gleichzeitiger Verminderung der Albumine Die γ-Globulinvermehrung erreicht bei 13 Patienten exzessive Werte mit einem prozentualen Anteil an den elektrophoretischen Fraktionen von 40—49%. In 9 dieser Fälle liegt eine Hyperproteinämie von 8,5—9g-% vor. Die Transaminasen zeigen sehr große Schwankungen und erreichen vereinzelt Spitzenwerte bis 1000 E. Die meisten Werte halten sich aber zwischen 150 und 250 E. und liegen signifikant höher als bei der chronisch persistierenden Hepatitis. Abgesehen von 2 Ausnahmen liegt die SGOT stets höher als die SGPT (gemessen in Wroblewski-E.).

Nicht konstant pathologisch sind: Senkungsreaktion, welche in der Mehrzahl der Fälle beschleunigt ist, in 15 Fällen sich jedoch trotz Hyper-γ-Globulinämie dauernd im Normbereich hält. Der Thymoltrübungstest wird bei 13 Patienten (24%) während der Exacerbation des Leidens

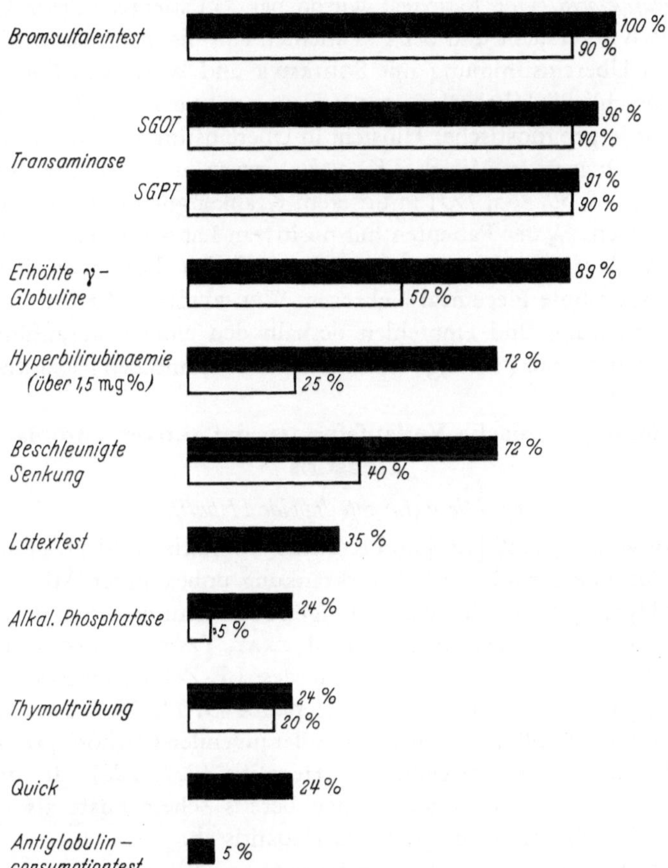

Abb. 13. Laborbefunde bei chronischer Hepatitis. ■ Aktive chronische Hepatitis; □ chronisch persistierende Hepatitis

vorübergehend stark pathologisch (über 15 E) gefunden. Das Serumbilirubin ist in der Mehrzahl der Fälle dauernd leicht, bei einigen Patienten während akuter Schübe mäßig erhöht. 3 Patienten (2 Frauen und 1 Mann) weisen eine konstante erhebliche Hyperbilirubinämie mit Werten über 10 mg-% auf. Gleichzeitig ist die alkalische Phosphatase hoch (über 20 BE) und das Gesamtcholesterin erreicht Spitzenwerte bis 500 mg-%. Sowohl klinisch als auch blutchemisch wird das Bild der biliären Cirrhose vorgetäuscht. Bei weiteren 13 Patienten ist die alkalische Phosphatase über 10 BE erhöht, ohne Beziehung zu anderen blutchemischen Befunden.

Einen erniedrigten Prothrombinkomplex (Quick) mit Werten unter 60% finden wir bei 13 Patienten (24%). Sie zeigen, abgesehen von zwei Ausnahmen, alle einen progredienten Verlauf, so daß wir den dauernd erniedrigten Quick als Signum mali ominis werten [*53*].

Rheumafaktoren. Der Latextest wurde bei 33 Patienten dieser Gruppe systematisch untersucht und bei 19 Patienten ein- bis mehrmals positiv gefunden. In Übereinstimmung mit Schirmer und Wegmann finden auch wir fast ausschließlich bei schwerem Verlauf positive Tests [*273*]. Dagegen können wir in prognostischer Hinsicht in Übereinstimmung mit Bouchier u. Mitarb., Debray u. Mitarb., Klosterkötter u. Mitarb., Kühn und Weinreich [*48, 80, 165, 173*] in unserem Krankengut keine zuverlässigen Schlüsse ziehen: $^1/_3$ der Patienten mit positivem Latextest heilt nach mehrjährigem Verlauf schließlich aus. In all diesen Fällen aber finden sich histologisch ausgedehnte Piecemeal-Nekrosen. Weinreich und Kühn machten dieselbe Erfahrung und empfehlen deshalb den einfach auszuführenden Latex-Tropfentest zur Prüfung der Aktivität der chronischen Hepatitis [*331*].

5. Besondere klinische Verlaufsformen der aktiven chronischen Hepatitis

a) Die sogenannte lupoide Hepatitis

Waldenström, 1950 [*327*] und Kunkel u. Mitarb., 1951 [*174*] machten als erste auf eine chronische Lebererkrankung unbekannter Ätiologie mit extremer Hyper-γ-Globulinämie bei jungen Frauen aufmerksam und faßten sie als spezifisches Krankheitsbild auf. Mackay, Taft und Cowling, 1956 nannten dasselbe Syndrom auf Grund des LE-Zellnachweises im Blut lupoide Hepatitis [*188*]. Die lupoide Hepatitis [*3, 11, 34, 82, 89, 92, 117, 121, 129, 190*a, *191, 309*] ist identisch mit der juvenilen Cirrhose [*31, 63, 174, 254, 265*] und der plasmacellulären Hepatitis [*221, 222*]. In der verschiedenen Nomenklatur zeichnet sich bereits schemenhaft als Grundkrankheit eine chronisch progrediente Hepatitis ab.

Für die Diagnose der lupoiden Hepatitis verlangt Mackay folgende Kriterien [*185*]:

1. Nachweis antinucleärer Serumfaktoren (positives LE-Phänomen).
2. Eine starke Hyper-γ-Globulinämie.
3. Eine lymphoidzellige Infiltration der Leber.
4. Kombination mit Arthritis, Erythemen, Colitis ulcerosa, Pleuritis, Thrombopenie und hämolytischer Anämie.
5. Guter Effekt von Corticosteroiden und Antimetaboliten (6-Mercaptopurin, Azathioprin).

Harders und Dölle ergänzten die Liste durch folgende Punkte [*121*]:

1. Bevorzugtes Auftreten beim weiblichen Geschlecht (4mal häufiger als bei Männern).

2. Altersverteilung: mittleres Alter 33 Jahre, die Hälfte unter 30 Jahre, aber Vorkommen in allen Altersklassen.

3. Die „Piecemeal-Nekrose" (Mottenfraß-Nekrose).

Unter unseren 54 Patienten mit aktiver chronischer Hepatitis findet sich eine einzige 56jährige Patientin mit vorübergehend positivem LE-Zellphänomen im Blut, welche alle diese Kriterien erfüllt und einen langsam progredienten Verlauf mit Umbau der Leberstruktur und Übergang in eine Lebercirrhose zeigt. Eine weitere 39jährige Patientin mit lupoider Hepatitis wird erst im Stadium der voll ausgebildeten Lebercirrhose erfaßt, so daß wir sie in die Gruppe der posthepatitischen Lebercirrhose eingereiht haben (Abb. 35). Sie weist gleichzeitig die Nierenveränderungen des echten visceralen Lupus erythematodes mit Drahtschlingen-Glomerula in der Nierenbiopsie auf. SIEGENTHALER, der über die Patientin 1961 in extenso berichtete, faßt deshalb die Leberkrankheit als Manifestation des Lupus erythematodes auf [*288*]. Obwohl der viscerale Lupus erythematodes im allgemeinen nur bescheidene, uncharakteristische Leberveränderungen im Sinne einer unspezifisch reaktiven Hepatitis verursacht (HARVEY) [*125*], sind aus der Literatur weitere Fälle mit Hervortreten der Lebersymptomatik bekannt (HARVEY, HILL, ROBSON) [*125, 131, 259*]. BARTHOLOMEW u. Mitarb. fanden bei 7 Frauen mit dem Syndrom der lupoiden Hepatitis gleichzeitig systemische Manifestationen des visceralen Lupus erythematodes und betrachten deshalb die lupoide Hepatitis als Ausdruck eines echten Lupus erythematodes [*29, 30*]. Zu derselben Auffassung gelangt auch KROOK auf Grund 9 eigener Beobachtungen, wovon 5 gleichzeitig ein Sjögren-Syndrom aufwiesen [*169*]. Auch letzteres wird als Manifestation des visceralen Lupus erythematodes gewertet. Die Grenze zum Lupus erythematodes ist nicht immer eindeutig zu ziehen [*121*]. HARDERS und DÖLLE sowie POLLAK, MANDEMA und GARSENSTEIN sind geneigt, eine nahe nosologische Verwandtschaft zwischen dem visceralen Lupus erythematodes und der lupoiden Hepatitis anzunehmen [*121*, *231*].

Wenn man die diagnostischen Kriterien der lupoiden Hepatitis betrachtet, so fällt auf, daß eigentlich nur der positive Nachweis der LE-Zellen die lupoide Hepatitis von der aktiven chronischen Hepatitis abgrenzen läßt [*82, 319, 343*]. 4 weitere Patientinnen aus unserer Gruppe der aktiven chronischen Hepatitis im Alter von 24, 27, 61 und 70 Jahren, welche alle eine Hyper-γ-Globulinämie bei hohem Serumeiweiß und einen zeitweise (bei einer Patientin nur einmal) positiven Antiglobulinkonsumptionstest in wechselnder Kombination mit Pleuraergüssen und Ascites, Gelenkschwellungen oder mit hämolytischer Anämie aufweisen, könnten ohne weiteres als lupoide Hepatitiden betrachtet werden. Die letzten 3 Fälle weisen aber auch einzelne Zeichen der „idiopathischen Lebercirrhose" bei Frauen in der Menopause von MARTINI und DÖLLE auf, welche gekennzeichnet ist durch eine Pigmentierung der exponierten Haut, eine hämorrhagische Diathese, Arthralgien und eine Hyperproteinämie bedingt durch Hyper-γ-Globulinämie [*200*]. Eine scharfe Abgrenzung gegenüber der „lupoiden Hepatitis" ist auch bei diesem Syndrom schwierig [*121*].

Die Abgrenzung der lupoiden Hepatitis als nosologische Einheit scheint uns nicht berechtigt: wir finden im eigenen Krankengut bezüglich der klinischen Symptomatik fließende Übergänge von der aktiven chronischen Hepatitis zur sog. lupoiden Hepatitis. Die starke γ-Globulinvermehrung ist sowohl ein Symptom der lupoiden Hepatitis wie der aktiven chronischen Hepatitis überhaupt, und auch morphologisch zeigen beide ein identisches Bild einer chronisch progredienten Hepatitis. Es sei in diesem Zusammenhang besonders darauf hingewiesen, daß ein vorübergehend positives LE-Phänomen auch von Goldberg, Gulotta und Silvermann sowie von Kellén bei Patienten mit akuter Virushepatitis gefunden wurde [*109, 153*]. Kellén fand bei Untersuchungen an 31 akuten Virushepatitiden in der Hälfte der Fälle Autoantikörper, die oft bereits nach den ersten 5 Krankheitstagen auftraten [*153*]. Diese Verfasser lehnen in Übereinstimmung mit Jones und Castleman die lupoide Hepatitis bzw. die juvenile Cirrhose als nosologische Einheit ab [*138*]. In Übereinstimmung mit Kühn und Weinreich, Popper und Rubin sowie Willcox und Isselbacher fassen wir die lupoide Hepatitis als eine Spielart der aktiven chronischen Hepatitis auf, welche sich nur durch den positiven Nachweis antinucleärer Serumfaktoren unterscheidet [*39, 173, 240, 343*].

b) Die cholestatische Verlaufsform

Bei 3 Patienten (2 Frauen und 1 Mann) im Alter von 38, 60 und 72 Jahren wird das klinische Bild einer primären biliären Cirrhose vorgetäuscht. Alle 3 zeigen einen primär chronischen Verlauf mit den Zeichen der Cholestase: dauernder Ikterus verbunden mit hartnäckigem Pruritus, einer Hyperbilirubinämie zwischen 7 und 18 mg-%, dauernd erhöhter alkalischer Phosphatase (13—50 BE) und einer zeitweisen, jedoch nur mäßigen Erhöhung des Serumcholesterins mit Werten von 290—500 mg-%. Bei dem 38jährigen Patienten fehlt eine signifikante γ-Globulinvermehrung dauernd, bei der 72jährigen Patientin ist sie nur geringfügig (bis 24%), bei der 61jährigen Patientin erreicht sie Werte bis 40% bei massiver Albuminverminderung (27% in der Elektrophorese). Dagegen ist die Senkung in allen Fällen stark beschleunigt (30—55 mm/Std).

Anhand der Biopsie kann die Evolution aus der aktiven chronischen Hepatitis (Abb. 14) in eine unregelmäßige posthepatitische Cirrhose verfolgt werden, so daß die Einordnung in diese Gruppe gerechtfertigt erscheint. Ähnliche Beobachtungen wurden auch von Datta, Sherlock und Scheuer und Jones und Tisdale veröffentlicht [*79, 139*].

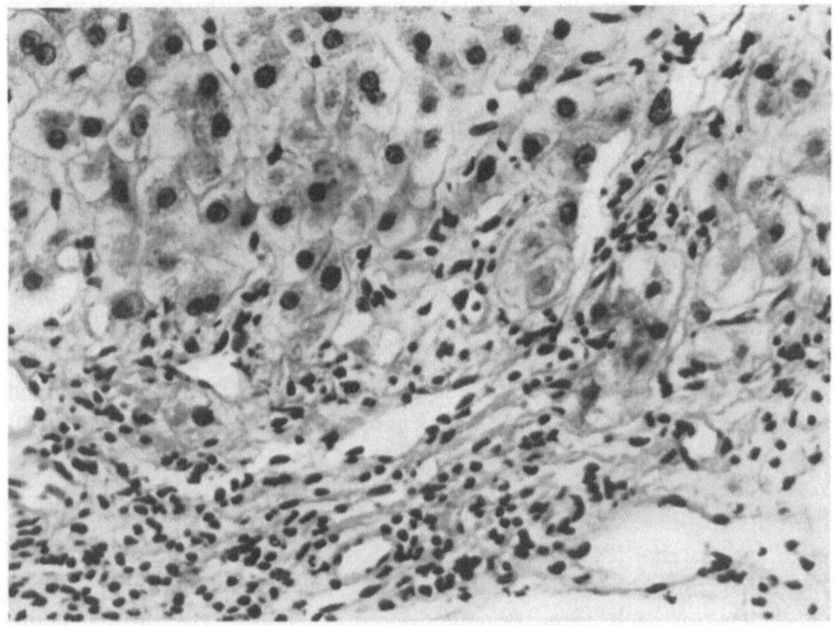

Abb. 14. Sp. Anna, 72jährig. Aktive chronische Hepatitis (Klinisch primär chronische Hepatitis, das Bild einer primären biliären Cirrhose vortäuschend). Nadelbiopsie Nr. 12530/64. Chronische periportale Entzündung mit Abschmelzung der benachbarten Leberzellen und Auflösung der Grenzfläche zwischen Leberläppchen und periportalem Feld. Die Leberzellen verlieren ihre scharfe Begrenzung. Die Kerne lösen sich zum Teil auf (Piecemeal-Nekrose). Im abgebildeten periportalen Feld ist die Ductulusproliferation nur wenig ausgeprägt. In anderen, nicht abgebildeten periportalen Feldern ist sie intensiver. Vergr. 275:1

6. Klinischer Verlauf

Die aktive chronische Hepatitis weist eine fragwürdige Prognose auf. Von unseren 54 Beobachtungen nehmen 28, etwas mehr als die Hälfte, einen günstigen Verlauf mit anhaltenden Remissionen bis zu einem Jahr. Aber nur 18, also $^1/_3$ der Patienten heilen endgültig aus. Die Heilung wurde nach 1—5jähriger Beobachtungszeit konstatiert (s. Tabelle 3, S. 85). 9 Fälle zeigen nach 1—5 Jahren einen unverändert aktiven Befund, und ihr Schicksal bleibt offen. 9 weitere Patienten zeigen eine eindeutige Progredienz bei jeder in mindestens vierteljährlichen Abständen durchgeführten Kontrolluntersuchung. Bei dieser letzten Gruppe ist aber die Beobachtungsdauer oft kurz, was damit zusammenhängen mag, daß die Krankheit erst spät erfaßt wurde, weil die stets geringen uncharakteristischen Symptome entweder verkannt oder weil subjektive Beschwerden von ihren Trägern gar nicht wahrgenommen wurden. Auffallend häufig konnte der Übergang der aktiven chronischen Hepatitis in die Cirrhose anhand fortlaufender Kontrolluntersuchungen verfolgt werden. Aber auch hier ist zu bemerken, daß von den 8 posthepatitischen Cirrhosen dieser Gruppe 5 bereits bei der ersten

Leberbiopsie die Zeichen eines herdförmigen Umbaues aufwiesen, also erst im bereits fortgeschrittenen Stadium erfaßt wurden. Dem Einwand, es hätte sich bereits zu diesem Zeitpunkt um eine voll entwickelte Cirrhose gehandelt, kann damit begegnet werden, daß die Biopsie bei 4 dieser Patienten gezielt durchgeführt wurde, wobei die Laparoskopie in 2 Fällen das Bild der großen bunten Leber, in den andern beiden eine große, weiße Leber ergab.

Aus dem Tempo der Progression der histologischen Entwicklung zur Cirrhose bei den über mehrere Jahre beobachteten Patienten ist auf eine langsame Entwicklung zu schließen. Den Übergang in eine Cirrhose innerhalb Jahresfrist, wie ihn von OLDERSHAUSEN in 29% seiner Fälle beschrieb, finden wir in unserem Material nicht [*218*]. Ein exaktes Zeitmaß kann nicht angegeben werden, da wir die Patienten frühestens im Stadium der aktiven chronischen Hepatitis sahen und weder die Vorgeschichte noch das histologische Bild bindende Schlüsse auf das Alter der Veränderungen zulassen. Das Mindestmaß würden wir grob auf 3 Jahre schätzen. Doch dürfte die Evolution im Durchschnitt wesentlich länger dauern.

In den ersten 4 Rubriken der Tabelle 3, S. 85 besteht kein wesentlicher Unterschied im Ablauf der primär chronischen und der sekundär chronischen Hepatitis nach vorausgegangener Virushepatitis, was mit den Beobachtungen von DE GROOTE u. Mitarb. übereinstimmt [*113,114*]. In der letzten Rubrik (Cirrhose) dagegen findet sich nur eine Patientin mit einer sekundär chronischen Hepatitis, was vielleicht damit zusammenhängt, daß die meisten unserer sekundär chronischen Hepatitiden früher erkannt wurden als die primär chronischen Fälle, da in $^2/_3$ der Fälle Brückensymptome wie Müdigkeit, verminderte Leistungsfähigkeit und Oberbauchschmerzen vorlagen.

Es ist aber nicht möglich und auch wenig sinnvoll zur Frage Stellung zu nehmen, ob die sekundär chronische Form im ganzen gesehen einen günstigeren Verlauf nehme als die primär chronische. Denn die Statistik der primär chronischen Hepatitis ist mit dem Unsicherheitsfaktor einer allfällig vorausgegangenen anikterischen Virushepatitis belastet [*334*], über deren Häufigkeit nur weit divergierende Schätzungen vorliegen.

a) Die „akuten" Rezidive

Während der Beobachtung traten bei 6 Patienten mit aktiver chronischer Hepatitis fieberhafte Episoden mit plötzlich einsetzendem Ikterus, begleitet von Malaise, Prostration und in 2 Fällen von Gelenkschmerzen auf. Die Leber erwies sich stets als stark druckdolent, groß, aber scharfrandig. Blutchemisch fand sich ein Anstieg des Serumbilirubins, vor allem der direkt reagierenden Fraktion, eine Bilirubinurie, vermehrte Urobilinogenausscheidung und stets ein Anstieg der Serumtransaminasen auf Werte von 300—910 E, wobei die SGOT meist um $^1/_3$ bis um die Hälfte höher war als die SGPT. Diese gegenseitige Relation der beiden Transaminasen benutzen Gros und Herzog geradezu zur Unterscheidung der akutentzündlichen Schübe bei der chronischen Hepatitis von der akuten Virushepatitis, welche fast immer das umgekehrte Verhältnis der beiden Transaminasen zeigt (*115*]. Nur in 2 Fällen dauerte der akute Schub länger als 3 Wochen. Im Gegensatz zu den anderen Patienten zeigten sie einen Anstieg der γ-Globuline bis auf 40%, der den akuten Symptomen um 2—3 Wochen nachhinkte, sich jedoch nach maximal 4 Wochen wieder auf das ursprüngliche Niveau zurückbildete. Die Thymoltrübung, welche in der Diagnose der aktiven chronischen Hepatitis kein sehr zuverlässiges Diagnosticum ist, wurde in diesen Episoden immer vorübergehend pathologisch.

Ein kasuistisches Beispiel möge dies belegen.

Pat. H. A., KG-Nr. 1274/62. Bei der 75jährigen Patientin läßt sich der Beginn der Erkrankung nicht eindeutig festlegen. Ein schmerzloser afebriler Ikterus leichten Grades anfangs Februar 1962 wird vom Hausarzt als akute Hepatitis gedeutet. Knapp 3 Monate später wird uns die Patientin am 30. 4. 62 wegen persistierender Hyperbilirubinämie (Bilirubin 2,4—4,1 mg/%) eingeliefert. Die subikterische Patientin weist bei der Klinikaufnahme eine scharfrandige, den Rippenbogen um 2 Querfinger überragende, aber nicht druckschmerzhafte Leber auf. Die Milz ist am Rippenbogen tastbar. Laborbefunde: Senkung 30 mm, Hämoglobin 89%, Leukocyten 6900 mit normaler Verteilung. Serumeisen 90 µg/%. Serumbilirubin 3,1 mg/%, alkalische Phosphatase 4,9 BE, SGOT 124 E, SGPT 110 E. Bromsulfaleinretention nach 45 min 63%, Thymoltrübung 8,5 E. Serumeiweiß 6,0 g/%. Elektrophoretische Fraktion: Albumine 46%, γ-Globuline 25%.

Verlauf: Bereits am 2. Tag nach Krankenhausaufnahme treten Fieber auf bis 38 Grad, begleitet von Lendenschmerzen und einer Leukocytose von 15400 mit einer Linksverschiebung von 42% Stabkernigen und toxischer Granulierung. Das Zustandsbild wird durch eine Pyelonephritis mit massenhaft Leukocyten und Leukocytenzylindern im Urin erklärt. Aus dem Urin lassen sich Colibacillen züchten. Auch in der Blutkultur wächst Escherichia coli. Die Fieber klingen unter Chloromycetin (2 g/die) in 4 Tagen ab, der Urin wird jedoch nicht keimfrei. Die Senkung steigt innerhalb der nächsten 14 Tage auf 60 mm an. In der Erholungsphase in der 3. Krankheitswoche fühlt sich die Patientin wieder zunehmend schlechter und wird ikterisch. Das Serumbilirubin steigt auf 8,1 mg/%, die Serumtransaminasen steigen innerhalb weniger Tage von 198 SGOT und 190 SGPT auf 690 SGOT bzw. 300 SGPT an, auch die Thymoltrübungsreaktion nimmt intensiv zu (17,5 E). 5 Wochen nach der akuten Exacerbation zeigt die Elektrophorese eine starke Dysproteinämie mit einem Absinken der Albumine auf 37% und einem massiven γ-Globulinanstieg auf 40% bei einem Gesamteiweiß von 6,6 g/%.

In der Leberbiopsie (Nr. 5541/62) findet man das Bild einer aktiven chronischen Hepatitis mit massiver fibröser Verbreiterung der periportalen Felder durchsetzt mit dichten lymphoplasmacellulären Infiltraten. Breite Einbrüche von Granulationsgewebe in die anliegenden Leberläppchen sind von einer massiven Proliferation der Ductuli begleitet. Schmale fibröse Septen verbinden die Zentralvenen untereinander und ziehen die Läppchen durchquerend von den Zentralvenen zu den periportalen Feldern. Das peritrabeculäre Gitterfasergerüst ist in den perizentralen Arealen ausgedehnt fibrosiert. Zu beiden Seiten der Septen finden sich frische Zellnekrosen, welche aus dem verstärkten, starren Gerüst herausschmelzen. Dazwischen erkennt man gemästete Makrophagen angefüllt mit goldgelbem Pigment (Abb. 15a).

Auf dieses typische Bild der aktiven chronischen Hepatitis aufgepfropft finden sich Veränderungen, die an das Bild der akuten Virushepatitis erinnern: die Sternzellen sind diffus gewuchert, geschwollen und zeigen ein basophiles Cytoplasma. Die trabeculäre Struktur erscheint durch eine starke Zellpolymorphie mit Variationen in Form und Größe undeutlich. Acidophile Körper

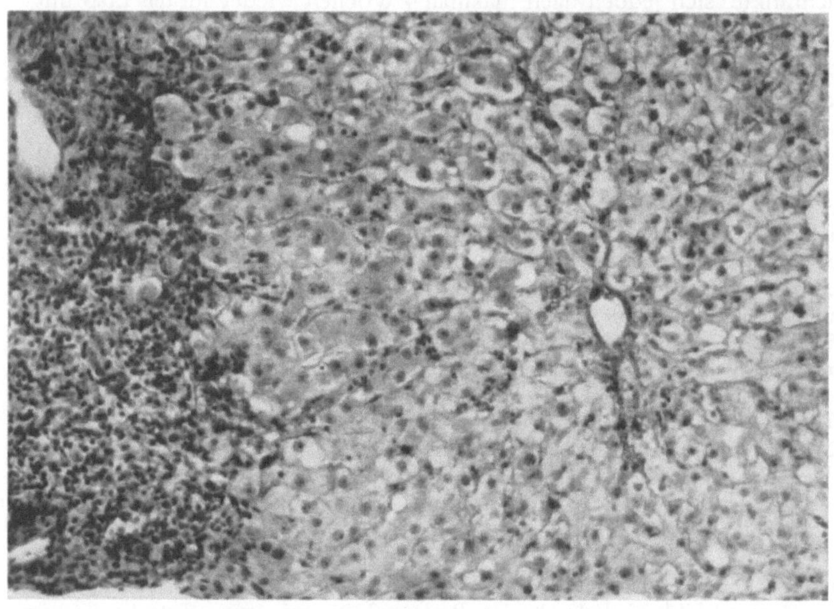

a

Abb. 15a u. b. H. Anna, 75jährig. Aktive chronische Hepatitis mit „akutem Rezidiv" nach Bakteriämie (Escherichia coli). Nadelbiopsie Nr. 5541/62. a Verbreitertes periportales Feld mit Piecemeal-Nekrose. Läppchenzentren mit „Ballonzellen" und perizentraler Sklerose (kollagene Umwandlung des peritrabeculären Gitterfasergerüstes. b Dasselbe Präparat. Gewebsbezirk mit völlig desorganisierter Trabekelstruktur, fleckförmigen Leberzellnekrosen, Councilmanbodies und massiver Sternzellproliferation (Bild der akuten Virushepatitis aufgepfropft auf eine chronisch aktive Hepatitis). Vergr. 160:1

kommen vor, jedoch viel seltener als gewöhnlich bei der akuten Virushepatitis. Sie sind weniger diffus disseminiert, sondern mehr auf die Läppchenperipherie beschränkt (Abb. 15b).

Auf Grund des histologischen Bildes mit dem bunten Leberzellbild, den roten Körpern und der diffusen Sternzellwucherung könnte man von einem akuten Hepatitisrezidiv sprechen (Abb. 15a, b).

Drei weitere Patientinnen zeigen ein analoges ikterisches Rezidiv während oder wenige Tage nach pyelonephritischen Schüben bzw. nach einem Streptokokkeninfekt mit leukoklasischem Mikrobild der Haut. Bei der ersten Patientin steigt das Serumbilirubin vorübergehend auf einen extremen Wert von 26,5 mg/%, die SGOT auf 920 E bei 388 E SGPT an.

Solche akuten Rezidive beobachteten wir auch bei 2 Patienten dieser Gruppe nach Entzug der Corticosteroide nach 2—3jährigem Krankheitsverlauf. Beide hatten 30 mg Prednison täglich erhalten. Die Dosis wurde innerhalb von 2—3 Wochen abgebaut. Nach wenigen Tagen stellte sich ein febriles Rezidiv ein, welches histologisch die Zeichen der akuten Hepatitis mit der Trias: fleckförmige Leberzellnekrosen und acidophile Körper, diffuse Sternzellwucherung und dichte periportale Infiltrate aufgepfropft auf die chronischen Veränderungen erkennen ließ.

Alle 6 Beobachtungen betrafen Fälle mit sekundär chronischer Hepatitis.

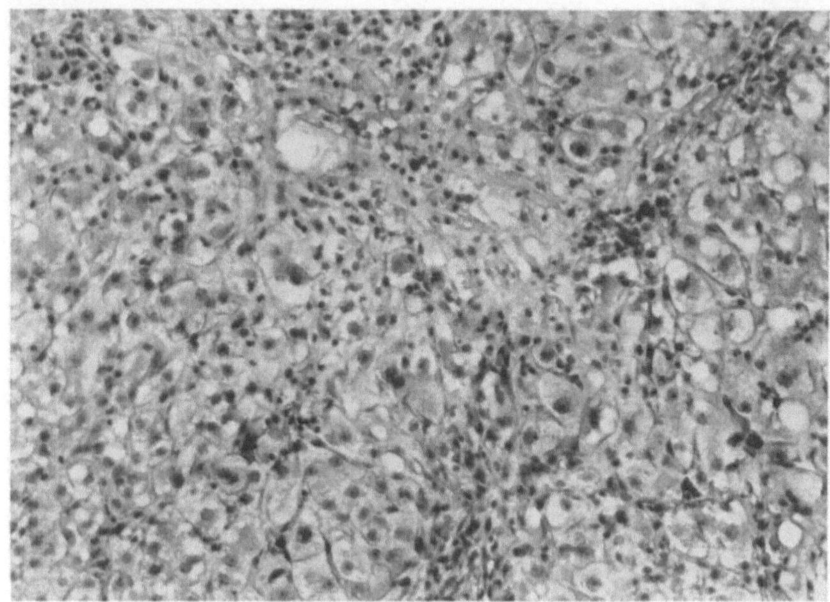

Abb. 15b

Handelt es sich um echte Rezidive? Für eine solche Hypothese sprechen folgende Indizien: Erstens sind echte Rezidive bei Virushepatitis bekannt. Krugmann, Ward und Giles fanden bei ihren klinischen und experimentellen Untersuchungen mit Virushepatitis bei 980 schwachsinnigen Kindern der Willowbrook State School in 5,4% Rezidive, die meist in den ersten 6 Monaten, vereinzelt nach 1 Jahr und selten einmal erst nach 3—6 Jahren auftraten [*170, 171*]. Zweitens der Umstand, daß alle Rezidive Patienten mit sekundär chronischer Hepatitis betrafen. Sie traten nach langem Intervall auf. Die Patienten standen mit anderen Hepatitiskranken nicht in näherem Kontakt (unsere Patienten sind nicht in Hepatitissälen untergebracht). Eine Neuinfektion erscheint unwahrscheinlich. Das klinische und histologische Bild könnte im Sinne einer auf die chronischen Veränderungen aufgepfropften akuten Hepatitis sprechen.

Im Falle der Rezidive nach Absetzen der Steroidbehandlung liegt die Annahme eines echten Rezidivs nahe. Denn es liegt nicht nur ein „Labor-Rebound" vor (LINDNER) mit kurzfristigem Bilirubin- und Transaminaseanstieg ohne entsprechendes histologisches Korrelat [*180*]. Man gewinnt vielmehr den Eindruck, daß es sich nicht einfach um den Wegfall einer steroidbedingten Entzündungshemmung handle, sondern daß der Erreger selbst eine Rolle spielen könnte. Denn einen direkten Einfluß der Cortico-

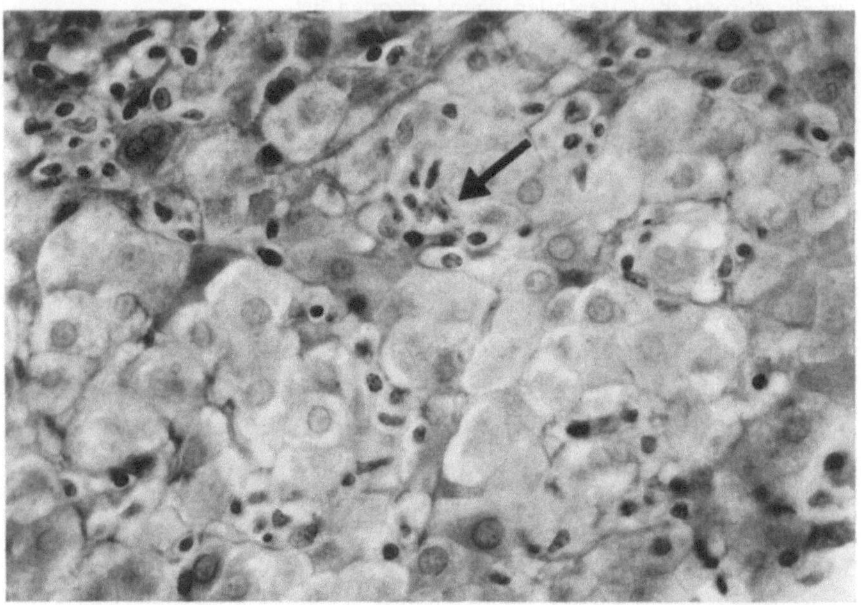

Abb. 16. R. Giovanni, 31jährig. „Sepsis lenta". Nadelbiopsie Nr. 14560/62. Intensive Wucherung der Kupfferschen Sternzellen, die stellenweise in lockeren Knötchen beisammen liegen (Pfeil) und Auflockerung der trabeculären Struktur durch Leberzellpolymorphie. Vergr. 480:1

steroide auf das histologische Bild bzw. auf den Ablauf des histologischen Geschehens haben wir nie beobachtet. Bei der häufigen und oft unbekümmerten Anwendung der Corticosteroide, die ebensooft unbekümmert abgesetzt werden, wären „Rezidive", beruhend lediglich auf dem Wegfall einer entzündungshemmenden Steroidwirkung, zudem viel häufiger zu erwarten. Es muß jedoch zugegeben werden, daß der genaue Mechanismus der Steroidwirkung auf die Hepatitis bis heute nicht bekannt ist [*116*, *283*, *306*].

Etwas anders scheint es sich bei den Rezidiven nach zusätzlichem bakteriellem Infekt zu verhalten. Auch hier liegt eine massive diffuse Reaktion und Wucherung des reticuloendothelialen Systems der Sternzellen vor. Das Bild erinnert zwar auch hier an ein akutes Virushepatitis-Rezidiv. Bakterielle Infekte (am besten am Beispiel der Sepsis lenta zu sehen), können aber diffuse Sternzellwucherungen hervorrufen, die an Intensität der Virushepatitis durchaus ebenbürtig sind. Auch die degenerativen Leberzellveränderungen können recht erheblich sein (s. Abb. 16). So bleibt als Differentialdiagnosticum einzig der acidophile Körper, der bei der Virushepatitis gehäuft vorkommt. In unseren 3 Beobachtungen waren acidophile Körper dagegen spärlich. Sie sind als Einzelsymptome auch keineswegs für die Virushepatitis allein spezifisch [*21, 158, 242, 264, 292, 293, 312*]. Es ist deshalb nicht auszuschließen, daß die entzündlichen Veränderungen einen Ausdruck des bakteriellen Infektes aufgepfropft auf eine aktive chronische Hepatitis darstellen und nicht einem echten Hepatitisrezidiv entsprechen. Diese Frage ist aber morphologisch nicht eindeutig zu lösen.

b) Aggravierende Faktoren

Als aggravierende Faktoren, oder vorsichtiger ausgedrückt, als begleitende Krankheiten und Umstände fallen in Betracht (s. Tabelle 2):

Tabelle 2

	Fälle
Diabetes mellitus	11
Chronische Infekte (Peritonealfistel nach drainiertem subphrenischem Absceß, schwere Kieferhöhleneiterung, chronisch rezidivierende Pyelonephritiden)	9
Operative Eingriffe	7
Herzinsuffizienz	4
Carcinome	3
Lungentuberkulose	3
Alkoholabusus	2
Rezidivierende Iridocyclitis	1
Primär chronische Polyarthritis	1

8 Patienten hielten keine strenge Bettruhe ein.

Diabetes mellitus. Bei 6 von 11 Patienten war der Diabetes mellitus seit Jahren bekannt und mit Insulin eingestellt, so daß bei der vermehrten Exposition an die Möglichkeit einer vorausgehenden Serumhepatitis zu denken ist. In 2 Fällen wird eine solche durch die in der Anamnese vorangehende Gelbsucht wahrscheinlich. Bei den übrigen jedoch ist sie weder zu beweisen noch auszuschließen, da die Krankheit erst im chronischen Stadium entdeckt wurde und histologische Zeichen für eine anikterische Virushepatitis nicht vorlagen. Nur bei 2 Patienten mit auffallend großer Leber konnte eine vorbestehende diabetische Fettleber bioptisch bewiesen werden. Die übrigen zeigten während des ganzen Verlaufes nie eine nennenswerte Fettinfiltration. In 4 Fällen wurde der Diabetes mellitus erst durch die Corticosteroidbehandlung der chronischen Hepatitis manifest; ein Kausalzusammenhang mit einer Serumhepatitis ist nicht zu konstruieren.

Von den Diabetikern mit aktiver chronischer Hepatitis heilte nur ein Patient (Patient mit „Fettleberhepatitis") aus. Alle übrigen Fälle zeigten entweder nur Remissionen, oder der Entzündungsprozeß blieb im aktiven Stadium stehen. In 3 Fällen schließlich verlief das Leiden progredient, und eine Patientin starb im Stadium der dekompensierten Cirrhose. Diese eindeutig schlechte Statistik weist unseres Erachtens auf einen ungünstigen Einfluß des Diabetes mellitus auf den Verlauf hin, dessen Wirkungsmechanismus jedoch nicht weiter zu definieren ist.

Infekte. Bei 5 Patientinnen stellten sich im Verlauf von Pyelonephritiden Exacerbationen der chronischen Hepatitis ein, die klinisch neben dem infektbedingten Fieber zu einer flüchtigen Bilirubinerhöhung und einem deutlichen Anstieg der Serumtransaminasen führten. 3 Patientinnen wurden zur selben Zeit punktiert. Das histologische Bild der aktiven chronischen Hepatitis war durch eine diffuse Sternzellwucherung kompliziert (s. Kapitel „akute Rezidive", S. 42). Diese Veränderungen erwiesen sich als reversibel. Ein bestimmender Einfluß auf das Grundleiden war nicht zu objektivieren.

Operative Eingriffe. Während der Hepatitis wurde bei 4 Patientinnen ein operativer Eingriff durchgeführt: Bei einer 47jährigen Patientin wurde während einer protrahiert verlaufenden akuten Virushepatitis eine Cholecystektomie vorgenommen. Wenige Wochen später wurde bioptisch der Übergang in eine aktive chronische Hepatitis diagnostiziert. Noch heute, 6 Jahre später, ist die Krankheit nicht völlig abgeheilt. Bei 3 Patientinnen mit aktiver chronischer Hepatitis wurde die Cholecystektomie wegen krampfartiger Oberbauchbeschwerden mit der Fehldiagnose einer Cholelithiasis ausgeführt. Beide zeigten in den folgenden Wochen eine eindeutige Verschlimmerung des klinischen und bioptischen Befundes.

Operationen, die dem Auftreten der Krankheit vorausgehen, dürften dagegen eher im Sinne einer allgemeinen Herabminderung der körperlichen Widerstandskraft wirken, was auch für die Liste der übrigen aggravierenden Faktoren wahrscheinlich ist. Ein näher definierbarer Wirkungsmechanismus auf den Verlauf ist jedenfalls nicht zu analysieren.

Einen *Alkoholabusus* konnten wir nur in 2 Fällen feststellen und zwar ohne signifikante Wirkung auf den Verlauf.

II. Morphologische Befunde

1. Die Laparoskopie

Von 16 Patienten liegen laparoskopische Befunde vor. Der makroskopische Befund der Leber ist nicht einheitlich und kann es auch nicht sein, da nach der Definition unter dem Begriff der chronisch aktiven Hepatitis alle Stadien der Evolution bis zur Cirrhose zusammengefaßt werden. Die laparoskopischen Befunde lassen sich, zuweilen mit einigem Zwang, in die Stadieneinteilung von KALK einreihen [*144*].

a) Die Mehrzahl der Patienten zeigt das Bild der sog. großen weißen Leber: die Oberfläche ist zum Teil glatt, sehr oft aber leicht uneben und unregelmäßig gewellt, die Kapsel verdickt. Dadurch erscheint die Leber hell lachsfarben. Der Rand ist bei stark vergrößerter Leber gelegentlich stumpf, bei geringer Vergrößerung jedoch in der Regel scharf. Dieses Bild der großen weißen Leber zeigt auch der 48jährige Patient, dessen chronische Hepatitis aus einer diabetischen Fettleber hervorgeht (s. S. 30). Die Gallenblase ist stets prall gefüllt. Dieses Stadium entspricht histologisch einer aktiven chronischen Hepatitis ohne Zeichen des Umbaus.

b) Die große bunte Leber: sie geht aus der ersteren Form hervor. Die Oberfläche ist zwar größtenteils noch glatt, zeigt aber immer deutlicher werdende Unebenheiten mit flachen Erhebungen und dazwischenliegenden weißlichen Mulden. Das Aussehen ist zufolge herdförmig hyperämischer Bezirke ziemlich bunt und mit frischroten und bräunlichen Flecken durchsetzt. Der Rand ist stumpf, nicht selten durch einen verdickten bandartigen Kapselstreifen verstärkt. Einzelne Fälle zeigen eine zusätzliche unregelmäßig reticuläre Zeichnung, welche durch verdicktes Kapselgewebe bedingt ist. Dadurch erhält die Oberfläche eine chagrinierte Beschaffenheit. Auch hier ist die Gallenblase wie in allen Stadien prall gefüllt. Histologisch zeigt ein Teil dieser Gruppe bereits Zeichen eines beginnenden Umbaues (3 von 5 Fällen).

c) Die bunte Höckerleber: charakterisiert durch zahlreiche feinhöckrige bis granuläre, oft himbeerfarbig gerötete Erhebungen auf lachsrotem Grund. 2 von 4 Patienten mit diesem Oberflächenrelief zeigen jedoch kein buntes Bild, sondern eine ungleichmäßig marmorierte lachsrote Farbe. Die Venen des Peritonaeums sind bei allen 4 Patienten deutlich geschlängelt. Der makroskopische Befund entspricht histologisch einem progredienten Verlauf mit Umbau und Übergang in Cirrhose. Ein Stillstand des Prozesses trat bei keinem der Patienten ein, welche dieses Bild aufwiesen.

2. Das bioptische Bild der aktiven chronischen Hepatitis

a) Die periportalen Veränderungen

Die aktive chronische Hepatitis ist durch eine schwere periportale Entzündung mit Untergang der angrenzenden läppchenperipheren Leberzellen charakterisiert. Durch diese Gruppennekrosen erscheinen die Läppchen von der Peripherie her angenagt („Mottenfraß-Nekrosen"). Popper nennt sie deshalb Piecemeal-Nekrosen [*239, 240*] (Abb. 8, 14, 17).

Die *dichten entzündlichen Infiltrate* durchsetzen wie bei der chronisch persistierenden Hepatitis die kleinen Periportalfelder diffus; in den größeren dagegen finden sie sich unregelmäßig exzentrisch gelagert an der Läppchengrenze. Sie bestehen vorwiegend aus Lymphocyten, Histiocyten und Plasmazellen, bisweilen am Rande vermischt mit einigen eosinophilen, nur ausnahmsweise zahlreichen Granulocyten. Die Plasmazellen sind an der Peripherie der Infiltrate und in den Gewebespalten und Sinusoiden des angrenzenden Parenchyms zu suchen [*240, 242*] (Abb. 20).

Die *Ductuli* sind obligat vermehrt und oft bizarr geschlängelt (Abb. 18a). Innerhalb dichter Infiltrate erscheinen ihre Epithelien oft aufgetrieben mit leicht basophilem Cytoplasma und bläschenförmigen Kernen. Nur in sehr guten Schnitten stellen sich selten feinste PAS-positive, im Cytoplasma ge-

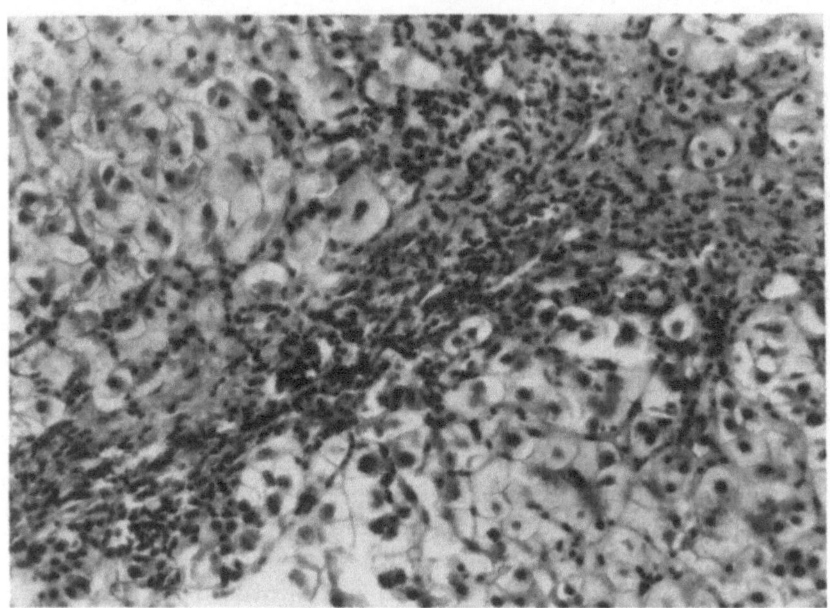

Abb. 17. F. Hans, 53jährig. Aktive chronische Hepatitis mit Umbau. Nadelbiopsie Nr. 3410/63. Schwerste periportale Entzündung mit ausgedehnten Piecemeal-Nekrosen. Das periportale Granulationsgewebe bricht an zahlreichen Stellen in die Leberläppchen ein. Einzelzellen und Leberzellnester werden dadurch isoliert. Sie zeigen ein wasserklares Cytoplasma und enthalten zum Teil noch reichlich Glykogen. Die gewucherten Ductuli tauchen im dichten zelligen Infiltrat unter. Vergr. 160:1

legene Tröpfchen dar [*235, 243*]. Derart veränderte Ductuli sind stets von zahlreichen Granulocyten umschwärmt, die, wenn sie die Basalmembran durchdringen, das Bild einer Cholangiolitis vortäuschen (Abb. 19). Die gewucherten Ductuli treten deutlicher zutage, wenn sich die entzündlichen Infiltrate lichten. Das Epithel wird regelmäßig und kubisch (Abb. 18c). Die Ductulusproliferation schreitet aber, solange der örtliche Entzündungsprozeß andauert, weiter, begleitet von einer zunehmenden periductulären Fibrose. Durch sie werden die Ductuli stellenweise deformiert und erdrosselt. Ihr Epithel wird zusehends flacher, z. T. endothelartig. Sie können auch kleine, lockere, aus ovalen Zellen bestehende Zellhaufen bilden (Baggenstoss, Grisham und Hartroft) [*23, 112*]. (Abb. 18b.) Gewucherte, von welligen kollagenen Faserbündeln und bisweilen von typischem

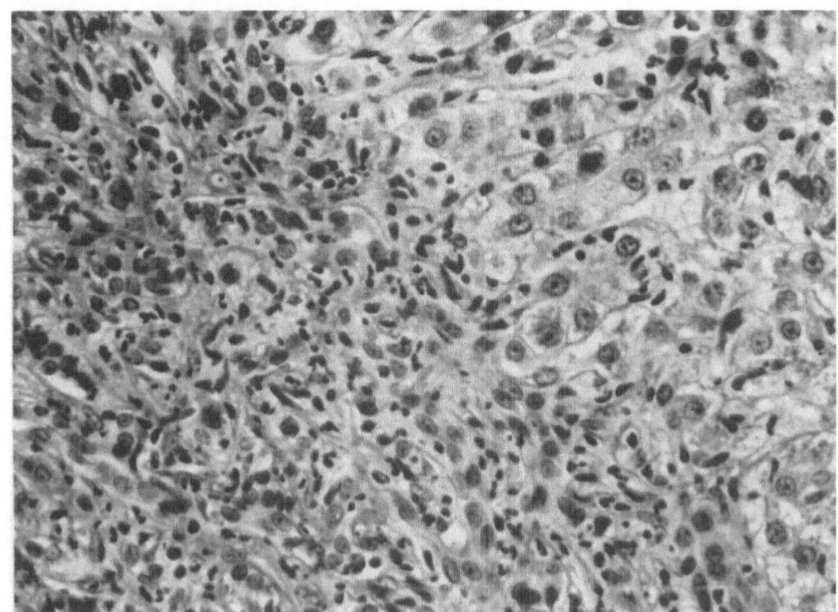

a

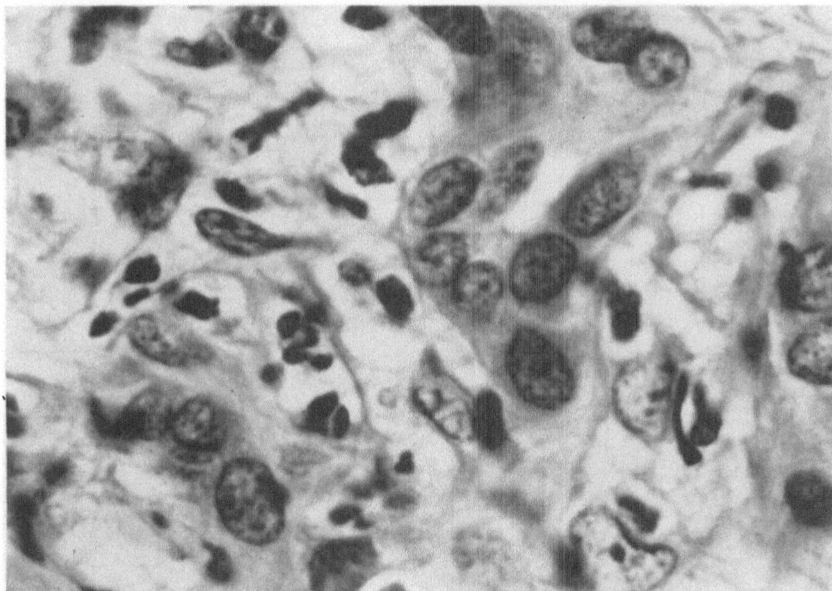

b

Abb. 18a—c. St. Willy, 61jährig. Aktive chronische Hepatitis (klinisch primär chronischer, anikterischer Verlauf). a Nadelbiopsie Nr. 8474/61. Hochgradige Proliferation der Ductuli, welche von zahlreichen Granulocyten umschwärmt werden. Angrenzende Leberzellen polymorph mit unscharfen Zellgrenzen. Vergr. 300:1. b Detail: Wuchernde Ductuli, zum Teil als Zellhaufen imponierend („oval cells"). Vergr. 1200:1. c Nadelbiopsie Nr. 11828/61. Rückgang der Entzündung. Die Ductuli zeigen wieder deutliche Konturen und sind zum Teil von einem regelmäßigen kubischen Epithel ausgekleidet. Vergr. 350:1

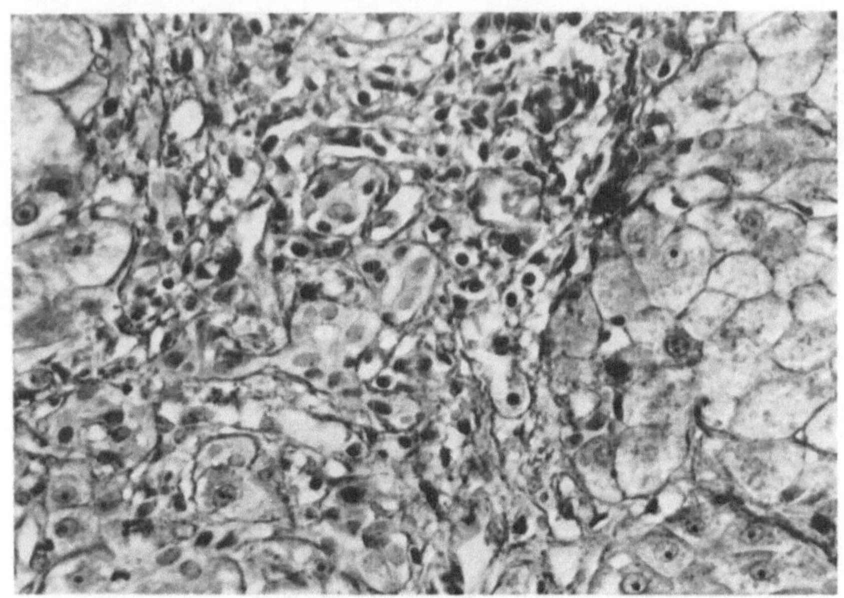

Abb. 18 c

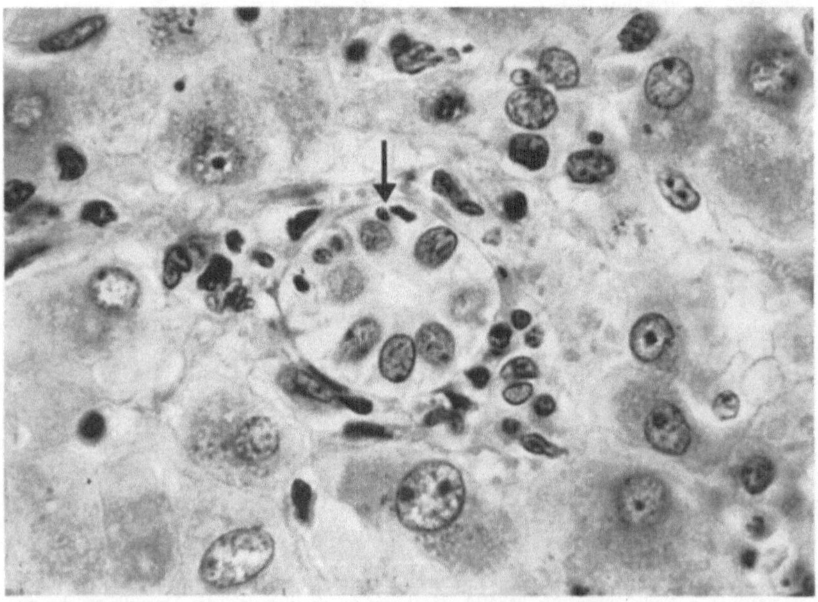

Abb. 19. Nadelbiopsie Nr. 6634/58. Granulocyten innerhalb der Basalmembran eines Ductulus (Bild der Cholangiolitis). Vergr. 880:1

Granulationsgewebe begleitete Ductuli ersetzen die Piecemeal-Nekrosen und kriechen bald keilförmig, bald auf breiter Front in die benachbarten Läppchen vor. Die keilförmigen Gewebseinbrüche fressen sich stellenweise so tief ins Parenchym ein, daß sie auf „Piecemeal-Nekrosen“ anderer periportaler Felder stoßen. Es entstehen auf diese Weise breite Verbindungs straßen zwischen den periportalen Feldern (Abb. 31). Das noch zwischen den Piecemeal-Nekrosen liegende Parenchym scheint durch raschen Zelluntergang dem Kollaps anheimzufallen, so daß der Durchbruch rasch und total erfolgt. Die Sternzellen beteiligen sich in der Nachbarschaft am Entzündungsprozeß durch Schwellung und Proliferation. Sie können sich abrunden, ein stark basophiles Cytoplasma aufweisen und die Gestalt von Plasmazellen annehmen [*240, 269*].

b) Die Leberzellveränderungen

α) Die peripheren Leberzellnekrosen. Die hauptsächlichsten Leberzellveränderungen finden sich an der Läppchenperipherie. Die dem Entzündungsprozeß am nächsten liegenden, vom Untergang bedrohten Leberzellen heben sich durch ihr lichtes Cytoplasma von ihrer Umgebung ab (Abb. 17). Sie sind groß, und bisweilen erscheinen sie als Riesenzellen mit z. T. pyknotischen, z. T. blasigen Kernen [*86, 264*], die durch Karyolyse verschwinden können. Oft enthalten sie noch reichlich Glykogen. Bisweilen erkennt man an Stelle der peripheren Leberzellen nur noch das leere Gitterfasergerüst, das aber bald durch das nachstoßende Granulationsgewebe komprimiert wird. Seltener und meist erst im Stadium des Umbaues gehen Läppchenteile und selbst ganze Läppchen zugrunde; ihr Gitterfasergerüst kollabiert und wird schließlich in kollagenes Narbengewebe umgewandelt, das sich noch lange an seiner lockeren und wirren Struktur vom festgefügten periportalen Bindegewebe abhebt (Abb. 29a). Auf diese Weise kann die Zentralvene neben das periportale Feld zu liegen kommen [*22, 23, 232*] (Abb. 8e). Einzelne Leberzellen oder kleinere Zellgruppen können inmitten des Granulationsgewebes erhalten bleiben. Sie bilden, wenn sie vermehrungsfähig bleiben, kleine Knötchen oder Zellrosetten [*282*] (Abb. 29c). Nur sehr selten und stets verbunden mit intensiver Sternzellproliferation findet man in der näheren Umgebung einzelne hyaline Zellnekrosen, die als hyaline Körper (Councilman-bodies) aus dem Verband der Leberzellbalken ausgestoßen und von mononucleären Phagocyten abgefangen werden [*264, 292, 312*] (Abb. 20).

β) Die perizentralen Leberzellveränderungen. Beinahe immer findet man gleichzeitig auch in den perizentralen Parenchymbezirken Leberzellveränderungen und Nekrosen, die in ihrem Ausmaß stark wechseln. Sie sind jedoch immer stärker ausgeprägt als bei der chronisch persistierenden Hepatitis. Die degenerativ veränderten Leberzellen imponieren entweder als „Ballonzellen“ mit wasserklarem Cytoplasma und scharf gezogenen Zellgrenzen oder als geschwollene Zellen mit verschwommenen Zellgrenzen und hellem, perinucleär grob granulierten Cytoplasma [*86*] (Abb. 21). Letztere sind oft von einer diffusen Sternzellproliferation begleitet, während die Sternzellen beim ersteren Typ meist nur als Makrophagen erscheinen, die lipochromes Pigment und PAS-positives Material

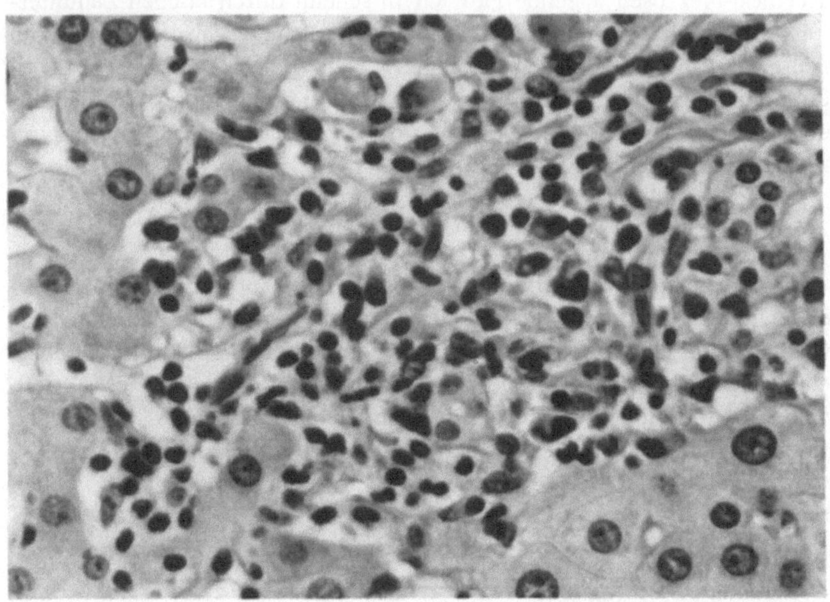

Abb. 20. S. Edith, 50jährig. Aktive chronische Hepatitis (Klinisch sekundär chronische Hepatitis 6 Monate nach akuter Virushepatitis). Nadelbiopsie Nr. 1253/58. Periportale Entzündung mit zahlreichen Plasmazellen. Läppchenperiphere Leberzellnekrosen. Am oberen Bildrand mehrere Councilmanbodies. In den Sinusoiden zwischen den untergehenden Leberzellen Sternzellen mit stark basophilem, zum Teil spindelförmig ausgezogenem Cytoplasma. (Heute, 6 Jahre nach Beginn des Leidens ist der histologische Entzündungsprozeß in Abheilung begriffen.) Vergr. 450:1

enthalten [*292*]. Daneben erkennt man große, oft unförmige Leberzellen mit zwei oder mehreren hyperchromatischen Kernen (Abb. 21, 28 b). Sie können das Bild beherrschen und werden heute von den meisten Autoren als Regenerationsphänomen gedeutet [*16, 20, 21, 86, 132, 242, 312*].

Bemerkenswert ist die Lokalisation dieser Zellveränderungen. „Ballonzellen“ sind selten konzentrisch um die Zentralvenen angeordnet [*7*], sondern meist exzentrisch gelagert, in sektorförmig den Zentralvenen anliegenden Arealen konzentriert, welche, als bogenförmiger Schweif sich verjüngend, den benachbarten Zentralvenen zustreben (Abb. 21 a, b). In diesen Bezirken ist das peritrabeculäre Gitterfasergerüst stets erheblich und unregelmäßig verstärkt und kollagenisiert, so daß die Leberzellen schließlich in der van Gieson-Färbung durch rote Bänder von den Sinusoiden getrennt werden (perizentrale bzw. intralobuläre Sklerose) (Abb. 22 a, b).

Eine ausgeprägte perizentrale Sklerose findet man nach wiederholtem Leberzelluntergang, z.B. nach mehrfacher experimenteller Tetrachlorkohlenstoffvergiftung (CAMERON und KARUNARATNE) [*61*] oder nach wiederholten hypoxämisch bedingten, zentralen Parenchymnekrosen, wie sie ALTMANN nach Unterdruckexperimenten an Katzen sah, also stets wenn die Leberzellregeneration durch wiederholte Zelluntergänge gestört ist und die Gitterfasern in dem vom Parenchym entblößten Bezirk kollabieren [*6*]. Wie ALTMANN im Experiment zeigen konnte, erleiden neugebildete Leberzellen, die zwischen kollagene Fasern statt in ein argyrophiles Netzwerk vordringen, wegen der verschlechterten Ernährungsbedingungen eine deutliche Atrophie. Dieses Phänomen ist bei stark ausgeprägter perizentraler Sklerose auch bei der chronischen Hepatitis zu beobachten (Abb. 21).

Das Auftreten kollagener Fasern in der Wand der Sinusoide scheint nach neuesten elektronenmikroskopischen Untersuchungen von SCHAFFNER und POPPER an Stelle des weitmaschig im Disséschen Raum ausgespannten Gitterfasergerüstes zur Ausbildung einer kontinuierlichen Basalmembran zu führen [*270*]. Die Sinusoide, deren Wandung normalerweise aus einem porösen Endothelhäutchen besteht [*74, 76, 90, 225, 263, 266, 330*], werden dadurch in Capillaren umgewandelt. Der offene Kreislauf wird zum geschlossenen. Die Leberzellen können nun nicht mehr direkt vom Plasma bespült werden. Ihre Versorgung wird prekärer, was bei zusätzlichen Belastungen irgendwelcher Art zu weiteren Nekrosen und damit zu einem Circulus vitiosus führt. Gruppennekrosen von Leberzellen sind in diesen sklerosierten perizentralen Bezirken denn auch recht häufig zu beobachten. Die Ausbreitung der Leberzellnekrosen erfolgt gesetzmäßig und betrifft zunächst meist die perizentralen Leberzellen, erfaßt wechselnd breite Parenchymstreifen, die sich von Zentralvene zu Zentralvene erstrecken, und kann schließlich auch zur Ausbildung von Kollapsstraßen führen, welche, das Läppchen unvermittelt durchquerend, die periportalen Felder erreichen. Das vom Parenchym entblößte peritrabeculäre Gitterfasergerüst kollabiert. Die Fasern sintern zusammen und scheinen zum Teil zu hypertrophieren [*235, 237, 261*]. Es entstehen Kollapsfelder und Kollapsstraßen (Abb. 21b).

Im Bereich dieser Kollapsstraßen findet man nach frischeren Zellnekrosen (in unserem Material in $^1/_4$ der Fälle) gemästete Phagocyten, welche oft die Größe von Leberzellen erreichen und mit honiggelbem, feinkörnigem Pigment zum Bersten gefüllt sind. Das Pigment ist säurefest, färbt sich im Paraffinschnitt mit Sudanschwarz an und zeigt im Ultraviolettlicht eine hellgelbe Fluorescenz (Abb. 23), trägt also die Eigenschaften des Ceroid [*119, 277*]. Diesen „gelben Kollapszellen“ (von AMANO ursprünglich als Leberzellen angesehen) [*9*], begegneten wir bereits in den viel weniger ausgeprägten perizentralen Degenerations- und Kollapsherden bei der chronisch persistierenden Hepatitis. Wir fanden sie in unserem Unter-

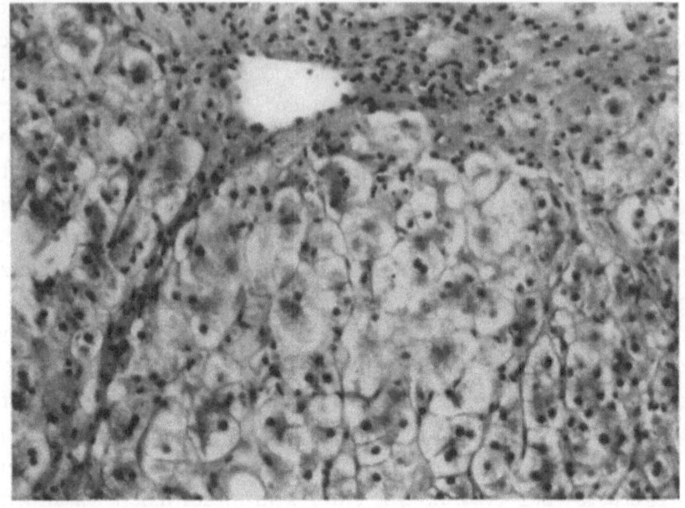

a

b

Abb. 21a u. b. M. Blanca, 54jährig. Aktive chronische Hepatitis (klinisch sekundär chronische Hepatitis). a Nadelbiopsie Nr. 5553/59. (1 Jahr nach akuter ikterischer Virushepatitis.) Zentralvene mit perizentralem Narbenfeld (oberer Bildrand), von welchem sich ein schmales bindegewebiges Septum bogenförmig in Richtung auf eine benachbarte Zentralvene erstreckt. Auf der Gegenseite eine ebenfalls bogenförmige Kollapsstraße, begleitet von kleinen regenerierenden Leberzellen. Perizentrale Leberzellen groß, oft unscharf begrenzt mit hellem Cytoplasma und perinucleärer Granulierung. Vergr. 200:1. b Übersicht: Bogenförmig verlaufende perizentrale Kollapsstraße, welche sich von einer Zentralvene zu einem periportalen Feld (oben rechts) erstreckt. Sternzellproliferation im Bereich der Kollapsstraßen sehr bescheiden. Vergr. 150:1

a

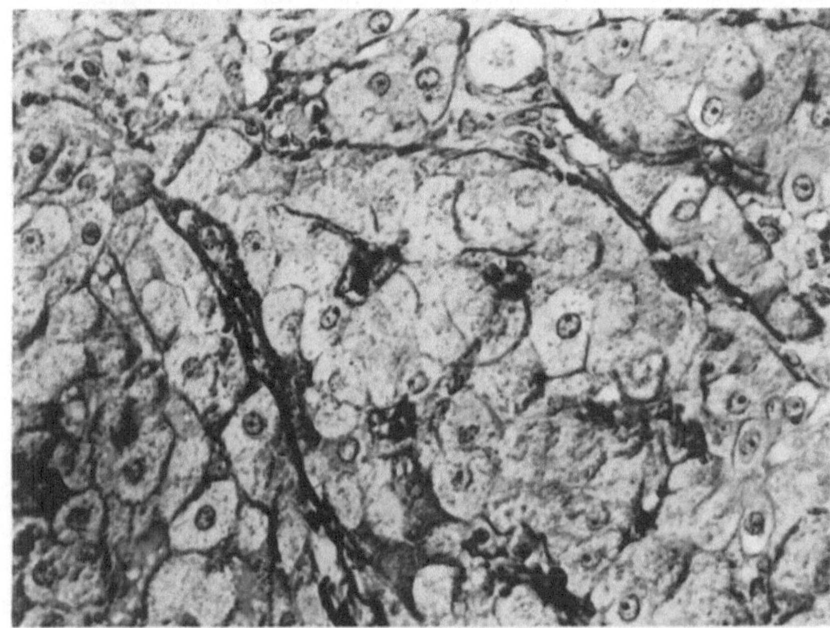

b

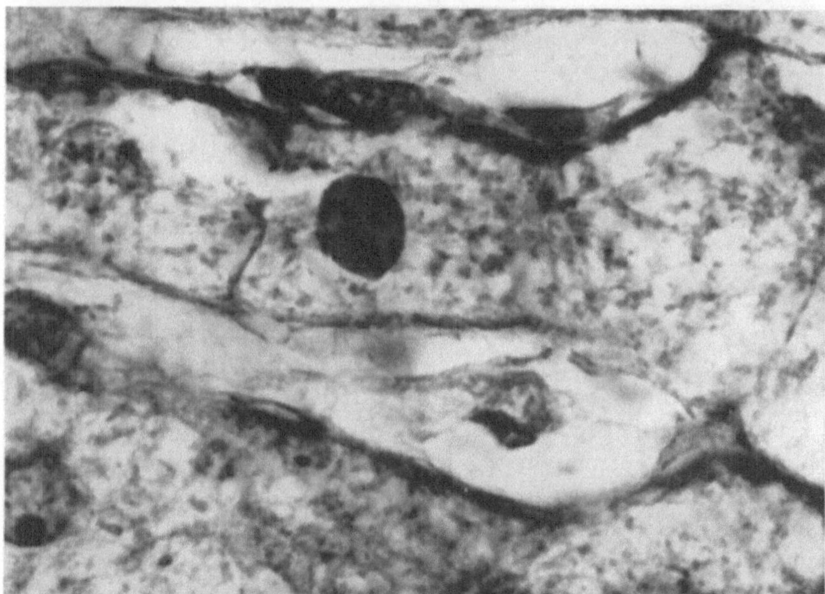

Abb. 22a u. b. H. Alois, 64jährig. Aktive chronische Hepatitis (Nadelbiopsie Nr. 2158/60, $4^1/_2$ Monate nach akuter subikterischer Virushepatitis). a Kollagene Umwandlung des peritrabeculären Gitterfasergerüstes und Umwandlung der Sinusoide in Capillaren. Ausschnitt aus der Nähe eines Läppchenzentrums (MALLORY). Vergr. 320:1. b Detail: „Capillarisierung" der Sinusoide. Die Endothelien liegen einer dicken, van Gieson-roten Membran (Basalmembran) auf. Roter Einschlußkörper in einer Leberzelle (Bildmitte). Vergr. 1200:1

suchungsmaterial ausschließlich im Bereich von Kollapsstraßen mit frischeren Leberzellnekrosen. Vereinzelt sahen wir sie in Kontrollbiopsien einige Wochen später in den periportalen Feldern erscheinen. Während die Leberzellveränderungen in der Läppchenperipherie stets von fischzugartig gewucherten Sternzellen begleitet sind, erscheinen die Sternzellen in den perizentralen Degenerationsherden und im Bereich der Kollapsstraßen oft nicht als „aktivierte Mesenchymzellen" mit basophilem Cytoplasma, son-

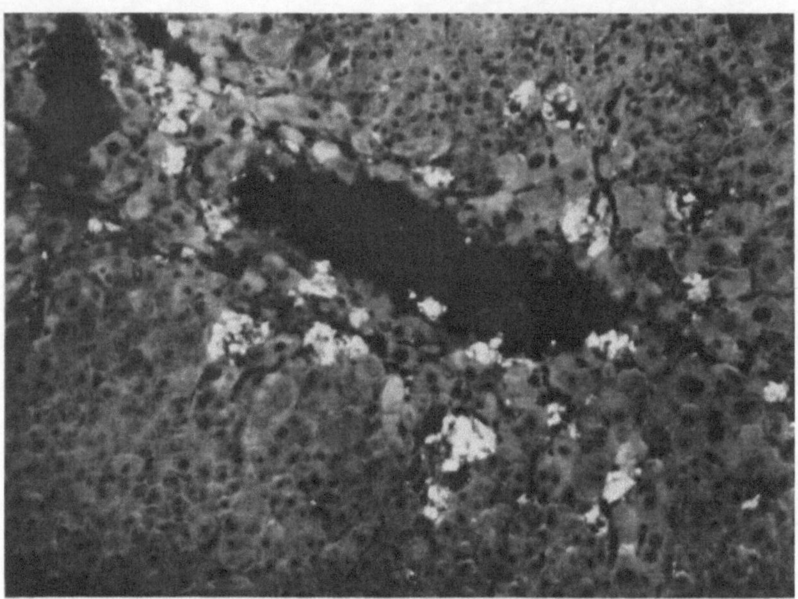

Abb. 23. G. Adolf, 65jährig. Aktive chronische Hepatitis. Nadelbiopsie Nr. 3/62, ausgeführt 7 Monate nach akuter ikterischer Virushepatitis. Aufnahme im Fluorescenzmikroskop. Perizentrale Leberzellnekrosen mit Kollaps des Gitterfasergerüstes. Dazwischen zahlreiche hell aufleuchtende Makrophagen (Fluorocyten), die zum Teil die Größe von Leberzellen erreichen und Ceroid enthalten. Eine entzündliche Reaktion fehlt weitgehend. Vergr. 130:1

dern als gemästete Phagocyten. Die Faservermehrung und Kollagenisierung geht dann nicht mit einer erheblichen Vermehrung ortsansässiger Bindegewebszellen einher, sondern dürfte, wie dies schon Rössle am Beispiel der zentralen Parenchymnekrosen der Basedow-Leber gezeigt hat, als Faserhyperplasie aufzufassen sein [*262*].

Die beschriebenen perizentralen Leberzellveränderungen und Nekrosen fassen wir in Übereinstimmung mit Altmann, Kühn und Neumayr als Folgeerscheinung einer gestörten Durchblutung bzw. gestörten Sauerstoffversorgung auf [*7, 172, 216*]. Für diese Annahme sprechen folgende Argumente:

1. Die Leberzellveränderungen betreffen gesetzmäßig immer dieselben Parenchymbezirke, die am weitesten vom einströmenden Blut entfernt

sind, deren Sauerstoffversorgung am prekärsten ist [*7*]. Sie zeigen dieselbe Ausbreitung wie die hypoxämischen Veränderungen bei der Thyreotoxikose [*262*] oder die hypoxämischen Nekrosen im Tierexperiment [*6*].

2. Das Ausmaß der Leberzellveränderungen und Nekrosen ist einigermaßen proportional der Intensität der periportalen Entzündung, welche in der Regel von einer Wucherung der Gefäßendothelien und der Endothelien der benachbarten Sinusoide begleitet ist, die geeignet erscheint, die intralobuläre Sauerstoffzufuhr zu beeinträchtigen [*75, 266*], wobei aus anatomischen Gründen die perizentralen Parenchymbezirke in erster Linie befallen werden [*250*]. Dieselbe sekundäre Beeinträchtigung der intralobulären Zirkulation, abhängig von der periportalen Fibrose, wird auch bei der biliären Cirrhose von verschiedenen Autoren beschrieben (Himsworth, Lichtmann, MacMahon und Mallory) [*133, 179, 192*]. Der Einwand, die periportale Entzündung könnte umgekehrt die Folge der perizentralen Zelluntergänge, also resorptiver Natur sein, ist nicht stichhaltig (Kettler, Kühn) [*155, 172*]. Auch nach schwersten zentralen Parenchymnekrosen sah Altmann nie nennenswerte entzündliche Infiltrate in den periportalen Feldern auftreten [*6*].

3. Die Sternzellen zeigen in den betroffenen Gebieten meist eher den Charakter von Phagocyten als von aktivierten Mesenchymzellen.

γ) Die Leberzellveränderungen in den übrigen Läppchenabschnitten. Abgesehen von den perizentral beginnenden Kollapsstraßen und von den läppchenperipheren, sog. Piecemeal-Nekrosen sind die Leberzellveränderungen bei der chronisch aktiven Hepatitis in den übrigen Parenchymabschnitten oft bescheiden und bestehen nur in einer „Zell- und Kernunruhe". Eine meist diskrete disseminierte Leberzellverfettung — die verfetteten Leberzellen imponieren im Paraffinschnitt als Vacuolen — finden wir regelmäßig nach Tetracyclinbehandlung (5 Fälle) (Abb. 34), im Spontanablauf jedoch nicht häufig (3 Patienten). Glykogenkerne, welche man nicht selten in der Remissionsphase, vor allem läppchenperipher gehäuft antrifft, haben keine diagnostische Bedeutung [*158, 242*].

c) Zur Frage der Entstehung der Kollapsstraßen

α) Die perizentralen Kollapsstraßen. Die klassische Auffassung des Leberläppchens als hexagonale Parenchymeinheit, zentriert auf das Drainagegefäß, ließe eine konzentrische Anordnung der läppchenzentralen Parenchymveränderungen und Nekrosen erwarten. Eine solche aber findet man tatsächlich durchaus nicht regelmäßig.

Die perizentralen Leberzellnekrosen sind viel häufiger unregelmäßig sektorförmig, parazentral oder exzentrisch gelagert und gehen bei größerer Ausdehnung in bandförmige Nekrosen über, welche schließlich die Zentralvenen untereinander verbinden und zuletzt auch scheinbar unvermittelt das Läppchen durchquerend die periportalen Felder erreichen. Aus den Nekrosen entstehen durch Kollaps des leeren Gitterfasergerüstes Kollapsstraßen (Abb. 21, 27a). Die Verteilung der perizentralen Nekrosen und der Kollapsstraßen entspricht der Außenzone bzw. im histologischen Schnitt der Außenkontur des Rappaportschen Acinus [*248—251*]. RAPPAPORT geht in Anlehnung an BRISSAUD und SABOURIN, MALL und OPIE [*14, 51, 194, 220*] bei seiner Konzeption des Leberacinus als funktionelle Gewebseinheit vom Prinzip aus, daß das Gewebe um die versorgenden Gefäße, nicht um das Drainagegefäß angeordnet sei. Einschränkend sei allerdings bemerkt, daß es im Tierreich grundsätzlich Leberläppchen gibt (Schwein, Eisbär, Kamel), die ganz von Bindegewebe umscheidet sind und deren zentrale Achse tatsächlich durch die Zentralvene gebildet wird. KIERNAN nahm denn auch bei der Beschreibung des Leberläppchens die Schweineleber als Modell [*159*]. Der Acinus von RAPPAPORT ist gedacht als eine funktionelle Gewebseinheit, die beerenförmig um einen dünnen Stiel, bestehend aus einer zuführenden präterminalen portalen Venule und einer Arteriole sowie einem ableitenden kleinen Gallengang, einem Ductulus angeordnet ist. Die Leberzellen, die zunächst den axialen Gefäßen liegen, sind die ersten, die mit sauerstoffreichem Blut versorgt werden. Je weiter die Zellen von den portalen und arteriellen Endverzweigungen entfernt sind, desto prekärer wird ihre Versorgung, desto geringer ist ihre Resistenz. Die in den Arbeiten von RAPPAPORT abgebildeten dicken Schnitte menschlichen Lebergewebes, welche mit Indiatinte injiziert wurden, lassen terminale portale Gefäßstiele vermuten, aus welchen sich die Injektionslösung im Schnittbild zu beiden Seiten rechtwinklig in die zugehörigen Sinusoide ergießt, welche keilförmig je einer „Zentralvene" zustreben. Räumlich gedacht, fließt das Blut vom zentralen Gefäßstiel allseits peripherwärts in die drainierenden „Zentralvenen". Diese liegen in der Peripherie der Acini und werden von zahlreichen, ohne sichtbare anatomische Grenze nebeneinander liegenden Acini gespeist, deren Grenze bei „zentraler Ischämie" im Schnittbild als bogenförmiger nekrobiotischer Parenchymstreifen sichtbar wird. In Beziehung zu den axialen Gefäßen können, grob gesehen, 3 schalenartig angeordnete Zonen unterschieden werden. Sie unterscheiden sich auch bezüglich ihres Fermentmusters (RAPPAPORT, EGER) [*87, 250*]. Die am schlechtesten mit Sauerstoff versorgte Außenzone bildet im Sagittalschnitt eine keilförmig an die Zentralvene grenzende Zone, welche bis in die Nähe des periportalen Feldes reicht (s. Abb. 24). Ischämische Bezirke würden demnach in erster Linie die Außenzone bzw. die Kontur des Rappaportschen Läppchens betreffen, was mit dem Verlauf unserer Kollapsstraßen sehr gut übereinstimmt.

Die Tatsache, daß diese Kollapsfelder sehr oft verschieden große, im Schnittbild unregelmäßig lappig begrenzte Parenchymbezirke zwar markieren und umgrenzen, aber in ihrem Innern unversehrt lassen, ist nach

Rappaport dahin zu verstehen, daß diese Bezirke Acinuskomplexen entsprechen. Die Acinuskomplexe bestehen aus mehreren einfachen Acini. In der Leber sollen sowohl einfache wie komplexe Acini nebeneinander vorkommen, erstere seien besonders subcapsulär zu suchen [*248*]. Hartroft zeigt im Tierversuch bei cholinarm ernährten Ratten, daß die auftretende

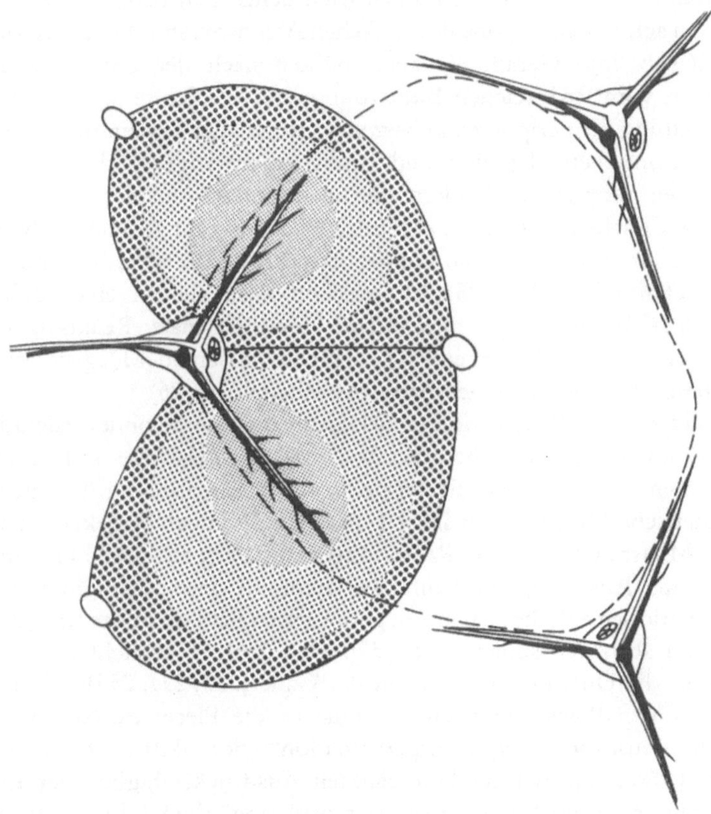

Abb. 24. Beziehung zwischen dem hexagonalen Kiernanschen Läppchen und dem Acinus von Rappaport. Die unterbrochene Linie (- - -) markiert ein hexagonales Läppchen mit Zentralvene, welche in der Peripherie zweier aneinander grenzender Rappaportscher Acini liegt. Diese zeigen je einen axialen Gefäßstiel. Grob punktiert: Außenzone des Acinus

Leberverfettung genau den Konturen dieser einfachen und komplexen Acini entspricht [*122, 123*].

β) Die periportalen Kollaps- und Nekrosefelder. Hartroft ist auf Grund tierexperimenteller Befunde geneigt anzunehmen, daß die Konzeption des portalen Läppchens umgekehrt auch die Verteilung der Leberzellnekrosen nach Toxinen (Phosphor) [*38*], welche die Peripherie des klassischen hexagonalen Läppchens schädigen, zu erklären vermöge [*123*]. Diese Nekrosen breiten sich wie HARTROFT anhand eines Schemas selbst zeigt, zunächst gegenseitig in Richtung auf die benachbarten periportalen Felder aus. Die auf dem Boden der Nekrosen entstandenen Bindegewebsstraßen oder Kollapsstraßen bilden in seinem Schema einen Ring, der die periportalen Felder untereinander verbindet. Erst beim Fortschreiten des Prozesses dagegen sollen nach demselben Schema die Zellen der inneren achsennahen Zone des einfachen Acinus zerstört oder geschädigt werden (Abb. 26). Gerade sie aber müßten nach der Rappaportschen Konzeption vom toxinreichen Blutstrom zuerst vernichtet werden. Auch die Ausbreitung der peripheren Leberzellnekrosen oder Piecemeal-Nekrosen bei der chronischen Hepatitis und deren gegenseitige Verbindung mit benachbarten periportalen Feldern sind nicht einfach mit der Konzeption des Rappaportschen Acinus zu erklären. Denn es gelingt auch in Serienschnitten nicht regelmäßig, die Rappaportschen Gefäßstiele, begleitet von Ductuli aufzufinden (Abb. 25a, b), obschon auch sie bei einer diffusen interstitiellen Entzündung durch eine mesenchymale Reaktion ihrer Adventitia mit allfällig begleitenden Leberzellnekrosen oder Degenerationsherden besonders deutlich hervortreten sollten (Abb. 26).

Der destruktive Prozeß breitet sich denn überhaupt ohne ersichtliche Gesetzmäßigkeit aus. Die peripheren Leberzelluntergänge stehen ohne Zweifel in enger Beziehung mit der periportalen Entzündung. Der genaue pathogenetische Mechanismus ihrer Entstehung ist noch ungeklärt. PARONETTO u. Mitarb. und POPPER, PARONETTO und RUBIN fassen die Piecemeal-Nekrosen als Ausdruck einer direkten cytotoxischen Schädigung durch Immunreaktionen auf, die sich in den periportalen Feldern in der Umgebung der Ductuli abspielen sollen [*228, 239*]. Das Antigen erreicht nach ihrer Auffassung die Ductuli eventuell mit der Galle [*227, 234, 235*]. Nach der Auffassung von POPPER und seiner Schule ist die Piecemeal-Nekrose der spezifische Ausdruck der „Selfperpetuation“ der aktiven chronischen Hepatitis [*239, 240*]. Bei der beschränkten Ausdrucksfähigkeit der Leber darf allerdings an der Spezifität dieses morphologischen Bildes gezweifelt werden (HARDERS und DÖLLE, JONES und CASTELMAN, KÜHN und WEINREICH) [*121, 138, 173*].

Im Schnittpräparat steht nicht in allen Phasen die läppchenperiphere Leberzellnekrose im Vordergrund. Viel eindrücklicher ist oft der Entzündungsprozeß, so daß dadurch der Eindruck einer „aggressiven“ Entzündung entsteht, welche unvermittelt in das Parenchym einbricht und es schließlich aufteilt. KALK weist in seiner Monographie „Cirrhose und Narbenleber“ besonders darauf hin, daß „die Leberzellen an der Spitze des Vormarsches“ stets intakt seien [*147*]. Dies können wir auf Grund eigener Beobachtungen nicht bestätigen. Wenn die dem Entzündungsprozeß benachbarten Leberzellnekrosen bisweilen auch zurücktreten, so sind sie doch im floriden Stadium stets vorhanden.

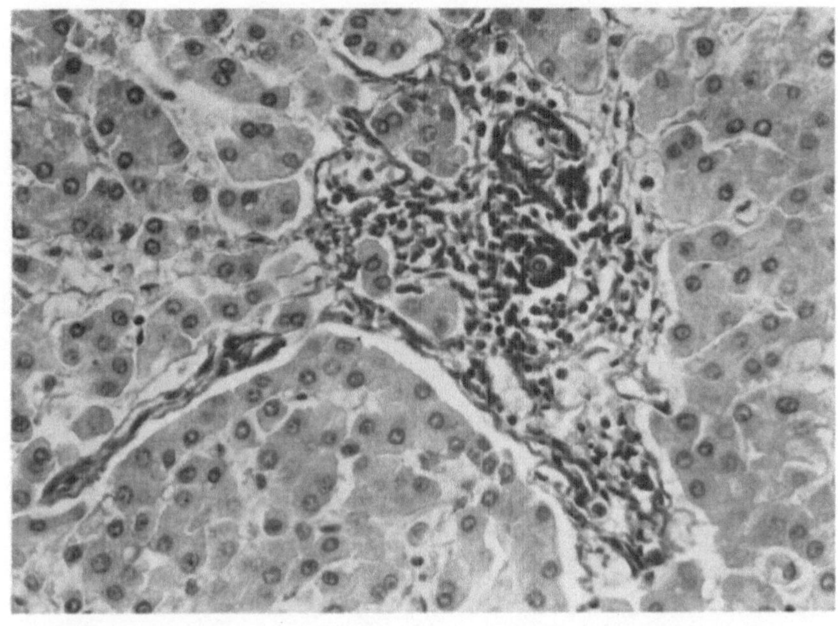

a

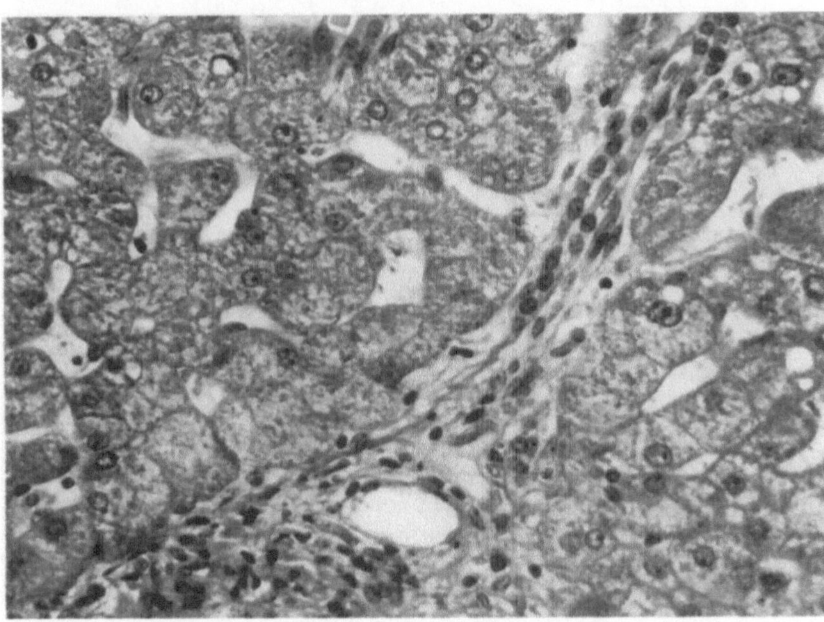

b

Abb. 25a u. b. Portales Feld mit Abgang einer portalen Achse, eines Acinus nach RAPPAPORT. a Nadelbiopsie Nr. 6654/64: Gefäßstiel (links). b Nadelbiopsie Nr. 4523/62: Gestreckt verlaufender Ductulus begleitet von Gefäßen. Vergr. 275:1

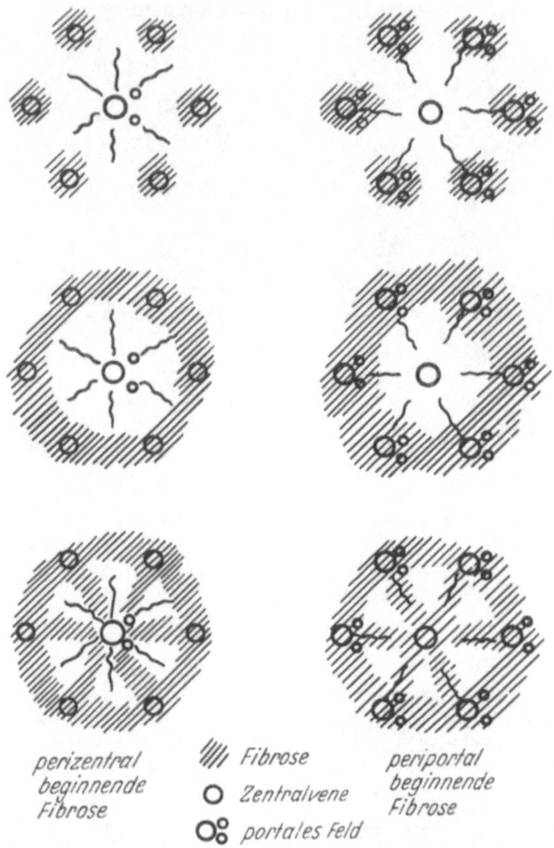

Abb. 26. Ausbreitung der Bindegewebsstraßen nach HARTROFT. Links: nach perizentralen Nekrosen; rechts: nach periportalen Nekrosen. (Aus HARTROFT, W. ST.: Experimental cirrhosis. In ROUILLER, CH.: The liver: Morphology, Biochemistry, Physiology II, p. 481. Academic Press, New York, London 1964)

III. Der weitere Ablauf der aktiven chronischen Hepatitis

(Tabelle 3, S. 85)

a) Gut die Hälfte unserer Fälle heilt schließlich nach mehrjährigem Verlauf aus oder zeigt eine weitgehende Remission bis auf periportale Infiltrate und Herde von vorwiegend perizentraler Sklerose. Die läppchenperipheren Parenchymdefekte werden durch plumpe zweireihige Epithelknospen teilweise ersetzt, welche ins periportale Narbengewebe vorstoßen. Die Portalfelder werden dadurch oft unregelmäßig sternförmig. Die Verbindungsstraßen zwischen den Portalfeldern wandeln sich zu breiten fibrösen Bändern um, deren gewellte Fasern beidseits durch regenerierendes Parenchym komprimiert werden. Die perizentralen Kollapsstreifen werden durch die einsetzende Parenchymregeneration komprimiert. Auf diese Weise entstehen schmale Streifen, oder räumlich gedacht dünne Septen, welche im Parenchym oft fast verschwinden (Abb. 27a—c, 30).

b) Bei 9 Fällen bleibt die periportale Entzündung aktiv. Piecemeal-Nekrosen werden immer wieder durch Regeneration von Leberzellen wettgemacht, die Läppchenstruktur bleibt, abgesehen von einzelnen Verbindungsstraßen zwischen den Portalfeldern sowie schmalen Kollapsstraßen und Septen, welche die Zentralvenen untereinander verbinden, intakt.

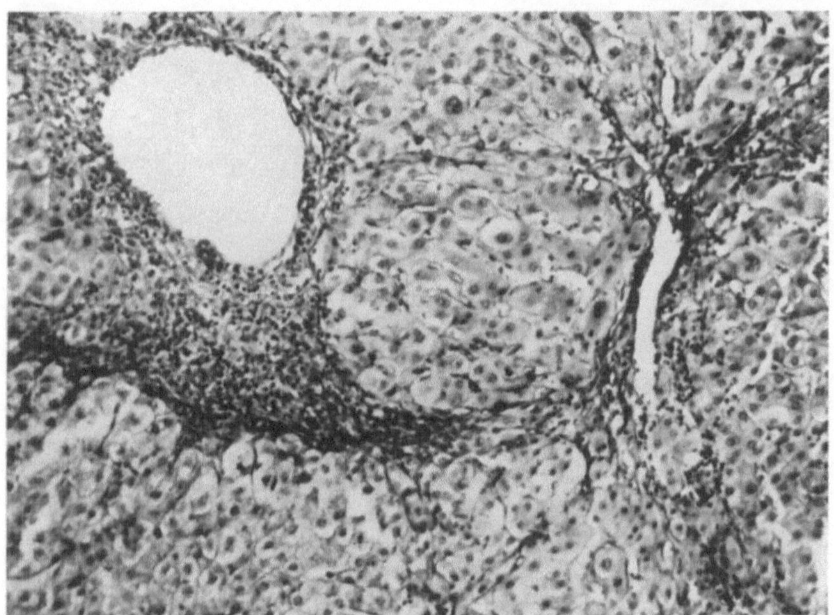

a

Abb. 27a—c. M. Magdalena, 70jährig. Aktive chronische Hepatitis (klinisch primär chronisch verlaufend mit zwei Ikterusschüben). a Erste Nadelbiopsie Nr. 2843/64. Bereits mächtig verbreiterte periportale Felder, die dicht von Rundzellinfiltraten durchsetzt und stellenweise völlig unscharf vom Läppchenparenchym abgegrenzt sind. Schweifartiger Übergang in eine perizentrale Kollapsstraße. Erhebliche Polymorphie der Leberzellen und undeutliche trabeculäre Struktur. Vergr. 110:1. b Nadelbiopsie 1 Jahr später Nr. 3127/65. Abgesehen von einzelnen, locker von Rundzellen durchsetzten Septen, welche den Punktionszylinder durchziehen, ist das Lebergewebe wieder intakt. Vergr. 110:1. c Autopsiepräparat 3 Wochen später Nr. S 759/65. (Todesursache: Apoplexie). Die chronische Hepatitis ist abgeheilt. Man erkennt lediglich noch einige schlanke bindegewebige Septen, die sich im Parenchym verlieren. Vergr. 110:1

c) Bei weiteren 10 Patienten verläuft der entzündliche Prozeß in den periportalen Feldern stürmischer[1]. Die Läppchengrenze wird allseits zerstört: zahlreiche Einzelzellen und Zellgruppen bleiben stehen, wachsen durch Regeneration zu Knötchen oder Rosetten aus, so daß die ganze Läppchenperipherie bis weit in die intermediären Abschnitte aufgesplittert wird (Abb. 28, 29). Dazwischen liegen immer wieder tiefe Einbrüche von

[1] Nur eine Patientin heilt nach 4 Jahren aus (Abb. 28—30), die übrigen sind nach Drucklegung der Arbeit in fortschreitendem Umbau.

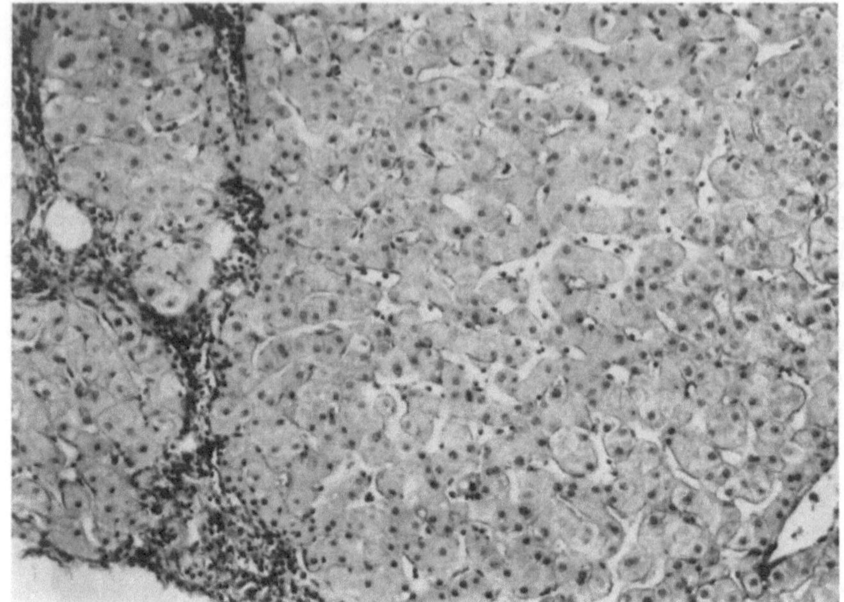

Abb. 27 b

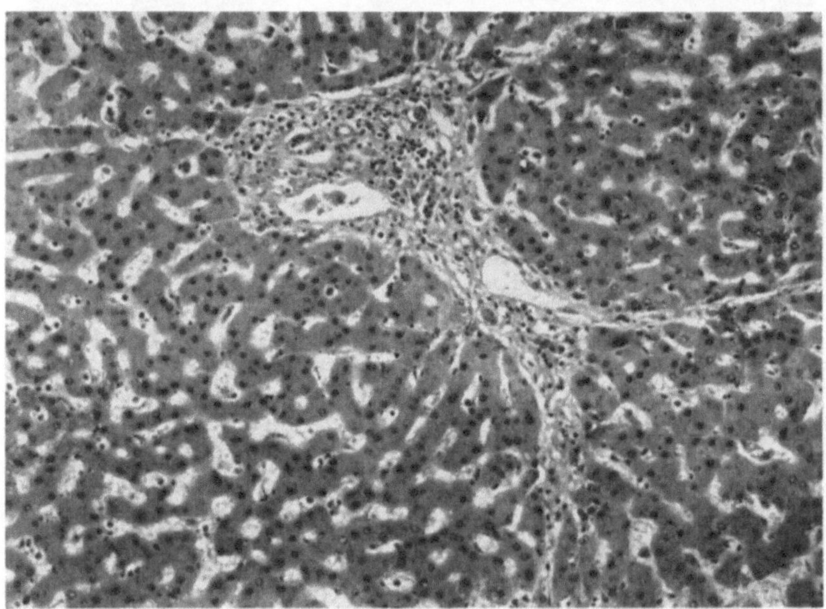

Abb. 27 c

Abb. 28a—d. U. Ruth, 27jährig. Aktive chronische Hepatitis (Klinisch lupoide Hepatitis.) Biopsie 5 Monate nach Auftreten der ersten Symptome. Nadelbiopsie Nr. 5879/60). a Übersicht: Ungleichmäßiger Befall des Lebergewebes. In der rechten Bildhälfte vorwiegend periportale und perizentrale Veränderungen. In der linken Bildhälfte schwerste diffuse Entzündung mit völliger Aufsplitterung der Leberzellbalken und ausgedehnten periportalen Trümmerfeldern. Auch hier sind die Leberzellen in der Läppchenperipherie und perizentral gelichtet. Vergr. 80:1. b Detail: Schwere periportale Ent-

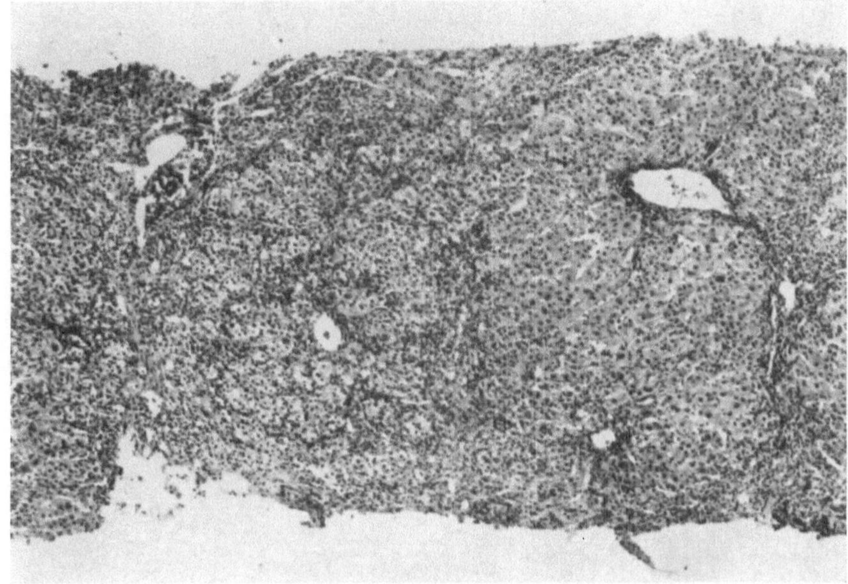

Abb. 28 a

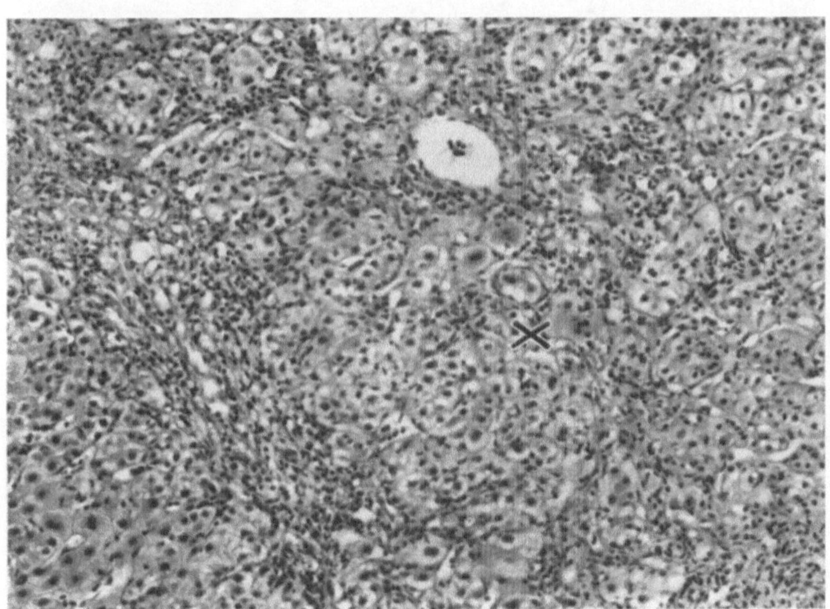

Abb. 28 b

zündung mit ausgedehnten peripheren Leberzellnekrosen (links). Leberläppchen stark aufgesplittert. Hochgradige Leberzellpolymorphie durch buntes Nebeneinander degenerativer und regenerativer Zellveränderungen. Riesenzellen (×). Keine Councilmanbodies. Vergr. 110:1. c Dasselbe Präparat: Umgebung einer Zentralvene. Sektorförmige perizentrale Sklerose, Ballonzellen und regenerierende, vom Untergang bedrohte Riesenzellen. Perizentrale Kollapsstraßen zu beiden Seiten der Zentralvene. Vergr. 110:1. d Dasselbe Präparat: Darstellung der Gitterfasern nach Foot. Ausgedehnte periportale Narbenfelder durch Kollapsstraßen mit perizentralen Kollapsfeldern verbunden (unterer Bildrand). Vergr. 110:1

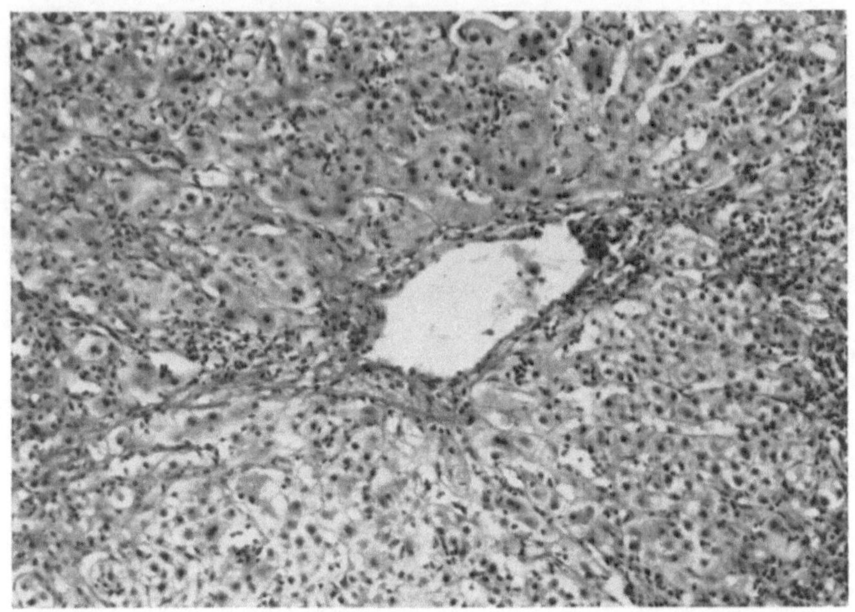

Abb. 28 c

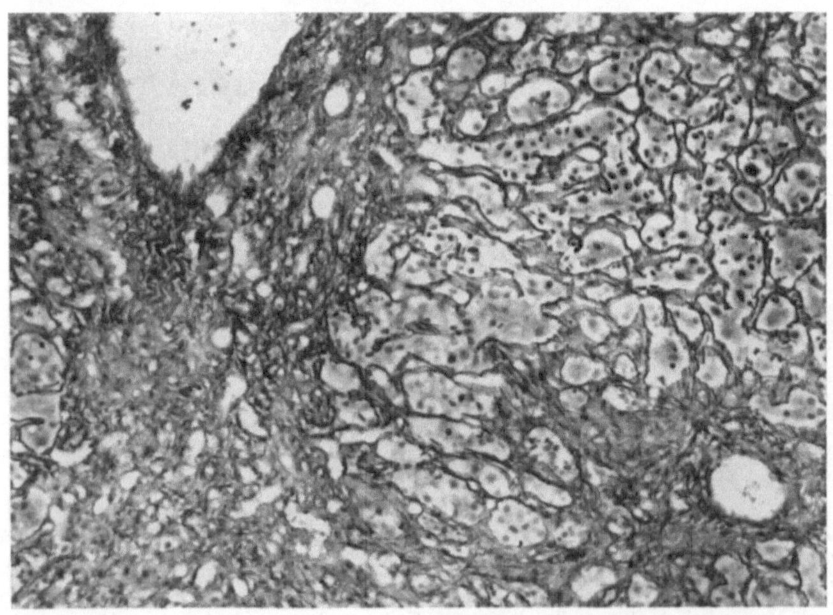

Abb. 28 d

Bindegewebe, die schließlich mit anderen periportalen Nekrose- und Narbenfeldern sich vereinigen und damit das Parenchym zerschneiden. Perizentrale Kollapsfelder und Kollapsstraßen wandeln sich unter dem Druck regenerierenden Lebergewebes zu schmalen fibrösen Streifen um (Abb. 29c, d). Waren jedoch die perizentralen Nekrosen sehr ausgedehnt, so bilden sich auch Kollapsstraßen, welche die Verbindung mit den peri-

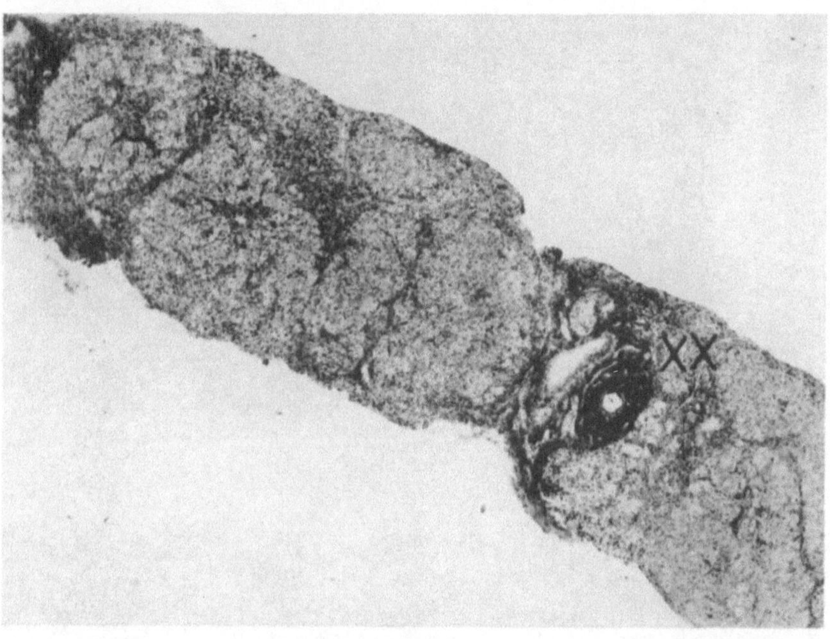

a

Abb. 29a—e. U. Ruth, 27jährig. (Nadelbiopsie Nr. 13955/60, 5 Monate später). a Die diffuse Leberzellregeneration beherrscht das Bild. Die Kollapsfelder werden komprimiert und stellenweise zu Septen verdichtet. Ursprüngliches periportales Feld deutlich an der dichten Faserstruktur zu erkennen (XX). Vergr. 30:1. b Immer noch ausgedehnte periportale Entzündung mit Narbenfeldern, die untereinander durch Bindegewebsstraßen in Verbindung stehen. Das ganze Parenchym besteht aus zwei- bis mehrreihigen Zellknospen (Regeneraten), die in ein kollagenes, verdichtetes Gitterfasergerüst eingebettet sind. Vergr. 110:1. c Dasselbe Präparat. Kompression und Verdichtung des periportalen Narbengewebes und der perizentralen Kollapsfelder durch rosettenförmige Regenerate. Vergr. 140:1. d Dasselbe Präparat: Leberzellregeneration im Bereich der Läppchenperipherie nach schwerer destruierender chronischer Hepatitis. Plumpe mehrreihige Leberzellknospen. Die Sinusoide sind zu Capillaren transformiert und zum Teil spaltförmig eingeengt. e Dasselbe Präparat: Leberzellregenerate mit pseudotubulären Formationen, in deren Lumen Gallenpfröpfe liegen. Die herdförmige Cholostase findet sich nur im Bereich der Regenerate (Patientin ist zur Zeit der Biopsie anikterisch). Vergr. 300:1

portalen Feldern bzw. den Piecemeal-Nekrosen herstellen. Damit wird eine geordnete Regeneration des Parenchyms erschwert und der Umbau der Struktur setzt ein. Zum Umbau der Struktur führen zwei Mechanismen:

1. Die Piecemeal-Nekrose in Verbindung mit aktiver „aggressiver“ Entzündung, welche in ihrer Intensität von Portalfeld zu Portalfeld stark variiert und deren Zerstörung damit unberechenbar zufälligen Charakter trägt.

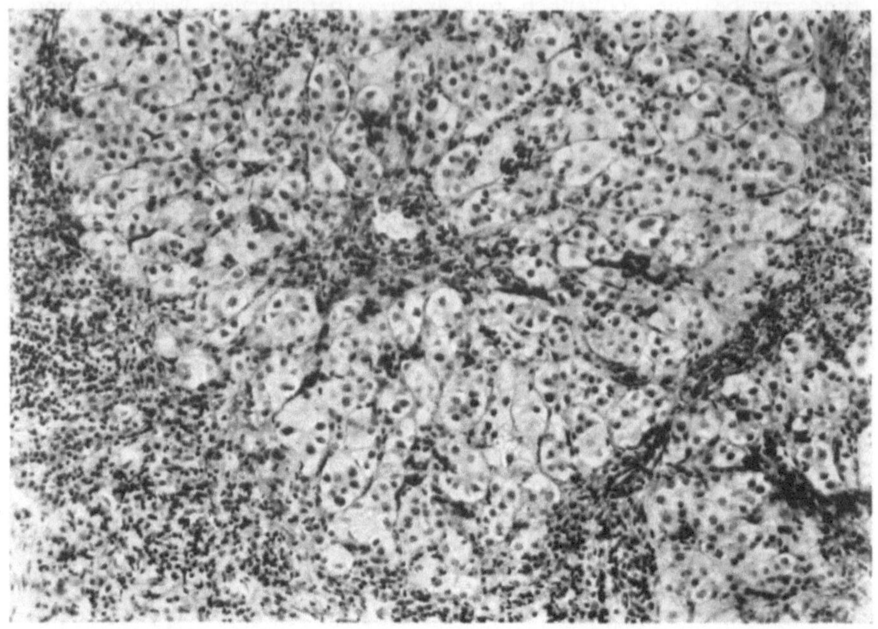

Abb. 29 b

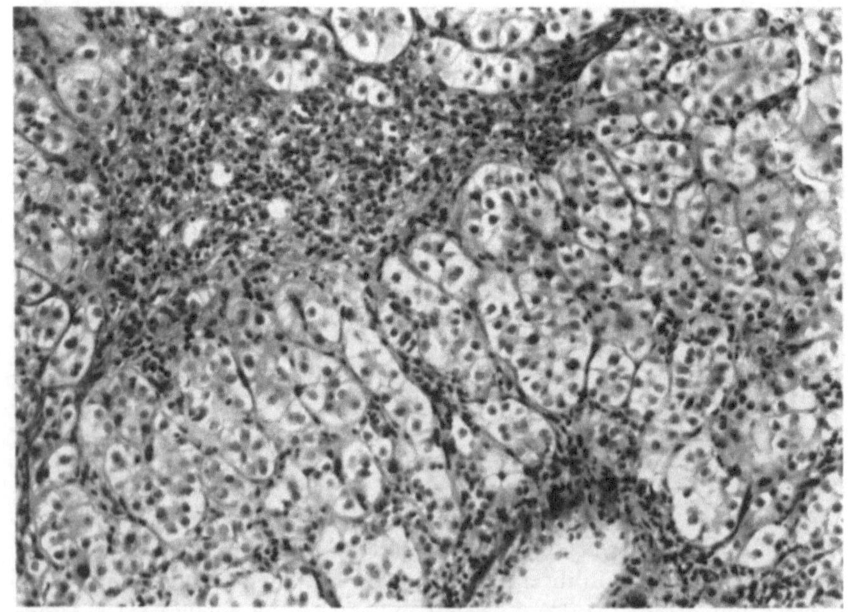

Abb. 29 c

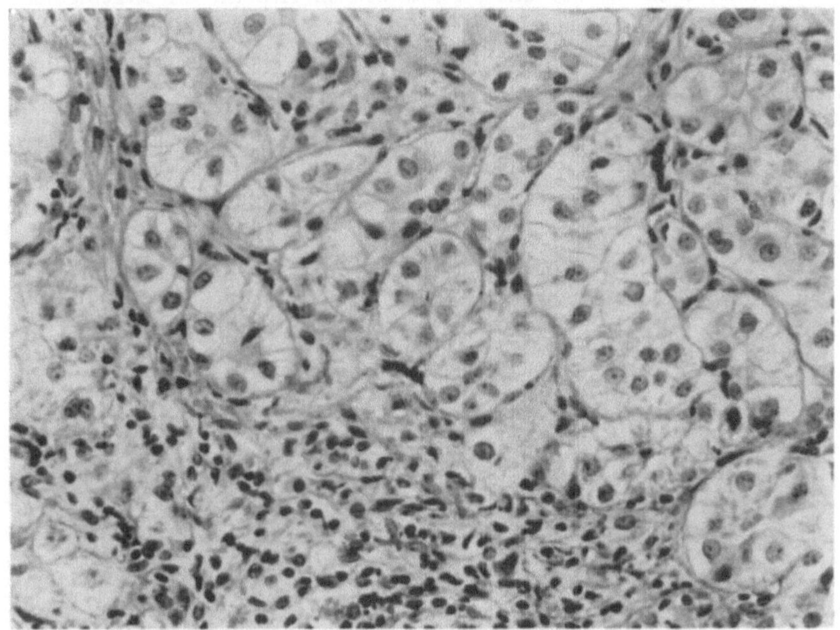

Abb. 29 d

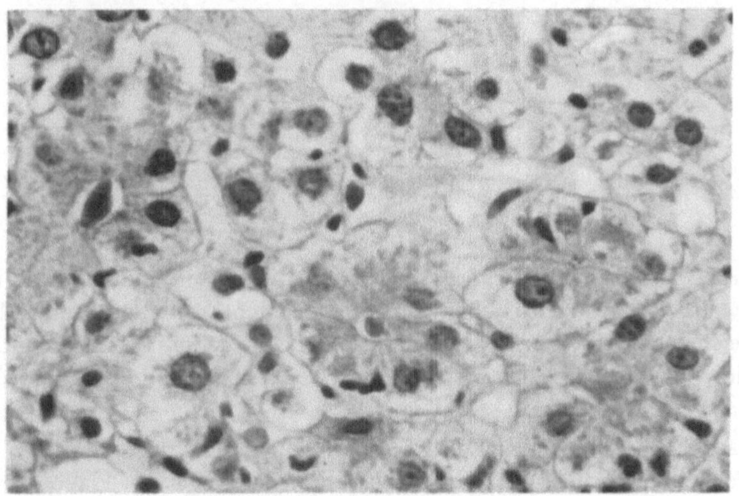

Abb. 29 e

2. Kollapsstraßen, ausgehend von den Läppchenzentren, deren Ausbreitung systematischen Charakter aufweist. Im Gegensatz zur massiven flächenhaft nekrotisierenden Form der Virushepatitis sind aber zentrale

Läppchennekrosen bei der aktiven chronischen Hepatitis im allgemeinen viel weniger ausgedehnt, so daß der Ring des Läppchens oft erst spät oder wie es scheint, gelegentlich auch durch periphere Nekrosen aufgebrochen wird [*313*] (Abb. 31a—c).

d) Bei 8 Patienten dieser Gruppe kann die Evolution aus der aktiven chronischen Hepatitis zur Cirrhose im Längsschnitt anhand bioptischer Untersuchungen über mehrere Jahre belegt werden. Sie zeigen in ihrer Ge-

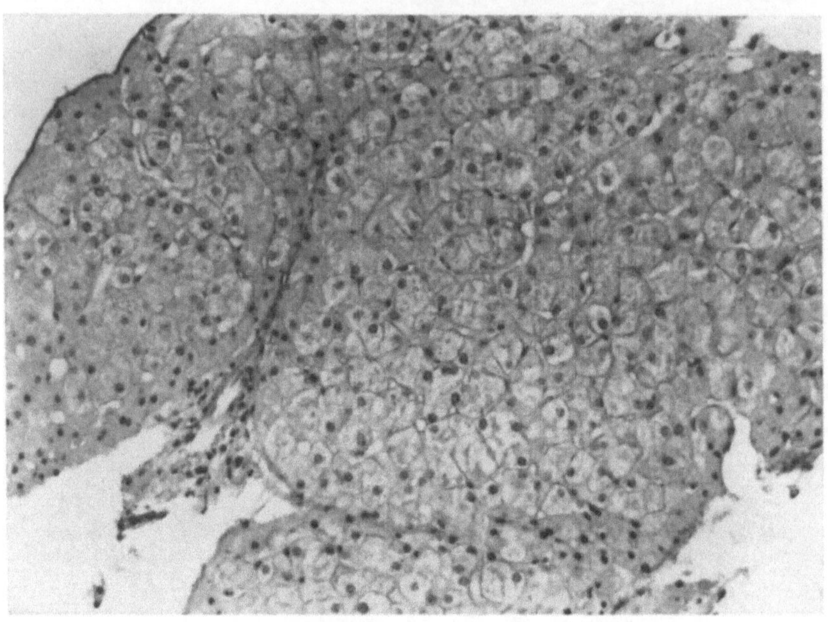

Abb. 30. Dieselbe Patientin. Aktive chronische Hepatitis (klinisch lupoide Hepatitis). Nadelbiopsie Nr. 9682/64 (4 Jahre später). Parenchym völlig intakt. Entzündung abgeheilt. Nur noch geringe residuelle Fibrose. Bindegewebiges Septum in Bildmitte. Vergr. 160:1

samtheit denselben Entwicklungsmechanismus, wie er unter c) skizziert wurde. Im Vordergrund stehen in der letzten Kontrollbiopsie schließlich die Zeichen der knotigen Regeneration, welche die definitive Ausgestaltung des durch die Leberzellnekrosen vorgezeichneten strukturellen Umbaues vollzieht (Abb. 32, 33).

Die 8 posthepatitischen Lebercirrhosen zeigen eine unregelmäßige Beschaffenheit mit erheblicher Größenvariation der Regenerat-Knoten. Nur ein Patient weist eine vollkommen regelmäßig granulierte Leber auf. Abschnittweise wechseln Areale mit vorwiegend kleinen mono- und multilobulären Knoten mit unregelmäßig begrenzten und oft bizarr geformten Arealen wohlerhaltenen Parenchyms ab, welche noch Portalfelder und Zentralvenen deutlich erkennen lassen (Abb. 33a, b). Kleine Knötchen bestehen dagegen nur noch aus Leberzellrosetten. Sie lassen die Zeichen der Leberzellregeneration besonders deutlich erkennen. Man findet zwei- bis mehrreihige oder pseudoacinär angeordnete Zellformationen, oft auch blastemartig ungeordnete Zellhaufen ohne sichtbare Gefäßlücken (Abb. 32c). Solange der Prozeß aktiv ist, zeigt das regenerierende Parenchym stets ein

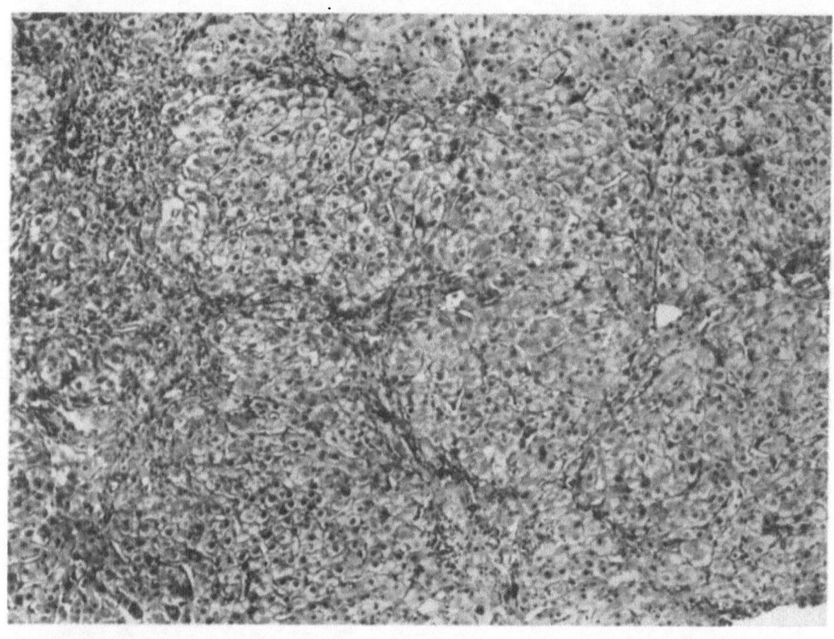

a

Abb. 31a—c. M. Georges, 58jährig. Aktive chronische Hepatitis. Klinisch primär chronische Hepatitis mit anikterischem Verlauf. a Nadelbiopsie Nr. 10291/63. Übersichtsbild: Das Lebergewebe wird durch zahlreiche schmale Kollapsstraßen in unregelmäßige Felder unterteilt. Die Kollapsstraßen verbinden Zentralvenen untereinander oder erstrecken sich, das Läppchenparenchym durchquerend, bis zu den fibrös verbreiterten periportalen Feldern. Letztere stehen ihrerseits durch meist viel breitere Bindegewebsstraßen untereinander in Verbindung (linker Bildrand). Im Bereich der Kollapsstraßen mit ihrem kollagenisierten Gitterfasergerüst sind die regenerierenden Leberzellen oft klein, atrophisch. Die Felderung und angedeutete Septierung darf nicht zur Diagnose einer beginnenden Cirrhose verleiten. Die Kollapsstraßen können in diesem Stadium durch regenerierendes Lebergewebe zum Teil wieder entfaltet oder zu schmalen bindegewebigen Streifen komprimiert werden. Vergr. 70:1. b Dasselbe Präparat: Silberimprägnation nach Foot. Ausgedehnte periportale Narbenfelder nach Piecemeal-Nekrosen, welche durch Bindegewebsstraßen untereinander in Verbindung stehen. In ihren wirren Maschen zeichnen sich durch dichte Kollagenfasern konturiert, bizarr geformte Ductuli ab (unterer Bildrand). In den intermediären Läppchenbezirken auffallende Verstärkung und Kollagenisierung des peritrabeculären Gitterfasergerüstes. Vergr. 110:1. c Dasselbe Präparat: Chronisch fibrosierende periportale Entzündung mit Abschmelzung der benachbarten Leberzellen (Piecemeal-Nekrosen) und starker Ductulusproliferation. Unscharfe Begrenzung von Parenchym und Mesenchym. Mallory-Färbung. Vergr. 110:1

bizarres Bild mit mehrkernigen Riesenzellen und unförmigen, bisweilen grob basophil granulierten Leberzellen mit großen polyploiden Kernen.

Die Parenchymknoten werden durch wechselnd breite fibröse Septen voneinander getrennt. Größere multilobuläre Knoten erfahren bisweilen

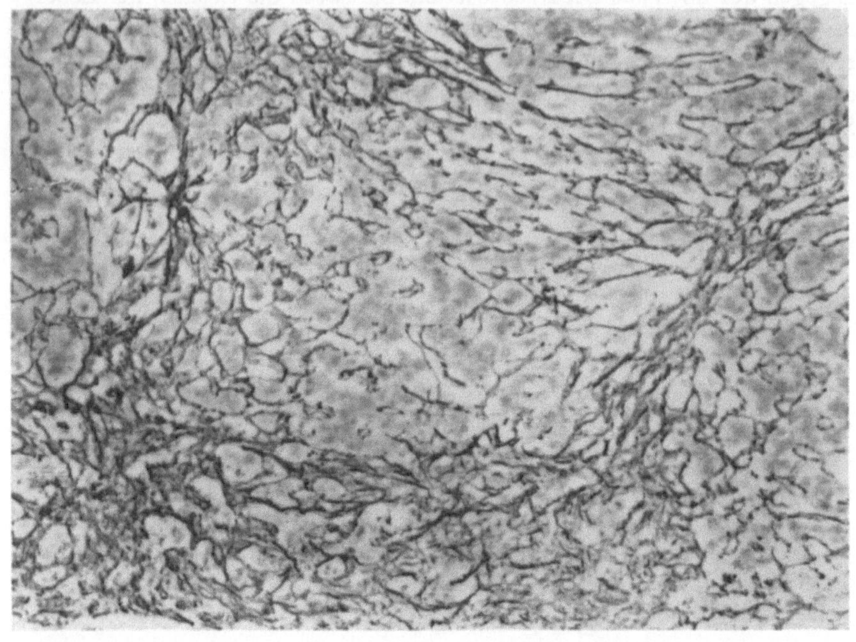

Abb. 31 b

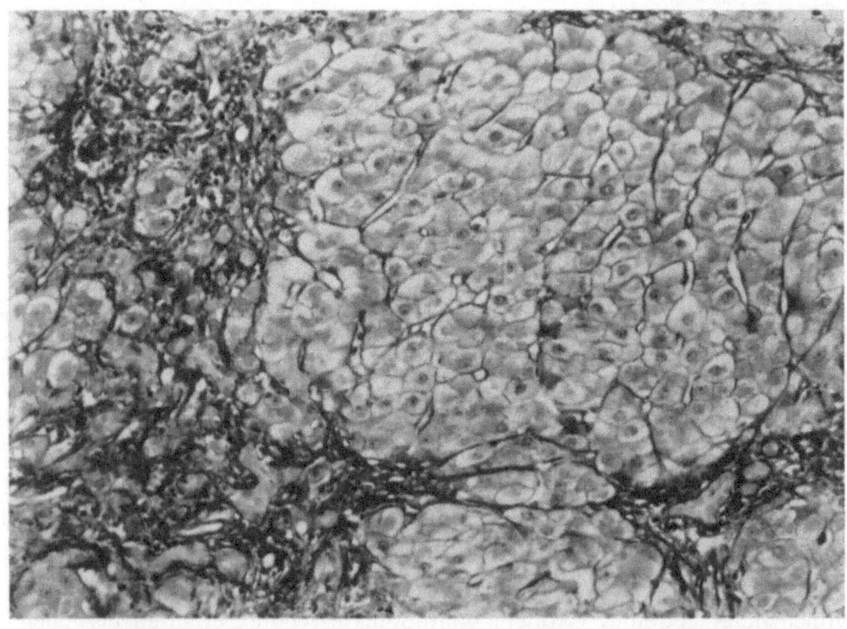

Abb. 31 c

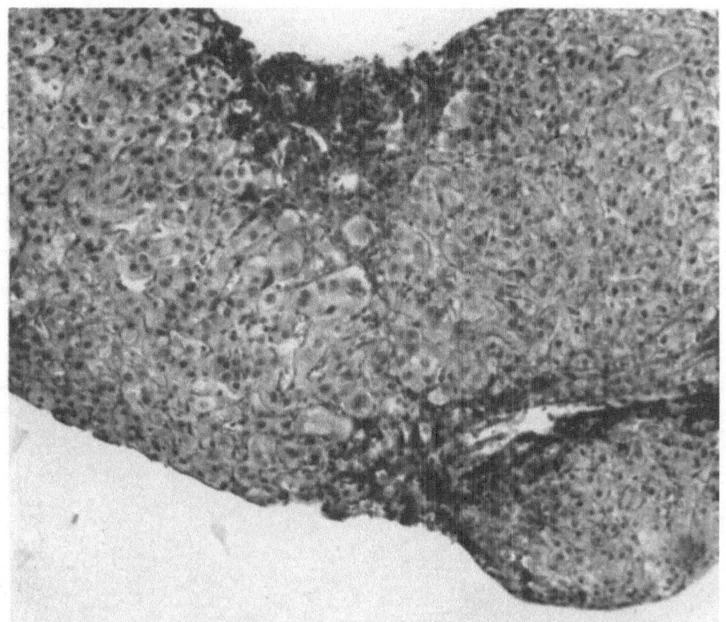

a

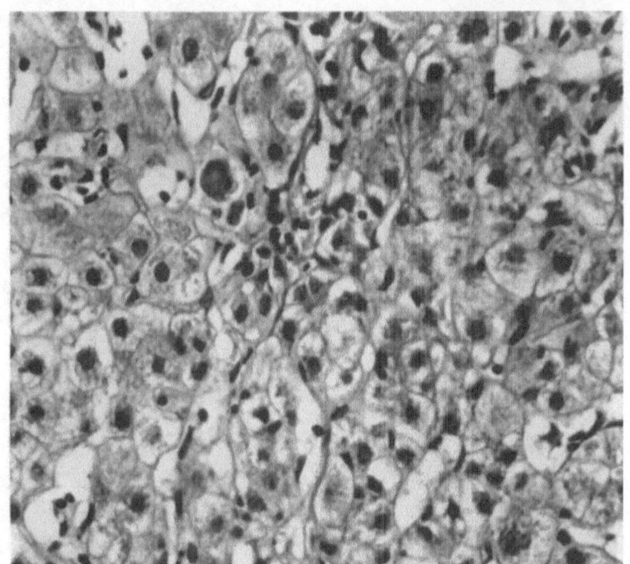

b

Abb. 32a—c. S. Anna, 55jährig. Aktive chronische Hepatitis mit Übergang in posthepatitische Lebercirrhose (klinisch primär chronische Hepatitis. Tod $3^1/_2$ Jahre später im rezidivierenden Leberkoma.) a Erste Nadelbiopsie Nr. 9533/61 ein Monat nach Auftreten der ersten Symptome. Aktive chronische Hepatitis mit Piecemeal-Nekrose (oben) und perizentralem Kollaps- und Narbenfeld (rechts unten). Starke Polymorphie der Leberzellen, die zum Teil als Riesenzellen imponieren. Vergr. 100:1. b Detail: Councilmanbody in der Nähe eines periportalen Feldes begleitet von herdförmiger Sternzellproliferation. Vergr. 275:1. c Nadelbiopsie 1 Jahr später Nr. 4938/62. Umbau der Struktur durch ausgedehnte breite Bindegewebsstraßen, die mehrere periportale Felder umfassen. Sie stehen mit perizentralen Kollapsstraßen in Verbindung, die zum Teil zu schmalen Septen transformiert sind. Großes Portalfeld in der rechten unteren Ecke sichtbar. Regenerierendes Leberparenchym mit plumpen Knospen, Rosetten oder blastemartigen Haufen. Ausgedehnte kollagene Umwandlung des peritrabeculären Gitterfasergerüstes. Vergr. 110:1

durch schmale Septen, welche die noch erkennbaren Zentralvenen und periportalen Felder untereinander verbinden, eine weitere, oft unvollständige Unterteilung. In den Schnittpunkten der Septen liegen ausgedehnte Kollaps- und Narbenfelder. Ihre kollagenen Fasern zeigen eine lockere Struktur und sind bei Silberimprägnation als Kollapsfelder zu identifizieren. In ihrer Mitte heben sich ursprüngliche Periportalfelder durch ihre dichte Faserstruktur von der Umgebung deutlich ab. Größere, durch Gerüstkollaps nach ausgedehnten Parenchymnekrosen entstandene Narbenfelder,

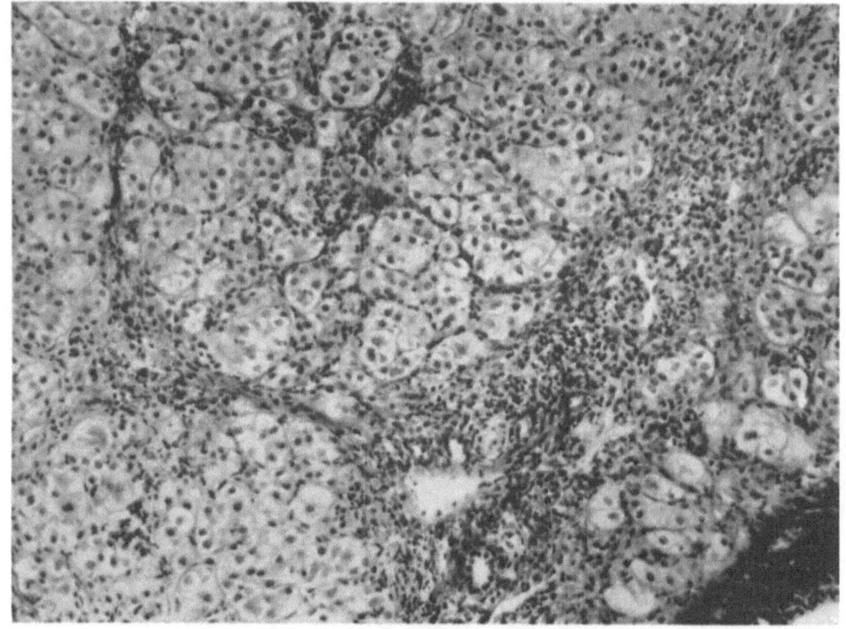

Abb. 32 c

welche mehrere Periportalfelder einschließen, fanden wir in der Leberbiopsie erst bei bereits voll ausgebildeter Cirrhose. Sie werden durch die Nadelbiopsie sehr oft nicht erfaßt, da kompaktes narbiges Bindegewebe meist nicht aspiriert wird. Dagegen findet man sie häufiger bei chirurgischen Leberbiopsien. Aber auch in der chirurgischen Biopsie sind sie als Spätsymptom nur bei der voll entwickelten posthepatitischen Cirrhose zu sehen. Wir möchten sie daher im Gegensatz zur Lebercirrhose nach

Abb. 33a u. b. S. Anna, 55jährig (dieselbe Patientin wie Abb. 32). Endzustand nach aktiver chronischer Hepatitis: Posthepatitische, teils multilobuläre, teils monolobuläre Lebercirrhose mit ausgedehnten „postnekrotischen" Narbenfeldern und schlanken Septen, welche größere multilobuläre Noduli weiter unterteilen. Autopsiepräparat $3^1/_2$ Jahre nach der ersten Leberbiopsie S 1928/64, Vergr. 30:1. a Abschnitt mit noch aktiver Entzündung und zahlreichen, zum Teil aufgelockerten multi-und monolobulären Knötchen. b Große multilobuläre Knoten und ausgedehntes postnekrotisches Narbenfeld

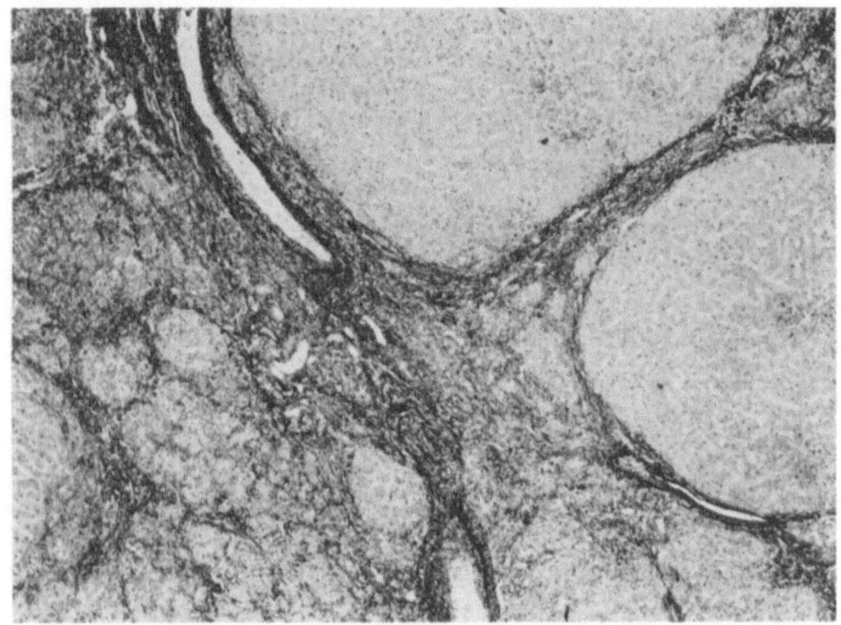

Abb. 33a

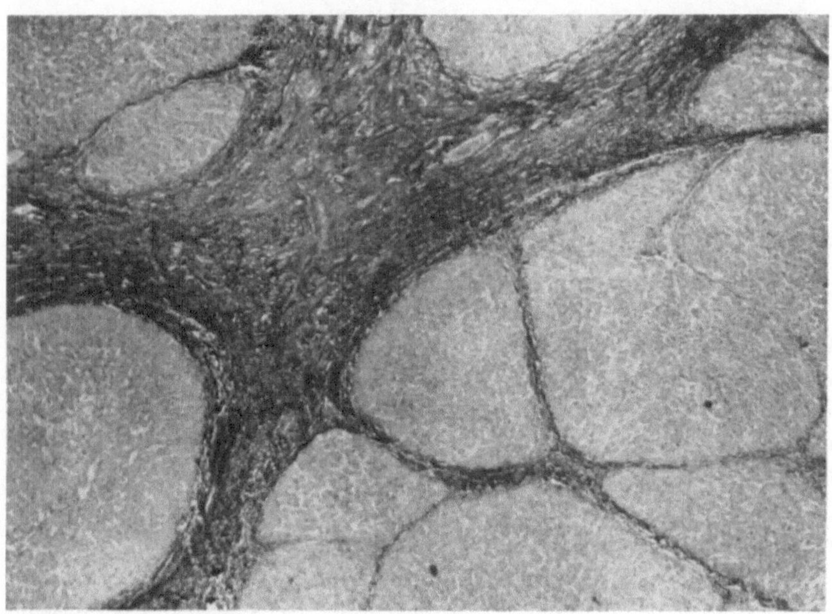

Abb. 33b

subakuter Dystrophie auf die sekundären Leberzirkulationsstörungen der Lebercirrhose beziehen.

In den Narbenfeldern erkennt man, besonders in fortgeschrittenen Fällen, auffallend zahlreiche, offenbar neu gebildete Lymphgefäße. Sie sind nach den Untersuchungen von BAGGENSTOSS und CAIN auch in der Leberpforte vermehrt [*24, 25*].

IV. Zur formalen Pathogenese der posthepatitischen Cirrhose

Den Anstoß zum Umbau der normalen Struktur geben die fortgesetzten Parenchymnekrosen. Auf Grund fortlaufender bioptischer Untersuchungen gelangen wir zum Schluß, daß sie auf zwei Arten entstehen:

1. Durch läppchenperiphere Leberzellnekrosen (Piecemeal-Nekrosen), die untrennbar mit dem periportalen Entzündungsprozeß verknüpft sind.

2. Durch perizentralen und streifigen Parenchymuntergang, der die am schlechtesten versorgten Gebiete betrifft. Er dürfte auf dem Boden von Zirkulationsstörungen entstehen, die wir auf die chronisch fibrosierende periportale Entzündung zurückführen.

Den entscheidenden Faktor sehen wir in der Piecemeal-Nekrose. Entsprechend der periportalen Entzündung wechselt sie in Ausmaß und Phase des Ablaufes von einem Periportalfeld zum andern. Unberechenbar und keinem ersichtlichen anatomischen Gesetz gehorchend, bricht der destruktive Prozeß bald keilförmig, bald auf breiter Front ins Parenchym ein. Breite Bindegewebestraßen verbinden schließlich die Periportalfelder untereinander, welche durch nachsprossende Ductuli besiedelt werden. Capillaren werden durch das Granulationsgewebe neu gebildet, was im floriden Stadium an ihrer wirren Anordnung zu erkennen ist (MOSCHCOWITZ) [*208, 316*]. Übriggebliebene autochthone Sinusoide werden anscheinend zu Capillaren umgewandelt und größtenteils in einen korbgeflechtartig, die Parenchymnoduli umschließenden Plexus einbezogen (BAGGENSTOSS und STAUFFER, CHENDEROVITCH und CAROLI, KELTY, RAPPAPORT) [*26, 69, 154, 250*].

Die von den Zentralvenen ausgehenden Kollapsstraßen, welche zu schmalen Septen transformiert werden, zeigen demgegenüber eine gesetzmäßige Anordnung. Ihre Lokalisation entspricht der äußeren Zone des funktionellen Acinus von RAPPAPORT. Die in ihnen verlaufenden capillarumgewandelten Sinusoide werden zum Teil zu Venen umgebaut. Dadurch entstehen zuweilen bivenöse Shunts zwischen Pfortader- und Lebervenenästen (Abb. 10c) [*246*]. Die Umorganisation des Leberkreislaufes aber ist letzten Endes das entscheidende Merkmal der Lebercirrhose.

Durch Einbrüche periportalen Granulationsgewebes einerseits und durch Kollapsstraßen perizentralen Ursprungs andererseits wird das hexagonale Kiernansche Leberläppchen im Schnittbild aufgeteilt. Die allseitig von Bindegewebe eingeschlossenen Parenchymfragmente regenerieren und wachsen zu Noduli aus (BAGGENSTOSS, THALER) [*20, 313*]. Sie komprimieren die breiten, durch periportale Bindegewebseinbrüche entstandenen Bindegewebsstraßen schließlich zu straff-faserigen Septen. Aus den perizentralen Kollapsstraßen entstehen ebenfalls unter dem Druck des regenerierenden Lebergewebes schmale kollagenfaserige Bänder oder, räumlich gedacht, dünne Septen, wie POPPER und ELIAS anhand ihrer dreidimensionalen Studien der Lebercirrhose gezeigt haben [*237*]. Die beiden Autoren deuten jedoch die Septen, die sie neben den Kollaps- und Trümmerfeldern der postnekrotischen Cirrhose fanden, anders. POPPER und ELIAS nehmen an, daß nach massiven oder submassiven Zellnekrosen mit ausgedehntem Parenchymkollaps eine Zugwirkung auf das benachbarte ,intakt gebliebene Lebergewebe ausgeübt werde. Dadurch sollen Parenchymfissuren (Stressfissuren) entstehen, die durch kollagenes Bindegewebe ausgefüllt werden [*237*]. RAPPAPORT weist aber meines Erachtens mit Recht darauf hin, daß es bei diesen „Stressfissuren“ nie zu einer Zerstörung des Gitterfasergerüstes komme. So ist es tatsächlich schwer zu verstehen, daß Leberzellplatten, die durch ein intaktes Gitterfasergerüst geschützt sind, durch ungleichmäßige Gewebsausdehnung zerreißen sollen [*250*].

Die bioptischen und laparoskopischen Befunde ergaben in unserem Untersuchungsgut in 7 Fällen eine irreguläre und nur in einem Fall eine regelmäßig granulierte posthepatitische Lebercirrhose. Histologisch fanden wir nie rein monolobuläre Cirrhosen, bestehend aus mehr oder weniger gleichmäßigen, durch das Fehlen von Zentralvenen ausgezeichneten Pseudolobuli. Stets waren neben kleinen Pseudolobuli mehr oder weniger große multilobuläre Parenchymkomplexe zu erkennen, die noch einzelne Periportalfelder oder Zentralvenen, oft exzentrisch gelegen, einschlossen.

Wir sehen den Angelpunkt in der Genese der posthepatitischen Cirrhose, (entstanden aus der chronisch aktiven Hepatitis) in den Piecemeal-Nekrosen, die mit der chronischen periportalen Entzündung einhergehen. Dieser Prozeß ist aber im ganzen recht ungleichmäßig über das Lebergewebe verteilt. Auch die nachfolgende Parenchymregeneration ist ungleichmäßig. Eine regelmäßige monolobuläre Cirrhose ist daher gar nicht zu erwarten.

V. Zur Nomenklatur der posthepatitischen Cirrhose

Die posthepatitische Cirrhose kann, sofern man diesen Begriff überhaupt verwenden will, als „postnekrotische Cirrhose“ aufgefaßt werden (BENDA, RISSEL und THALER, 1952; THALER, 1958) [*36, 313*]. Jede Lebercirrhose ist aber charakterisiert durch einen Umbau der Struktur des gesamten Organs, bedingt durch Parenchymuntergang, knotige Parenchymregeneration und Fibrose. In dieser Definition sind sich die meisten Forscher einig, gleichgültig, ob sie die Cirrhose als Resultat einer chronisch interstitiellen Entzündung auffassen [*66, 100, 133, 147, 152, 207*] oder ob sie in der Parenchymnekrose den entscheidenden Faktor sehen [*1, 2, 23, 229, 253, 313, 345*]. Die heute allgemein übliche Klassierung der Lebercirrhosen in postnekrotische (multilobuläre) und septale (monolobuläre) Cirrhosen (Börner, Steiner) [*47, 301*] scheint uns aber weder praktisch möglich noch sinnvoll, da sie eines der Kriterien, die allen Cirrhosen gemeinsam sind, zum Einteilungsprinzip erhebt. Die Problematik dieser Klassierung geht schon aus der Definition der postnekrotischen Cirrhose von Baggenstoss hervor [*23*]. Baggenstoss verlangt für diese Diagnose, daß die Narbenfelder mindestens 3 periportale Felder umfassen müssen, gleichgültig ob die Cirrhose monolobulär (granulär) oder multilobulär (granulär, feinbis grobknotig) sei. Garceau legte drei verschiedenen Fachpathologen 51 Leberbiopsien von Cirrhosepatienten ohne klinische Angaben vor, damit sie sich um die Klassierung in postnekrotische und Laennecsche (verstanden als septale) Cirrhosen abmühen sollten [*99*]. Nur 21 Fälle wurden von allen drei Experten übereinstimmend beurteilt. Bei weiteren 17 Schnitten stimmten nur je zwei Experten überein, bei 13 Schnitten schließlich gingen alle Meinungen auseinander. Dies spricht nicht gegen die Qualität der Experten, sondern demonstriert die Unmöglichkeit des Unterfangens.

Die postnekrotische Cirrhose wird oft mit einer multilobulären, grobknotigen Cirrhose identifiziert (Garceau, Stine und Swartz) [*99, 303*]. Aber auch die Klassierung der Cirrhose nach der Größe der knotigen Parenchymregenerate [*23, 195, 313*] erweist sich als unfruchtbar, da sie weder Rückschlüsse auf den pathogenetischen Mechanismus, noch auf die Ätiologie erlaubt. Grobknotige „postnekrotische" Cirrhosen können posthepatitische oder alkoholische Cirrhosen sein (Popper, Rubin, Krus und Schaffner) [*241*]. Garceau u. Mitarb. fanden bei 154 Patienten mit unregelmäßig multilobulärer (postnekrotischer) Lebercirrhose in 56% einen exzessiven Alkoholabusus [*99*]. Andererseits kann auch die Virushepatitis zu einer regelmäßig granulierten Lebercirrhose führen (Baggenstoss, Damodaran, Dible, Kalk) [*22, 78, 83, 147, 150*].

Auch im Tierexperiment lassen sich durch verschiedene Noxen sowohl primär monolobuläre als auch primär multilobuläre Cirrhosen erzeugen. Aber auch die primär monolobuläre Cirrhose kann, wie Hartroft gezeigt hat, in eine multilobuläre übergehen: die Parenchymknoten wachsen ungleich schnell, größere Knoten bringen kleinere zur Druckatrophie. Durch Wachstum und fortgesetzte Verzweigung der zuführenden Gefäße können die größeren Noduli im histologischen Schnittbild schließlich ein Bild zeigen, das dem der primär multilobulären Cirrhosen gleicht [*123*]. Hartroft betont, daß die experimentelle Lebercirrhose im Endzustand der postnekrotischen Cirrhose des Menschen gleich sehe, und daß es oft unmöglich sei, auf den ursprünglichen Angriffsort der verschiedenen Noxen innerhalb des Leberläppchens zu schließen.

Aber auch der Begriff der septalen Lebercirrhose, welche vor allem im europäischen Schrifttum auch als Laënnecsche Cirrhose bezeichnet wird, bietet unüberwindliche gedankliche Schwierigkeiten. Auf Grund sorgfältiger Untersuchungen gelangt THALER zum Schluß, daß die Cirrhose, entstanden auf dem Boden der Fettleber, welche bisher als Prototyp der septalen Cirrhose galt, letzten Endes ebenfalls als „postnekrotische Cirrhose“ aufgefaßt werden müsse [*314*].

Die alte Streitfrage, ob die Lebercirrhose als chronisch vernarbende Entzündung aufzufassen sei (RÖSSLE) [*261*], oder ob die Parenchymnekrosen die primäre Ursache darstellen (ACKERMANN und KRETZ) [*1, 2, 168*], ist unseres Erachtens nicht sicher zu beantworten, da das Problem der Beziehung zwischen Parenchym und seinem mesenchymalen Anteil nicht gelöst ist (MASSHOFF) [*201*]. Das Leberläppchen reagiert als Synergide, so daß die Aufeinanderfolge von Nekrose, Entzündung und Gerüstveränderung selten scharf auseinander zu halten ist (SIEGMUND) [*289*]. Formalpathogenetisch sind jedoch Parenchymnekrose und Parenchymregeneration das bestimmende Element in der Morphogenese der Cirrhose. Diese von ACKERMANN und KRETZ begründete Auffassung hat sich heute wohl weitgehend durchgesetzt [*1, 2, 168*]. Der Auffassung von KALK und WEPLER, welche die posthepatitische Lebercirrhose als das Endresultat einer chronischen interstitiellen Hepatitis auffassen [*147, 335*], können wir vor allem deshalb nicht beipflichten, weil sie eine bindegewebige Aggression gegen intaktes Lebergewebe voraussetzt. KALK und WEPLER sehen sich durch dieses Dogma zu einer scharfen und grundsätzlichen Abgrenzung der posthepatitischen Cirrhose (ihre Beschreibung der Evolution der chronischen Hepatitis und ihre Transformation in die Cirrhose stimmt bezüglich der Ausbreitung der Fibrose grundsätzlich mit der unsrigen überein) von einer grobknotigen Narbenleber gezwungen (Marchandsche Hyperplasie), entstanden nach massiven Leberzellnekrosen bei fulminanter Hepatitis [*37, 181, 197, 338*]. Die zahlreichen posthepatitischen Lebercirrhosen mit ungleicher Korn- und Knotengröße werden als Kombinationsform von Narbenleber und interstitieller Hepatitis bzw. Narbenleber und Cirrhose interpretiert [*147, 334*].

VI. Zur Diagnose der posthepatitischen Lebercirrhose

Die Diagnose der posthepatitischen Lebercirrhose darf auf Grund morphologischer Kriterien allein aus einer einzelnen Biopsie nicht gestellt werden. Sie kann nur auf Grund wiederholter Biopsien gestellt werden, wenn daraus ihre Entstehung aus einer aktiven chronischen Hepatitis hervorgeht [*167*]. Aber auch dann ist die posthepatitische Cirrhose letzten Endes im formal-pathogenetischen Sinne (GALL) [*97*], nicht im ätiologischen zu verstehen, da auch die aktive chronische Hepatitis in ihrer Ätiologie nicht einheitlich ist und sehr oft nicht aus einer Virushepatitis abgeleitet werden kann. Die posthepatitische Cirrhose weist während ihrer Entwicklung aus der aktiven chronischen Hepatitis nie eine nennenswerte Steatose auf [*22, 23, 124, 157*]. Da aber auch die alkoholische Lebercirrhose im Endzustand ihre Zellverfettung einbüßt [*242, 244*], ist dieses Kriterium in der Differentialdiagnose der ausgebildeten Cirrhose nicht zu verwerten. Alle Cirrhosen zeigen im Endzustand schließlich dasselbe morphologische Bild. Nach dem Vorschlag von Popper und Schaffner [*242*] könnte man diese Endphase mit dem Namen der Laënnecschen Cirrhose belegen. Dagegen sollte man den Begriff der Laënnecschen Cirrhose, der ja weder morphologisch noch in pathogenetischer Hinsicht eindeutig definiert ist, nicht mehr als Synonym der septalen Cirrhose verwenden. Den Begriff der portalen Lebercirrhose schließlich, der vor allem im angelsächsischen Schrifttum als Synonym der septalen Cirrhose gebräuchlich ist, halten wir für unglücklich und falsch [*47, 242, 283, 294, 301*].

Der Pathologe kann bei der Beurteilung der Lebercirrhose aus dem einzelnen Biopsieschnitt nur eine rein deskriptive Diagnose abgeben. Er wird eine vorwiegend mono- oder multilobuläre Cirrhose und eine überwiegend septale Cirrhose von einer Cirrhose unterscheiden, in welcher ausgedehnte Kollaps- und Narbenfelder vorherrschen. Die ätiologische Diagnose ist nur aus dem klinischen und pathologisch-anatomischen Verlauf zu ermitteln und muß in manchen Fällen offen gelassen werden (kryptogenetische Cirrhose).

VII. Einfluß der Therapie auf Klinik und Morphologie der aktiven chronischen Hepatitis

Die Beurteilung kurzfristiger therapeutischer Maßnahmen ist schwierig. Als Belege eines therapeutischen Erfolges von Medikamenten werden immer wieder Remissionen der biochemischen Werte angeführt. Solche Schwankungen und Remissionen sind aber auch im Spontanverlauf häufig [*145*]. Auch bei der Beurteilung einer kurzfristigen therapeutischen Maßnahme (unter einer kurzfristigen Therapie verstehen wir eine Behandlungsdauer von 4 Wochen oder weniger) aus der histologischen Veränderung der Leberbiopsie ist größte Reserve am Platz: Die Leberpunktion vor Beginn und nach Abbrechen der Behandlung ist nur zur gezielten Beurteilung einzelner spezieller histologischer Symptome, die über die ganze Leber diffus verteilt sind (eine diffuse Sternzellwucherung als Ausdruck eines akuten Rezidivs, fleckförmige oder zonale Leberzellnekrosen, eine Leberverfettung) einigermaßen zuverlässig. Aber gerade bei der fortgeschrittenen aktiven chronischen Hepatitis wechselt das Ausmaß der strukturellen und cellulären Veränderungen in den verschiedenen Arealen oft außerordentlich stark. Das Nebeneinander von degenerativen und regenerativen Leberzellveränderungen, das große örtliche Schwankungen aufweist, erschwert eine kurzfristige Beurteilung sehr.

Strukturelle Veränderungen, wie sie vor allem durch die Leberzellregeneration entstehen, benötigen zu ihrer Entwicklung Zeit und sind nur langfristig in Abständen von 2—6 Monaten abzuschätzen.

1. Zur Frage der Bettruhe

Alle unsere Patienten mit aktiver chronischer Hepatitis lassen wir grundsätzlich eine mindestens 3—4monatige, oft auch längere Liegekur durchführen, welche in der Regel im Sanatorium beendet wird. Von den 54 Patienten und Patientinnen hielten sich jedoch 8 entweder nicht an die Verordnung, oder die Liegekur wurde verkürzt oder inkonsequent durchgeführt. Nur einer dieser Patienten, der trotz florider Entzündung gearbeitet hat, zeigt nach 6 Jahren klinisch und bioptisch eine weitgehende Remission. Von den andern 7 Patienten aber blieben 2 nach 3 und 4 Jahren noch unverändert aktiv, 3 zeigten nach 1-, 2- und 6jährigem Verlauf schließlich eine eindeutige Verschlechterung des Zustandes und bioptisch eine Progredienz mit Umbau und Übergang in die Cirrhose. Zwei weitere Patienten gingen nach 3 und 6 Jahren Beobachtungszeit in eine Lebercirrhose über. Ohne zu übersehen, daß es sich bei diesen Beobachtungen nicht um ein therapeutisches Experiment handelt, spricht dieses Verhältnis doch in gewissem Sinne für den Wert der Bettruhe als wichtigste und einzige in ihrer Wirksamkeit einigermaßen erprobte therapeutische Maßnahme, worauf auch von anderer Seite [*28, 115, 146, 149, 151, 286*] hingewiesen wurde. Der therapeutische Nutzen der Bettruhe wird demgegenüber von verschiedenen nordamerikanischen Autoren [*67, 68, 101, 214, 215, 308*] auf Grund ihrer Untersuchungen an ausschließlich jugendlichen, kräftigen Patienten bezweifelt.

In der Beurteilung durch die Biopsie sind signifikante Besserungen, wie bereits erwähnt, meistens nicht vor Ablauf von 2—6 Monaten faßbar. Für eine Remission sprechen:

1. Ein „ruhiges Zellbild" im gesamten auf Schnitt sichtbaren Parenchym (s. Abb. 30).
2. Zeichen einer ungestörten, einigermaßen gleichförmigen Leberzellregeneration mit zwei- und mehrreihigen Leberzellbalken (s. Abb. 29c).
3. Fehlen frischer Leberzellnekrosen, wobei vor allem die läppchenperipheren Abschnitte zu beachten sind.
4. Rückgang der Sternzellproliferation im Parenchym.
5. Auflockerung der entzündlichen periportalen Infiltrate und scharfe Markierung der gewucherten Ductuli durch fibröses Narbengewebe, wobei die Epithelzellen erst allmählich wieder regelmäßige kubische Gestalt annehmen (Abb. 18c). Kernpolymorphie und Unterschiede in der Färbbarkeit des Cytoplasmas der Ductulusepithelien können oft noch über Wochen fortbestehen.

Solche Remissionen sind in gleicher Weise auch bei bereits fortgeschrittenem Umbau und bei Cirrhosen zu beobachten. Bei bereits deutlichem Umbau ist wegen der örtlichen Gewebs- und Strukturunterschiede, die mit der Biopsie nicht immer erfaßt werden, in der Beurteilung Zurückhaltung am Platz. Vielfach lassen erst wiederholte Biopsien einen eindeutigen Schluß zu.

Die Leberzellveränderungen in den perizentralen Läppchenarealen bleiben am längsten bestehen. Ballonzellen, polymorphe Riesenzellen mit zwei und mehreren Kernen können gelegentlich noch Monate nach erfolgter Remission festgestellt werden. Ihr Aussagewert hinsichtlich der Aktivität der Entzündung ist daher eher beschränkt.

2. Zur Frage der Steroidwirkung

44 Patienten dieser Gruppe erhielten Corticosteroide, 10 blieben ohne medikamentöse Therapie. Die Kontrollgruppe ist also leider relativ klein. Die Steroidbehandlung wurde intermittierend in Form mehrerer 6—8 wöchiger Behandlungsperioden mit 30—40 mg/die oder als Dauertherapie mit 15—20 mg Prednison pro die durchgeführt. Die Ergebnisse sind auf Tabelle 3 aufgezeichnet (S. 85).

Die unbehandelten Patienten scheinen relativ besser abzuschneiden. Zu beachten ist jedoch, daß es sich nicht um ein gezieltes therapeutisches Experiment handelt. Bei den ungünstig verlaufenden und über Jahre unverändert aktiven chronischen Hepatitiden konnte man sich eines therapeutischen Versuches mit Corticosteroiden meist nicht enthalten, so daß die Statistik der beiden Gruppen nicht unbedingt vergleichbar ist.

Immerhin scheint der Schluß berechtigt, daß die Corticosteroidbehandlung keinen bestimmenden Einfluß auf den Verlauf zeitigt (AMMANN und SCHMID, MISTILIS und SCHIFF) [*10, 206*]. Dagegen sahen wir nach Absetzen der Corticosteroide zwei eindeutige klinisch und bioptisch bestätigte Rezidive. Bei zwei weiteren Patienten kam es zu flüchtigem „Labor-Rebound“ mit kurzfristigem Anstieg des Bilirubins und der Transaminasen (Dauer 3—5 Tage).

Wenn man die Behandlungsergebnisse beider Gruppen der aktiven chronischen Hepatitis betrachtet, so hält es schwer, weiterhin an den Nutzen der Corticosteroide zu glauben. Man gewinnt den Eindruck, die Corticosteroidbehandlung komme eher einer Psychotherapie des behandelnden Arztes gleich, der die Geduld angesichts der endlos sich hinziehenden Hepatitis verliert. Auch bei unseren hochgradig hyper-γ-globulinämischen Patientinnen, die z. T. klinische Symptome der lupoiden Hepatitis aufwiesen, konnten wir mit Steroiden im Endeffekt keine überzeugende Besserung erzielen. Im Gegensatz zu MACKAY und anderen Autoren traten nicht einmal regelmäßig temporäre Remissionen auf [*82, 190b, 254*].

Tabelle 3. *Verlauf der aktiven chronischen Hepatitis. Vergleich corticosteroidbehandelte — unbehandelte Fälle*

	Anzahl der Fälle	Mit Corticosteroide behandelt	Ohne Corticosteroide
1. Beobachtungszeit 1 Jahr			
geheilt	2	1	1
gebessert	1	1	—
unverändert aktiv	4	2	2
progredient	5	5	—
Cirrhose	—	—	—
2. Beobachtungszeit 2—3 Jahre			
geheilt	12	8	4
gebessert	4	2	2
unverändert aktiv	4	3	1
progredient	2	2	—
Cirrhose	4	4	—
3. Beobachtungszeit 4—6 Jahre			
geheilt	4	4	—
gebessert	5	5	—
unverändert aktiv	1	1	—
progredient	2	2	—
Cirrhose	4	4	—

Die Behandlungserfolge mit Corticosteroiden sind in unserer Gruppe der aktiven chronischen Hepatitis nicht überzeugender als bei der chronisch persistierenden Hepatitis (s. auch GALLAGHER) [*98*] und bei der akuten Virushepatitis, bei welcher DE RITIS, GIUSTI, MALLUCCI und PIAZZA beim Vergleich einer Gruppe von 34 mit Prednison behandelten Patienten mit einer annähernd gleich großen Zahl unbehandelter Fälle kongruente Verlaufskurven der Laboratoriumsbefunde erhielten [*257*]. Zu ungünstigen Ergebnissen kommen BOLLER und PARTILLA, die 157 Hepatitis-Patienten über 1—3 Jahre nachkontrollierten, wobei die konsequent steroidbehandelten Patienten die allerschlechtesten Resultate aufwiesen und nur in 45% primär ausheilten [*46*].

Nach den bis heute vorliegenden Erfahrungen haben die Corticosteroide bei der Hepatitis lediglich folgende Wirkung:

1. Sie heben eindeutig den Allgemeinzustand des Patienten.
2. Sie senken den Serumbilirubinspiegel.
3. Sie können die Transaminasen senken; diese Wirkung ist aber fakultativ.

(SUMMERSKILL, VARAY, WILLIAMS und BILLING) [*306, 321, 342*].

Mit der Leberbiopsie ließen sich unter Steroidbehandlung bei keinem unserer Patienten irgendwelche histologische Veränderungen feststellen. Der Ablauf des histopathologischen Geschehens erfolgte vollkommen unbeeinflußt, unerbittlich. Dieselben Feststellungen wurden auch von

Franken u. Mitarb. gemacht [*93*]. Nur bei zwei Patienten mit Steroiddiabetes, der unter der Behandlung manifest wurde, trat eine leichte disseminierte Leberverfettung auf.

3. Antibioticabehandlung

Regelmäßig war dagegen in der Leberbiopsie nach Behandlung mit Tetracyclinen als unerwünschter Nebeneffekt eine Leberverfettung faßbar. Bereits nach 4, 6 und 14 Tagen ließ sich eine recht auffallende zonale

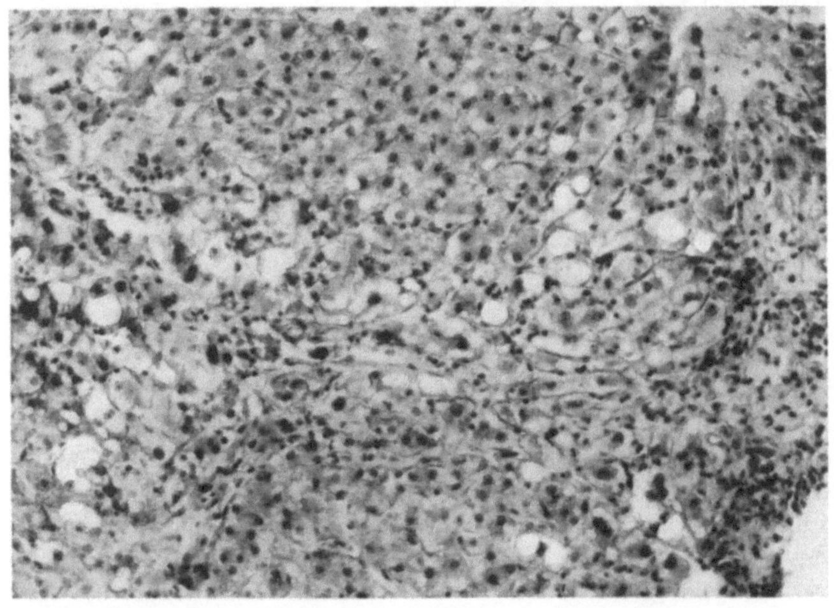

Abb. 34. Sch. Marie, 62jährig. Aktive chronische Hepatitis mit Umbau und Übergang in posthepatitische Lebercirrhose. Nadelbiopsie Nr. 810/59. „Akutes Rezidiv" nach Pyelonephritis. Parenchymausschnitt mit einzelnen verfetteten Leberzellen nach 8tägiger Tetracyclintherapie (2 gr/die). Vergr. 150:1

Leberzellverfettung in den perizentralen Arealen nachweisen (Abb. 34). Dieser Effekt der Tetracycline wurde schon mehrfach beschrieben [*177, 295, 346*]. Die Veränderung ist reversibel. Sie war bei der nächsten Kontrollpunktion 2—3 Monate später jeweils nicht mehr nachzuweisen.

VIII. Zur Frage der Korrelation zwischen den klinischen und bioptischen Befunden

1. Beziehungen zwischen den Leberfunktionsproben und den morphologischen Veränderungen

Bei der chronischen Hepatitis existiert kein einziger Test, der mit hinreichender Zuverlässigkeit auf bestimmte histologische Veränderungen schließen ließe. Dagegen zeigt die Gesamtkonstellation der Leberfunktionsproben bei der aktiven chronischen Hepatitis in unserem Untersuchungsmaterial eine recht gute Korrelation mit dem anatomischen Gesamtbild. Die Trias: pathologische Bromsulfaleinretention, erhöhte Serumtransaminasen und vermehrte γ-Globuline entspricht stets einem floriden Entzündungsprozeß mit Piecemeal-Nekrosen und ausgedehntem Leberzellschaden. Extrem hohe γ-Globulinwerte (40—49%) bei erhöhtem Gesamteiweiß (über 8,0 g-%) waren in der Regel mit einer starken Vermehrung der Serumtransaminasen verbunden (250 bis max. 950 WE) wobei die SGOT 2—4mal höhere Wert aufwies als die SGPT. Dieser Konstellation entsprach in allen 7 Fällen eine schwerste aktive chronische Hepatitis mit ausgedehnten Piecemeal-Nekrosen und hochgradiger Aufsplitterung des angrenzenden Parenchyms bis weit in die intermediären Läppchenabschnitte. 5 dieser Fälle (Frauen) wiesen mindestens vier der fünf von MACKAY für die lupoide Hepatitis geforderten Symptome auf [*121, 185*]. Die von MACKAY und WOOD postulierte exzessive lymphoidzellige Infiltration, häufig mit Plasmazellansammlungen an der Peripherie der Herde verbunden, war stets nachweisbar [*190*].

Die Kombination: stark erhöhte γ-Globuline, vermehrte Transaminasen, pathologischer Bromsulfaleintest läßt die floride aktive Hepatitis mit größter Wahrscheinlichkeit vermuten. Daraus darf aber nur auf die momentane Aktivität des Prozesses geschlossen werden. Dagegen gibt diese Konstellation der Laboratoriumsbefunde keine Auskunft über die Struktur der Leber: ob bereits ein Umbau in eine Cirrhose vorliegt, oder ob es sich um einen frischeren Prozeß handelt. Sie liefert also keinerlei Hinweise auf die Prognose. Die klinische und biochemische Untersuchung kann deshalb die Biopsie nicht ersetzen (DE GROOTE u. Mitarb.; POPPER, WALDSTEIN und SZANTO, WILDHIRT) [*113, 245, 341*].

Auf Grund der klinischen und der Laboratoriumsbefunde könnte man die chronische Hepatitis grob in eine aktive und in eine inaktive Form einteilen, wie dies SAINT, KING, JOSKE und FINGKH getan haben [*267*]. Ihre beiden Gruppen umfassen alle Stadien der Entzündung bis zur aktiven Cirrhose bzw. der residuellen Fibrose bis zur inaktiven Cirrhose. Eine solche Einteilung läßt aber keine prognostischen Rückschlüsse zu; denn die Prognose einer „inaktiven chronischen Hepatitis" ist quoad sanationem um so schlechter, je weiter der strukturelle Prozeß in Richtung der Cirrhose fortgeschritten ist. Da die posthepatitische Fibrose mit eingreifender Strukturveränderung und die sog. inaktive Cirrhose nach unserer Erfahrung sehr oft nur eine passagere Remission oder eine Fehldiagnose auf Grund zu kleiner Biopsien (2mal) darstellen, möchten wir die Einteilung in eine aktive und inaktive chronische Hepatitis ablehnen.

Ist die Entzündung nicht mehr aktiv, so unterscheiden wir im histologischen Schnitt folgende Formen:

1. Die periportale Fibrose (stets in Kombination mit einer intraacinären Sklerose). Solche Patienten können als geheilt betrachtet werden, wenn auch die klinischen und Laborbefunde normal sind. Die intraacinäre Sklerose, d.h. die kollagene Umwandlung des peritrabeculären Gitterfaserngerüstes entspricht mehr oder weniger einer Capillarisation [*260, 270*], welche im allgemeinen die Außenzone des Rappaportschen Acinus betrifft. Sie ist ein Hinweis auf abgelaufene perizentrale Leberzellnekrosen [*6*]. Die centroacinäre Sklerose fehlt in unseren Fällen abgeheilter chronischer Hepatitis nie.

2. Periportale Fibrose mit intralobulären Septen ohne eindeutigen Umbau des Parenchyms. Der Verdacht auf einen cirrhotischen Umbau besteht aber, wenn trotz unauffälligem Parenchym und trotz fehlender Entzündung der Bromsulfaleintest noch pathologisch ausfällt (Abb. 35a). Auch eine erhöhte γ-Globulinfraktion deutet in dieser Situation auf eine Cirrhose hin. Jedenfalls ist eine Laparoskopie zur Klärung dieser Frage angezeigt.

3. Die inaktive Cirrhose mit Umbau der normalen Struktur. Sie zeigt meist klinisch die Zeichen der portalen Hypertension. Der Bromsulfaleintest bleibt pathologisch. Dagegen können die γ-Globuline sich normalisieren (Kriterien der histologischen Diagnose s. Kapitel posthetpatitische Cirrhose).

2. Bedeutung einzelner Leberfunktionsproben in Zusammenhang mit dem histologischen Gesamtbild

a) Der Bromsulfaleinretentionstest

Den Bromsulfaleinretentionstest fanden wir bei der aktiven chronischen Hepatitis in allen Fällen pathologisch. Er ist aber als Einzeltest weder diagnostisch noch prognostisch verwertbar. Ein pathologischer Bromsulfaleintest bei histologisch normalem Lebergewebe in der Nadelbiopsie oder residueller Fibrose erweckt jedoch, wie bereits erwähnt, den Verdacht auf eine inaktive Lebercirrhose. Nach Abheilung der chronischen Hepatitis fanden wir jedoch kürzlich in zwei Fällen noch einen pathologischen Bromsulfaleintest, nachdem sich alle anderen Leberfunktionsproben normalisiert hatten. Das histologische Korrelat hierzu war eine zonale Leberverfettung bei latentem oder manifestem Diabetes mellitus.

b) Die γ-Globuline

Eine γ-Globulinvermehrung spricht im allgemeinen für einen aktiven entzündlichen Prozeß bzw. für eine mesenchymale Reaktion [*166, 240, 258, 280*]. Letztere kann jedoch entweder intrahepatisch oder extrahepatisch oder kombiniert intra- und extrahepatisch vorkommen. Sie stellt deshalb kein sehr zuverlässiges Kriterium dar, da sie nicht auf ein bestimmtes histologisches Bild der Leber schließen läßt. Auch bei histologisch inaktiver Lebercirrhose ohne signifikante mesenchymale Reaktion findet man gelegentlich eine erhebliche γ-Globulinvermehrung bzw. eine Vermehrung aller Immunglobuline (Abb. 35a—c).

Paronetto, Rubin und Popper konnten immunologisch in der Umgebung von Piecemeal-Nekrosen γ-Globuline in Mesenchymzellen nachweisen [*226*]. Im Gegensatz zu den Phagocyten der akuten Virushepatitis, welche neben den γ-Globulinen auch andere Plasmaeiweiße enthielten, waren in den oft spindelig ausgezogenen Plasmazellen im Bereich der Piecemeal-Nekrosen und in den Uferzellen der Sinusoide nur γ-Globuline nachzuweisen. Beide zeigten lichtmikroskopisch ein basophiles Cytoplasma und elektronenmikroskopisch einen gegenüber den Phagocyten beträchtlich vermehrten Gehalt an Ribonucleinsäuren sowie ein reichlich entwickeltes endoplasmatisches Reticulum, beides Symptome, die eine vermehrte Eiweiß-Synthese anzeigen. Im Gegensatz zu den Phagocyten dürfte es sich hier um eine Bildung von γ-Globulinen, nicht einfach um eine Resorption handeln (Cohen, Singer und Popper) [*72*]. Tatsächlich besteht auch klinisch bei der aktiven chronischen Hepatitis eine gewisse Relation zwischen der Hyper-γ-Globulinämie und der Piecemeal-Nekrose.

Die Hyper-γ-Globulinämie bei inaktiven Cirrhosen ohne mesenchymale intrahepatische Reaktion geht nicht selten mit einer Vermehrung der Plasmazellen im Knochenmark oder in vereinzelten Fällen mit einer lymphoretikulären Infiltration von Knochenmark, Lymphknoten und Milz einher (Briellmann, Glagov u. Mitarb., Hirsch-Marie, Vesin und Cattan; Michon u. Mitarb.) [*50, 107, 134, 204*]. Bei der aktiven Cirrhose dagegen betrifft die Vermehrung dieser Zellelemente das ganze reticuloendotheliale System, also auch die „Leberprovinz des RES" (Aschoff [*15*]). Auch Schneiderbaur nimmt eine extra- und intrahepatische Globulinbildung bei der Lebercirrhose an [*278*]. Bei Cirrhosen mit stark ausgeprägter lymphoreticulärer Reaktion im reticuloendothelialen System steht oft die Splenomegalie klinisch im Vordergrund (D'Antuono u. Mitarb. sowie Hirsch-Marie u. Mitarb.; Michon u. Mitarb.) [*13, 134, 204*]. Elektrophoretisch können schlanke, schmalbasige Zacken im β- oder γ-Bereich der Elektrophorese ein Myelom vermuten lassen [*64, 73, 102, 204, 274, 276*].

3. Zur Frage der histologischen Cholestase und ihrem klinischen Korrelat

In unseren Biopsien finden sich zwei Typen von Cholestase:

1. Eine perizentrale Cholestase mit Gallepfröpfen in den erweiterten Canaliculi, die bisweilen von einem ganzen Kranz von Leberzellen tubulusartig umschlossen werden (Caroli und Paraf, Stauffer u. Mitarb.) [*62, 297*]. Sie entspricht in ihrer Ausdehnung der Peripherie des Rappaportschen Acinus und ist deshalb vor allem in der Nähe der Kollapsstraßen am deutlichsten ausgeprägt. Ihr klinisches Korrelat ist ein cholestatischer

Ikterus mit Pruritus und erhöhter alkalischer Serumphosphatase, die jedoch oft Werte unter 10 BE. aufweist, sowie mit erhöhtem Serumcholesterin. Er geht in seiner Intensität einigermaßen mit der histologischen Veränderung parallel. Wie MALLORY vermutet, dürfte jedoch das Gallepigment zu einem gewissen Teil durch die Paraffineinbettung verlorengehen [*196*], was die Beurteilung erschweren kann.

Bei 6 unserer Patienten mit chronisch aktiver Hepatitis fanden wir klinisch und bioptisch eine Cholestase, die bei 3 Patienten vorübergehend, bei weiteren 3 dauernd bestehen blieb. Bei den letzteren stand ein quälender Pruritus im Vordergrund. Das klinische Bild imitierte eine biliäre Cirrhose (DATTA u. Mitarb., JONES und TISDALE) [*79, 139*].

2. Eine rein lokale Cholestase in Arealen mit starker Leberzellregeneration. Plumpe Gallepfröpfe werden von einem Kranz tubulusartig angeordneter Leberzellen umschlossen (SMETANA) [*293*]. Diese Cholestase geht nicht mit dem klinischen Syndrom der Cholestase einher, sondern kommt auch bei anikterischen Patienten mit massiver Leberzellregeneration vor. Die alkalische Phosphatase kann im Serum erhöht sein, bleibt jedoch in einzelnen Fällen im Bereich der Norm (Abb. 29e).

Aus diesen Beziehungen geht eindeutig hervor, daß klinische und Laboratoriumsuntersuchungen allein nur Hinweise auf die aktuelle Aktivität des Prozesses geben, niemals aber bindende Schlüsse auf den Stand der strukturellen Entwicklung erlauben. Hinweise auf die Prognose sind nur aus der Verlaufskontrolle des histologischen Bildes zu gewinnen, aber ebenfalls nur unter Mitberücksichtigung der funktionellen Befunde. Nur die Koordination zwischen Klinik, Laboratorium und Histologie gibt letzten Endes Auskunft über den Stand der Dinge.

C. Dekompensierte posthepatitische Cirrhose

Bei einer Gruppe von 7 Patienten liegen bioptische Untersuchungen erst im Stadium der dekompensierten Lebercirrhose vor. Die strukturellen Veränderungen der Leber sind aber grundsätzlich dieselben wie bei der Cirrhose, die wir aus der chronisch aktiven Hepatitis hervorgehen sahen. Da nur der Endzustand histologisch belegt werden kann, sind diese Fälle in einer besonderen Gruppe zusammengefaßt. Es handelt sich um 4 Frauen und 3 Männer. In allen Fällen kann sowohl ein Alkoholabusus als auch ein regelmäßiger täglicher Alkoholkonsum sicher ausgeschlossen werden. 5 Patienten hatten eine akute Virushepatitis durchgemacht, die klinisch gesichert ist. Sie liegt 3—10 Jahre , bei einer 44jährigen Patientin sogar 15 Jahre zurück. Alle Patienten zeigen aber Brückensymptome in Form jahrelanger Oberbauchschmerzen, herabgesetzter Leistungsfähigkeit, Gewichtsverlust und einer vergrößerten Leber. Eine 39jährige

Patientin mit dem Vollbild der „lupoiden Hepatitis" zeigt bei der ersten Leberpunktion bereits das Bild einer voll entwickelten Lebercirrhose (Abb. 35a—c). Anhaltspunkte für eine vorangehende akute Virushepatitis finden sich nicht.

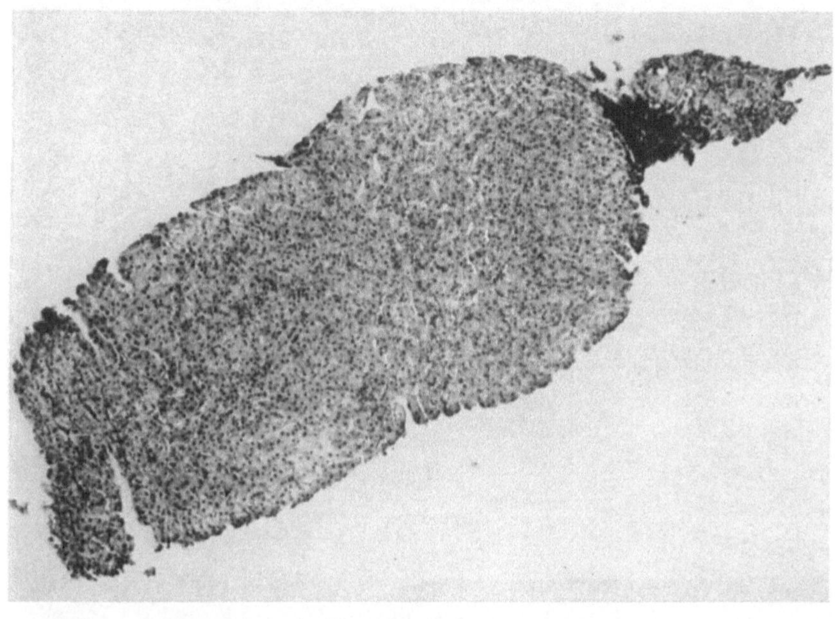

a

Abb. 35a—c. B. Claire, 39jährig. Posthepatitische Lebercirrhose (Klinisch „lupoide Hepatitis") Nadelbiopsie Nr. 660/61. Punktionszylinder völlig zerbröckelt. a Gewebsbröckel mit sanduhrförmiger Einschnürung durch eine Bindegewebsbrücke, welche gegen das große Parenchymfragment eine scharfe, bogenförmige Begrenzung aufweist. Parenchym im übrigen weitgehend intakt. Vergr. 15:1. b Dasselbe Präparat. Stärkere Vergrößerung. Links unscharfe Begrenzung mit peripherer Leberzellregeneration und entzündlichen Infiltraten. Vereinzelte Vacuolen (Fetteinschlüsse in Leberzellen). Vergr. 225:1. c Dieselbe Patientin. (Chirurgische Biopsie bei Probelaparotomie wegen Ileus $2^1/_2$ Jahre später) Nr. 14817/63. Wenig aktive, vorwiegend multilobuläre, septale, teils postnekrotische Lebercirrhose. Gitterfaserdarstellung nach Foot. Vergr. 45:1

I. Klinik

1. Alter und Geschlecht

Das Alter schwankt zwischen 39 und 75 Jahren. 2 Patientinnen von 39 bzw. 44 Jahren sind nach dem klinischen Verlauf in die Gruppe der juvenilen Cirrhose [*31*, *174*, *254*, *283*], welche mit der sog. lupoiden Hepatitis identisch ist [*188*], einzuordnen. Eine 75jährige Patientin dagegen zeigt die Symptomatologie der idiopathischen Cirrhose in der Menopause, mit Pigmentierungen der exponierten Haut, hämorrhagischer Diathese, Arthralgien und Hyperproteinämie durch Hyper-γ-Globulinämie, wie sie von Martini und Dölle beschrieben wurde [*200*]. Bezüglich der Altersverteilung ist die Gruppe ganz heterogen und unterscheidet sich damit

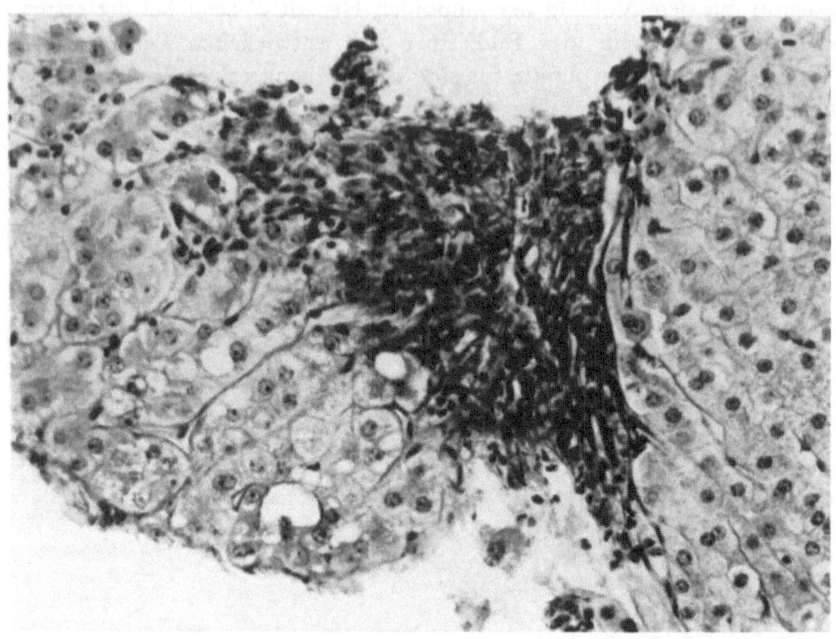

Abb. 35 b

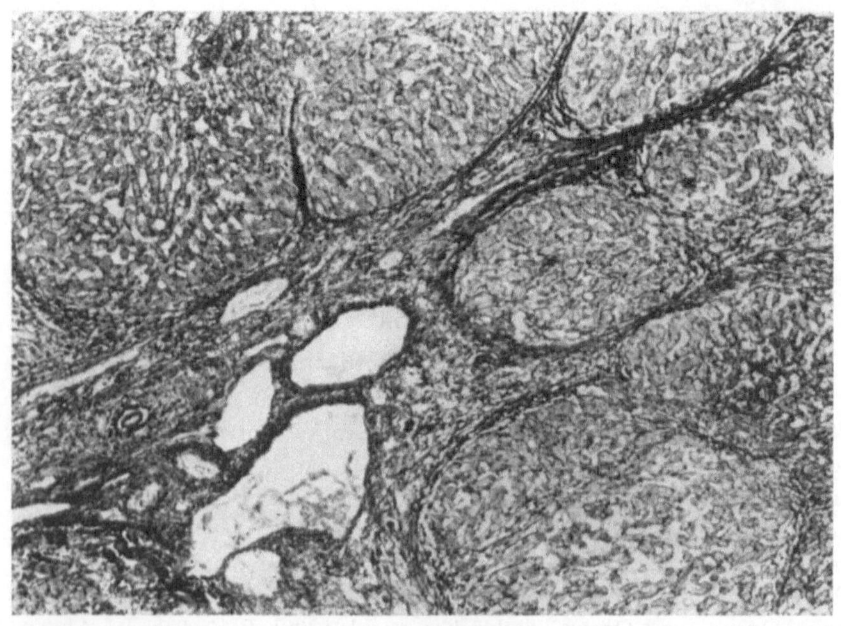

Abb. 35 c

von der alkoholischen Cirrhose, bei welcher wir in Übereinstimmung mit GARCEAU [99] die Diagnose bei 46—58jährigen stellen bei einem Durchschnittsalter von 53 Jahren.

2. Klinische Symptomatologie

Die klinische Symptomatologie weicht von der Gruppe der aktiven chronischen Hepatitis nur insofern ab, als die Zeichen der portalen Hypertension und der Dekompensation hinzutreten. Alle 7 Patienten weisen wenige bis zahlreiche Spidernaevi auf, die stets auf der oberen Körperhälfte lokalisiert sind. Dagegen findet sich kein Palmarerythem.

3. Laboratoriumsbefunde

Die Konstellation der Laborbefunde ist uneinheitlicher als in der Gruppe der aktiven chronischen Hepatitis. In allen Fällen pathologisch ist der Bromsulfaleintest mit einer Farbstoffretention nach 45 min von 8—40%. Die Transaminasen jedoch sind nur bei 3 Patienten konstant

Tabelle 4. *Posthepatitische Lebercirrhose. Laborbefunde — histologische Aktivität*

Patienten	Alter Jahre	SGOT E	BSP (Retention nach 45′) %	Serum-protein g-%	γ-Globuline %	SR mm	Serologische Reaktionen	Histologischer Befund
F. Klara	61	200	35	6,3	25	14	—	aktive, vorwiegend postnekrotische Cirrhose
R. Marie	75	520	61	5,3	46	34	—	aktive, vorwiegend postnekrotische Cirrhose
B. Claire	39	76	39	10,2	47,7	55	LE-Zellen AGK-Test Latextest	wenig aktive, vorwiegend septale Cirrhose
Sch. Margrit	44	43	12	6,2	16,5	7	—	wenig aktive, vorwiegend postnekrotische Cirrhose
J. Hans	64	34	8	6,8	34	40	—	inaktive, vorwiegend septale Cirrhose
L. Willy	48	32	10	6,5	27	14	—	inaktive, vorwiegend postnekrotische Cirrhose
R. Jakob	56	33	26	5,8	17	36	—	inaktive, vorwiegend septale Cirrhose

Laboratoriumsbefunde zur Zeit der Leberbiopsie.

erhöht mit Werten von 80—210 E, wobei die SGOT leicht über der SGPT steht. Bei 4 Patienten sind die Transaminasen normal und nur nach Oesophagusvaricenblutungen und nekrotischen Schüben leicht erhöht (60—120 E). Die γ-Globuline bleiben in 5 Fällen dauernd hoch (maximal 39%) bei gleichzeitiger zunehmender Hypalbuminämie. Bei 2 Patienten bildet sich die Dysproteinämie völlig zurück. Albumine und Globuline weisen normale Werte auf.

Dagegen ergibt die Bestimmung des Prothrombinkomplexes nach Quick in dieser Gruppe in allen Fällen erniedrigte Werte (30—55%) bei einer Verminderung aller Vitamin K-abhängigen Faktoren [*53*]. In der Gruppe der aktiven chronischen Hepatitis ist der Quick nur in seltenen fortgeschrittenen Fällen pathologisch.

Das Serumbilirubin ist in allen Fällen erhöht (3,2—28 mg-%), wobei der Bilirubinspiegel stark schwankt und terminal stets ansteigt. Die alkalische Phosphatase übersteigt einen Wert von 9 BE nie. Bei der einen 39jährigen Patientin mit juveniler Cirrhose und den Symptomen eines visceralen Lupus erythematodes ist der Latextest mehrmals positiv und erst heute, im terminalen Stadium negativ. Mehrmals wurde bei ihr ein positives LE-Phänomen und dauernd ein stark positiver Antiglobulinkonsumptionstest gefunden (s. Tabelle 4).

4. Verlauf

Von den 7 Patienten sterben 3 im Coma hepaticum, das bei einem Patienten nach einer portocavalen Shuntoperation auftritt. 4 Patienten leben noch, wovon 3 bereits eine Oesophagusvaricenblutung durchgemacht haben. 1 Patient ist seit seiner portocavalen Shuntoperation von seiten der Leber beschwerdefrei, erkrankte aber vor 2 Jahren an einer chronischen lymphatischen Leukämie, die zur Zeit ebenfalls in Remission steht.

Die beiden „juvenilen Cirrhosen“ zeigten sowohl Remissionen ohne als auch mit Corticosteroiden. Die 44jährige Patientin starb im Leberkoma. Die 39jährige Patientin wurde kürzlich mit einer Oesophagusvaricenblutung gefolgt von einem Coma hepaticum wieder bei uns eingeliefert.

II. Diagnose der Lebercirrhose in der Biopsie

Das strukturelle Bild entspricht der Beschreibung der posthepatitischen Cirrhose in der vorangehenden Gruppe. Nur in 4 Fällen findet sich noch eine floride Entzündung. Der ganze Punktionszylinder ist umgebaut, was trotz der oft weitgehenden Zerbröckelung und Fragmentation im allgemeinen ohne weiteres zu erkennen ist (Braunstein) [*49*]. Letztere kann geradezu als weiteres diagnostisches Indiz der Cirrhose verwendet werden.

Im Einzelfall ist es aber nicht immer leicht zu entscheiden, ob der vollständige Umbau zur Cirrhose bereits vollzogen ist. Im Stadium der floriden

Entzündung mit starker Aufsplitterung der Läppchenperipherie ist man versucht, unter dem Eindruck herdförmigen Umbaus vorzeitig auf eine Cirrhose zu schließen. Leberzellinseln verschiedener Größe, die in den periportalen Narbenfeldern stehengeblieben sind, wachsen zu Rosetten und Noduli aus und verleiten zur Annahme eines pseudolobulären Umbaus (Abb. 29). Wenn daneben im Punktionszylinder noch weite Strecken kompakten Parenchyms zu erkennen sind, völlig unscharf und unregelmäßig begrenzt durch fortschreitende läppchenperiphere Leberzellnekrosen, ohne daß eindeutige Zeichen der Leberzellregeneration vorliegen, so darf die Diagnose einer Cirrhose im Leberpunktat nicht gestellt werden [*100*, *333*, *334*]. Wir haben im eigenen Untersuchungsgut bei 3 Patientinnen aus Schnittpräparaten kleiner Gewebsstückchen mit herdförmigem Umbau eine Lebercirrhose vermutet und waren überrascht, im folgenden Jahr genau denselben Befund wieder vorzufinden. Die Laparoskopie bot das Bild der großen weißen Leber, so daß der Verdacht auf eine Lebercirrhose fallengelassen werden konnte. Bei 2 dieser Patientinnen kam es in den folgenden 2—3 Jahren doch zum vollständigen Umbau, zur Cirrhose. Bei der dritten, 27jährigen Patientin aber heilte die chronische Hepatitis nach 4 Jahren schließlich aus. Die Biopsie zeigte im floriden Stadium eine schwerste Aufsplitterung der Läppchenperipherie (Abb. 28). Nach Abklingen des Entzündungsprozesses begannen die zahlreichen, isoliert im noch lockeren kollagenen Bindegewebe liegenden Zellinseln zu Rosetten und plumpen zweikernigen Zellknospen auszuwachsen und sich einander so zu nähern, bis sie schließlich dicht bepackt und nur noch getrennt durch komprimierte Kollagenfasern und Capillaren beieinander lagen (Abb. 29). Damit war die normale Läppchenstruktur in groben Zügen wieder hergestellt. Diese Art der Regeneration findet man besonders in Fällen mit starker Hyperproteinämie. Die sichere Diagnose einer Lebercirrhose darf jedoch nur gestellt werden, wenn der ganze Punktatzylinder umgebaut ist.

Die zuverlässigsten Hinweise für eine Lebercirrhose gewinnt man im Leberpunktat durch genaue Beachtung der Parenchymregeneration. Bei der inaktiven, „ausgebrannten Lebercirrhose“ bilden die Zeichen der knotigen Regeneration im Leberpunktionszylinder, der häufig zerbröckelt, sehr oft den einzigen Hinweis für die Cirrhose. Abgerundete Parenchymbröckel, die durch einen Saum kondensierter Kollagenfasern scharf begrenzt sind, können als Indiz für eine Cirrhose gelten (Abb. 36), besonders, wenn zwischen den Bindegewebsfasern tangentiell verlaufende Ductuli eingeschlossen sind. Wichtig ist auch der Nachweis plumper mehrreihiger Trabekel oder pseudoacinärer Leberzellformationen (Abb. 35b, 36) [*16*, *20*, *152*, *242*].

In größeren Noduli können bei inaktiver Cirrhose die Zeichen der Zellregeneration allerdings bisweilen fehlen. Der lange bogenförmige Verlauf der scharfen Parenchymbindegewebsgrenze spricht jedoch für die

Cirrhose. Bei grobknotigen Cirrhosen gerät man mit der Biopsie nicht selten in ein völlig normales Lebergewebe. Die Berücksichtigung der klinischen Befunde schützt aber auch in diesen Fällen vor einer Verkennung der Situation. Von den Labortests hilft am besten der Bromsulfaleintest weiter, der auch bei der „ruhenden Cirrhose“ in der Regel pathologische Werte ergibt. Die γ-Globulinvermehrung und Dysproteinämie können dagegen, besonders bei „ausgebrannten Cirrhosen“, fehlen, die Senkung

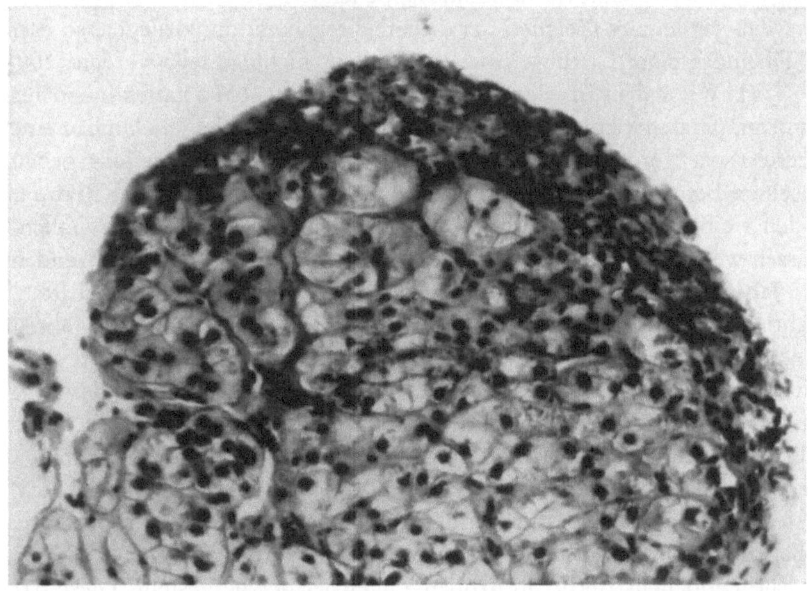

Abb. 36. F. Hans, 53jährig. Posthepatitische Lebercirrhose (Diagnose autoptisch bestätigt) Nadelbiopsie Nr. 3410/63. Alle Gewebsbröckel sind durch fest haftende Bindegewebsstreifen größtenteils umrandet. Kleiner Gewebsbröckel. Am oberen Umfang bogenförmig begrenzte Bindegewebskappe, entzündlich infiltriert. Parenchymgrenze abgerundet, bestehend aus trabeculären, zweireihigen und rosettenförmigen Regeneraten. Vergr. 200:1

kann normal sein. Diese Symptome sind deshalb in der Diagnostik weniger zuverlässig [*113*]. Die letzte Entscheidung bringt die Laparoskopie, die wir übrigens auch bei der aktiven chronischen Hepatitis stets durchführen, bevor der klinisch geheilte Patient aus der Kontrolle entlassen wird.

D. Die subakute Leberdystrophie

(Cirrhose nach subakuter Dystrophie — Cirrhose nach aktiver chronischer Hepatitis, Vergleich)

Ein Vergleich der Lebercirrhose, wie sie sich aus der aktiven chronischen Hepatitis nach jahrelangem Verlauf entwickeln kann, mit der postnekrotischen Cirrhose, welche in wenigen Monaten aus der subakuten

Leberdystrophie bzw. der massiv flächenhaft nekrotisierenden Hepatitis entsteht, ergibt einige interessante strukturelle Aspekte. Es stehen sich gewissermaßen zwei Extreme gegenüber: die aktive chronische Hepatitis, bei welcher die entzündlichen Veränderungen das Bild beherrschen und die subakute Dystrophie, welche durch die bisweilen einzeitigen Parenchymnekrosen und die Leberzellregeneration charakterisiert ist (THALER) [*313*], wobei die entzündlichen Veränderungen weitgehend zurücktreten oder zeitweise fast ganz fehlen können (HERXHEIMER, JORES, RÖSSLE) [*130*, *140*, *261*]. Das Endresultat, die Cirrhose, ist aber in struktureller Hinsicht in beiden Fällen grundsätzlich dasselbe.

Ein kasuistisches Beispiel einer flächenhaft nekrotisierenden Hepatitis (subakuten Dystrophie) zeigt die geradlinige Entwicklung zur „postnekrotischen" Cirrhose sehr schön (P.L., Med. Abt., Kantonsspital Chur, Chefarzt Prof. MARKOFF):

Ende Juni 1964 bemerkt eine 54jährige Krankenschwester rote Flecken an allen Extremitäten, welche nach wenigen Tagen verschwinden, ohne Residuen zu hinterlassen. 10 Tage später treten Gelenkschmerzen auf, begleitet von Übelkeit, Erbrechen und Ikterus. Mit zunehmendem Ikterus fällt eine psychische Veränderung der Patientin auf. Am 1. 8. 64 findet man bei der Klinikaufnahme eine hochgradig ikterische Patientin mit erheblicher Bewußtseinstrübung, Lethargie und Asterixis. Die Leber überragt den Rippenbogen um 3 QF., Konsistenz vermehrt, Milz knapp tastbar.

Laborbefunde. Senkung 5/9 mm. Serumbilirubin 30 mg-%. Transaminasen: SGOT 270, SGPT 284 E, Glutamatdehydrogenase 3,5 E, Prothrombinkomplex (Quick) 19%, Cholinesterase 500 E, Serumeiweiß 5,4 g-%. Elektrophorese: Albumine 57,2%. Globuline: α_1 5,3, α_2 6,0, β 9,3, γ 22,2%.

Verlauf. Die Patientin erhält hohe Dosen von Ultracorten, Coenzym-A-Infusionen, Lävuloseinfusionen mit Vitaminzusatz. Am 16. Tag ist das Sensorium wieder völlig klar. Der Ikterus blaßt nur langsam innerhalb von 3 Monaten ab. Die Transaminasen normalisieren sich in wenigen Tagen. Eine hohe Glutamatdehydrogenase von 4 E bei gleichzeitig niedriger Cholinesterase von 500 E zeigt aber eine fortbestehende schwere Leberschädigung an. Ascites stellt sich ein.

Die Biopsie vom 2. 9. 64, 7 Wochen nach Beginn des Ikterus und 9 Wochen nach Auftreten der ersten klinischen Symptome, ergibt folgenden Befund: die Struktur ist ausgedehnt zerstört. Flächenhafte perizentrale Kollapsfelder sind durch breite Verbindungsstraßen mit periportalen Nekrosen verbunden, die durch zahlreiche gewucherte Ductuli gekennzeichnet sind (Abb. 37e). Einzelne Läppchen sind völlig ausgelöscht. Die Zentralvenen und periportalen Felder gelangen damit in unmittelbare Nachbarschaft. Das Gitterfasergerüst im Bereich der Kollapsfelder ist verdichtet und ausgedehnt kollagenisiert. In seinen Maschen finden sich einzelne Makrophagen, die prall mit gelbbraunem Pigment angefüllt sind. Abgesehen von einzelnen lockeren Histiocytenansammlungen in den periportalen Feldern fehlen entzündliche Infiltrate stellenweise vollkommen (Abbildung 37a, b). In den periportalen Arealen finden sich keine frischen Nekrosen mehr, während in einigen noch erhaltenen Parenchymabschnitten perizentral immer wieder Leberzellen aus dem Gitterfasergerüst herausschmelzen. Aus der Dichte der Faserstruktur gewinnt man den Eindruck, daß die peripheren Leberzellnekrosen früh zum definitiven Abschluß gekommen sind. Die Regeneration ist intensiv und über das ganze Parenchym verteilt (Abb. 37b). Gegen die Grenzflächen hin und in den perizentralen Bezirken herrschen Riesenzellen vor, welche 2—10 Kerne aufweisen und bisweilen gewaltig aufgetrieben sind (Abb. 37c, d). Daneben finden sich oft drüsenartig angeordnete Leberzellen, welche Gallenpfröpfe einschließen. Eine unregelmäßig verteilte, den Arealen intensivster Regeneration entsprechende Cholestase ist sehr ausgeprägt. Das Leberparenchym erinnert an die Riesenzellhepatitis der Säuglinge, mit der es die Art der

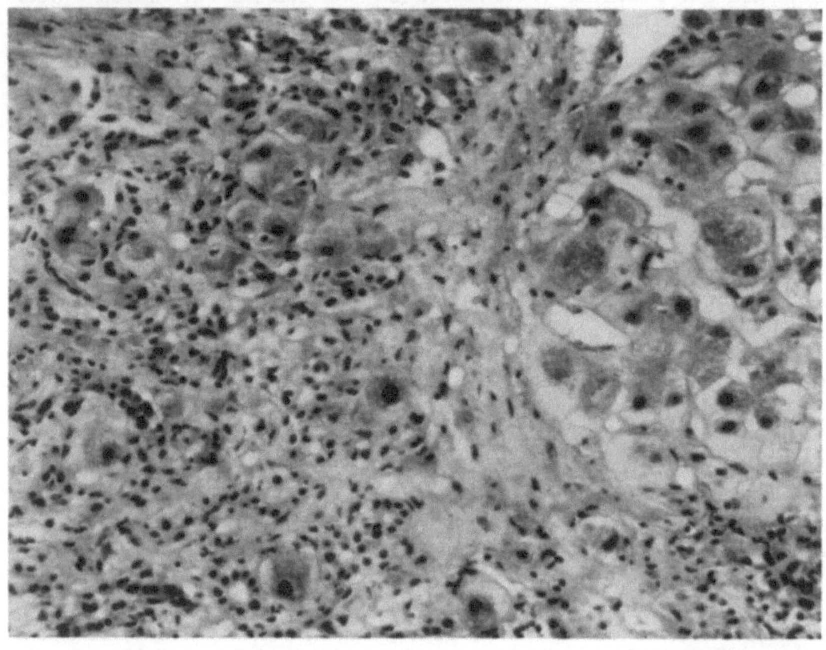

a

Abb. 37a—f. P. Longhina, 54jährig. Massive, flächenhaft nekrotisierende Virushepatitis (subakute Dystrophie). Nadelbiopsie 7 Wochen nach Auftreten des Ikterus Nr. 10381/64. a Ausgedehnte Zerstörungen durch massive Leberzellnekrosen mit teilweisem oder völligem Untergang einzelner Leberläppchen. Lockere entzündliche Infiltrate und mehrere Ductuli in einem Kollapsfeld (linke Bildhälfte). Vergr. 200:1. b Reste von Leberläppchen mit Zeichen der Regeneration, aber starken degenerativen Zellveränderungen und noch unscharfer Begrenzung gegen die locker entzündlich infiltrierten Kollapsfelder. Vergr. 110:1. c Erhalten gebliebenes Lebergewebe entlang einer Zentralvene. Fast alle Leberzellen erscheinen als mehrkernige Riesenzellen und sind mit Gallepigment beladen. Im Verhältnis zur schweren Parenchymschädigung auffallend geringe Proliferation der Sternzellen (das Bild erinnert an die Riesenzellhepatitis der Neugeborenen). Vergr. 100:1. d Dasselbe Präparat. Detail: Riesenzellen. Vergr. 275:1. e Dasselbe Präparat. Ausgeweitete Ductuli und kleine interlobuläre Gallengänge, welche eingedickte Galle enthalten. Das Bild erinnert an einen extrahepatischen Verschluß. Vergr. 325:1. f Dasselbe Präparat; Übersichtsbild: die Schablone zur Cirrhose ist durch die massiven Leberzellnekrosen gegeben (PAS-Färbung). Vergr. 70:1

Zellregeneration, die Cholestase und das Fehlen bzw. die nur äußerst bescheidenen Zeichen der Entzündung gemeinsam hat.

Die Schablone zur Cirrhose ist damit durch die subakute „dystrophische" Hepatitis gegeben, wenn auch die Noduli noch nicht scharf profiliert sind (Abb. 37b, f). Die perizentralen Kollapsstraßen, welche die Zentralvenen untereinander verbinden und auch mit den periportalen Feldern in Verbindung treten, sind viel breiter, ausgedehnter, aber im ganzen bieten sie dasselbe Bild wie die

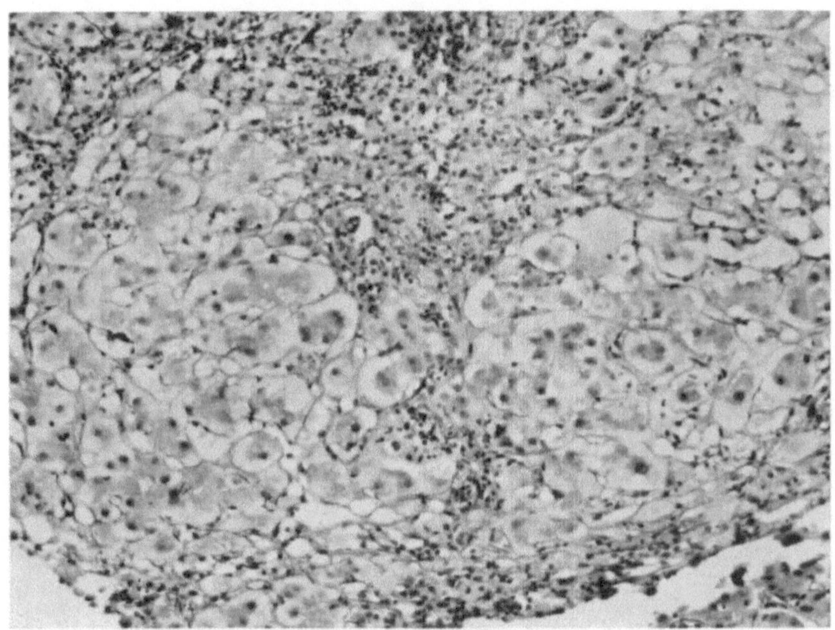

Abb. 37 b

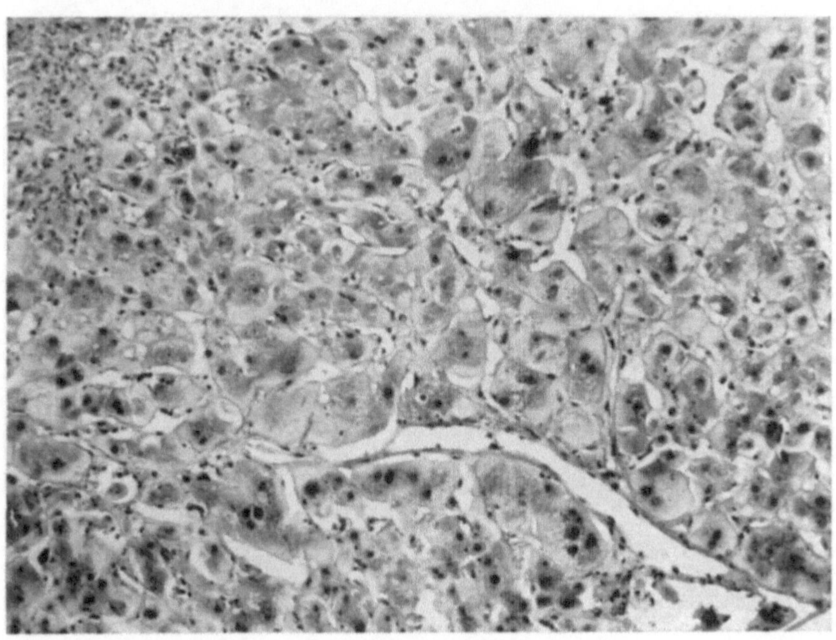

Abb. 37 c

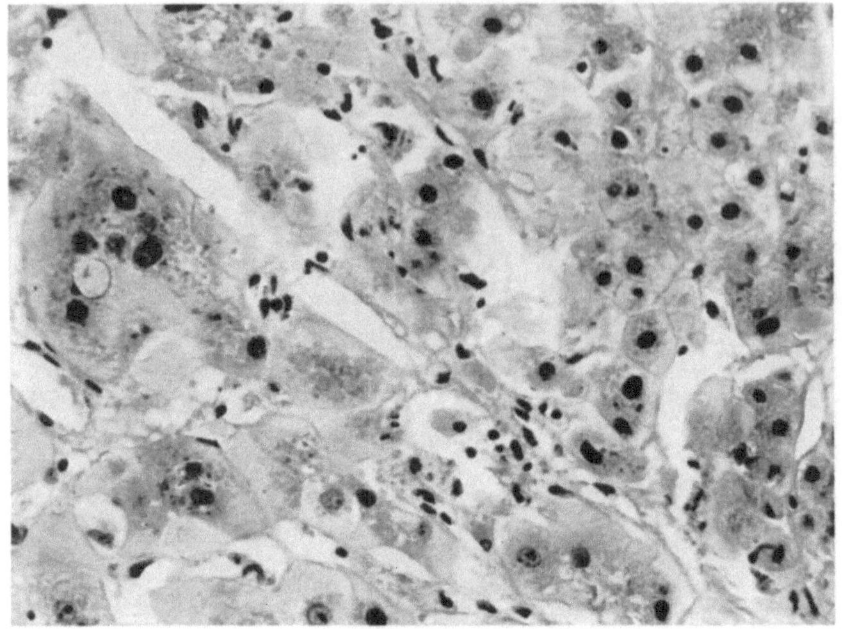

Abb. 37 d

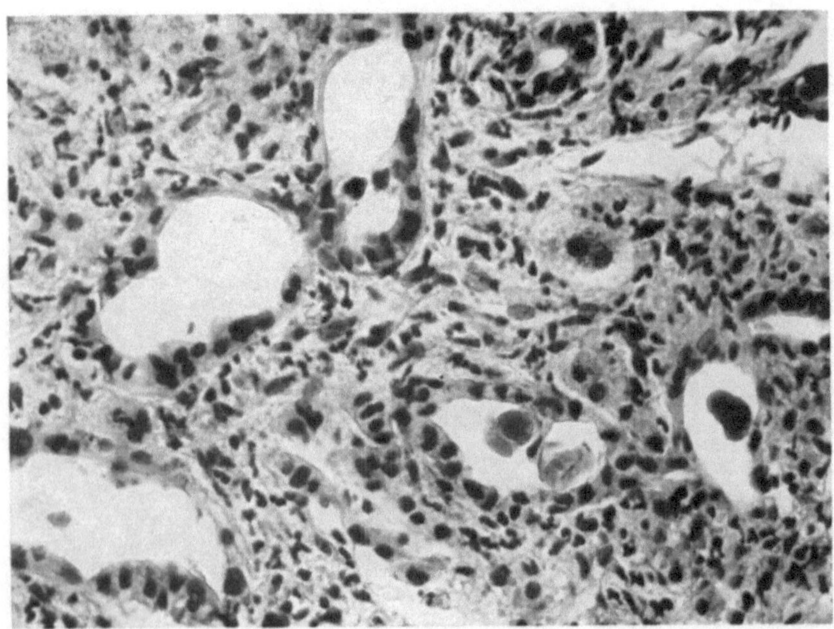

Abb. 37 e

langsam schleichend verlaufende aktive chronische Hepatitis. Dagegen sind stellenweise ganze Läppchen in toto zerstört, was bei der aktiven chronischen Hepatitis selten oder erst in fortgeschrittenen Stadien gesehen wird. Auch periportale Kollapsfelder ohne jegliche entzündliche Zeichen sind hier zu erkennen. Die periportale Fibrose begleitet die zahlreichen gewucherten Ductuli. Das Narbengewebe ist hier besser konsolidiert, als in den perizentralen Abschnitten. Man könnte sich vorstellen, daß die portogene Invasion des Virus in brutaler Weise zunächst die peripheren Parenchymabschnitte zerstört (was auch von KÜHN und BÜCHNER postuliert wird) [*58*, *172*] und daß im weiteren

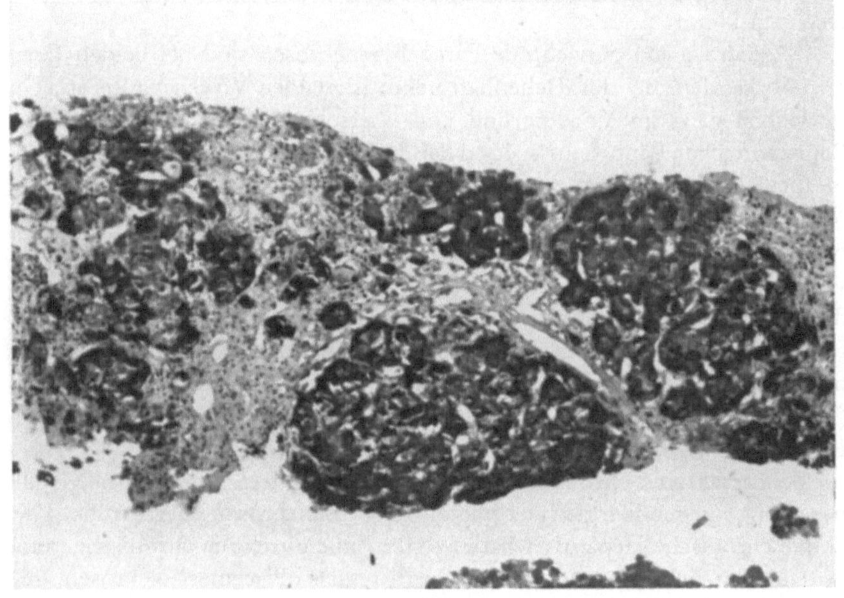

Abb. 37f

Verlauf die durch ungünstige zirkulatorische Verhältnisse weniger resistenten perizentralen Leberzellen der Nekrose (wahrscheinlich schubweise) anheimfallen. Die stellenweise durch geschwollene Leberzellen hochgradig eingeengten Sinusoide lassen jedenfalls intralobuläre Zirkulationsstörungen vermuten.

Eine zweite eigene Beobachtung der Medizinischen Universitätsklinik Zürich, KG-Nr. 2293/64, einer 69jährigen Patientin mit subakuter Leberdystrophie nach Serumhepatitis, zeigt genau dieselben histologischen Veränderungen in der Leberbiopsie. Die Ausgestaltung der Cirrhose erlebt die Patientin aber nicht mehr. Sie stirbt 9 Wochen nach Auftreten des Ikterus im Leberkoma. Die Sektion zeigt grundsätzlich dieselben Zerstörungen wie die Biopsie. Zwischen den Kollapsfeldern liegen große Areale mit einigermaßen intakter Struktur.

Der Vergleich der beiden Evolutionsformen der posthepatitischen Cirrhose gibt zu folgenden Schlußfolgerungen Anlaß:

1. Die Morphogenese der auf dem Boden massiver flächenhafter Nekrosen bei maligner Virushepatitis entstandenen Lebercirrhose unterscheidet sich wohl quantitativ, nicht aber grundsätzlich von der posthepatitischen Cirrhose nach jahrelanger, schleichend verlaufender aktiver chronischer Hepatitis. Beide sind, sofern man diesen nicht recht befriedigenden Begriff beibehalten will, postnekrotische Cirrhosen [*5, 23, 37, 181, 182, 242, 313*]. Beide führen, sofern der Patient genügend lange lebt, schließlich zu einem Endstadium, dem man nach dem Vorschlag von POPPER und SCHAFFNER den Namen der Laënnecschen Cirrhose zuerkennen könnte [*242*].

2. Zentrale und perizentrale Parenchymnekrosen sind bei beiden Formen vorhanden. Bei der flächenhaft nekrotisierenden Virushepatitis stehen sie jedoch ganz im Vordergrund und überschreiten die Außenzone des Rappaportschen Läppchens weit, so daß stellenweise einzelne Leberläppchen in toto der Zerstörung anheimfallen (Abb. 37a). Die Ausbreitung der Nekrosen folgt jedoch sowohl bei der aktiven chronischen Hepatitis als bei der flächenhaft nekrotisierenden Virushepatitis grundsätzlich denselben vorgezeichneten Bahnen. Die Kollapsstraßen müssen also auch bei der flächenhaft nekrotisierenden Virushepatitis zwangsläufig die periportalen Felder erreichen. Dadurch wird aber bei genügend ausgedehnter Nekrose der Ring des hexagonalen Kiernanschen Leberläppchens aufgebrochen (THALER) [*313*]. Die Regeneration des auf diese Weise zergliederten Parenchyms ist nach ursprünglichem Bauplan unmöglich.

Bei der aktiven chronischen Hepatitis dagegen treten perizentrale Zelluntergänge gegenüber den peripheren Leberzellnekrosen eher zurück. Die aktive chronische Hepatitis wird in erster Linie durch die chronische periportale Entzündung und die sie begleitenden Piecemeal-Nekrosen geprägt. Bei der subakuten Dystrophie aber tritt die Entzündung im allgemeinen zurück.

3. Sowohl die subakute Dystrophie als auch die aktive chronische Hepatitis weisen läppchenperiphere Parenchymnekrosen auf. Letztere scheinen aber bei der subakuten Dystrophie in einer frühen Krankheitsphase und wahrscheinlich oft einzeitig zu erfolgen, während sie bei der aktiven chronischen Hepatitis dauernd unterhalten werden und in einer engen Relation zur peripheren Entzündung stehen. Dieser Unterschied weist aber darauf hin, daß es sich bei der periportalen Entzündung nicht einfach um die Auswirkungen der Zelldestruktion im Innern des Parenchyms, in den perizentralen Arealen, also um eine resorptive Entzündung handeln kann, da eine solche massive Entzündung sonst auch bei der subakuten Dystrophie zu erwarten wäre. Der Entstehungsmechanismus der peripheren Leberzellnekrosen bei der aktiven chronischen Hepatitis dürfte also ein ganz anderer sein, und der Verdacht eines immunologischen Geschehens wurde wiederholt geäußert (MACKAY, POPPER u. Mitarb.) [*185, 240*]. Auch

die blutchemischen Veränderungen sprechen in dieser Richtung. Die aktive chronische Hepatitis ist charakterisiert durch eine ausgeprägte, oft exzessive Vermehrung der γ-Globuline. Sie kann in Fällen mit Dystrophie fehlen, wenig oder nur vorübergehend ausgeprägt sein. (Bei der zweiten Patientin beträgt der elektrophoretische Anteil der γ-Globuline nur 12—13% bei wiederholter Kontrolle, bei der ersten Patientin erreicht er nur in der Erholungsphase einmal 32%, um bald wieder auf Werte von 22—25% abzusinken).

Die postnekrotischen Lebercirrhosen bei Patienten mit A-γ-Globulinämie (Good und Page, Girard, Bel, Coulot u. Revillard) [*106, 110*] werden immer wieder als entscheidendes Gegenargument gegen die Hypothese eines immunologischen Geschehens bei der chronischen Hepatitis bzw. posthepatitischen Cirrhose ins Feld geführt. Die Beobachtung von Good und Page z.B. betrifft eine posthepatitische Cirrhose nach schwerer Virushepatitis, entstanden in der kurzen Zeit von 5 Monaten und zeigt den Verlauf, wie man ihn bei der subakuten Dystrophie findet [*110*], bei der die Struktur der Cirrhose durch den ersten nekrotischen Schub bestimmt werden kann (Thaler) [*313*]. Diese Cirrhosen sind unseres Erachtens deshalb kein stichhaltiger Einwand gegen die chronische Hepatitis bzw. posthepatitische Cirrhose als immunologisch bedingtes Geschehen. Man könnte höchstens einwenden, daß die bei einer Dystrophie entstandenen postnekrotischen Cirrhosen keine echten Cirrhosen seien, sondern Narbenlebern (Kalk und Büchner, Kalk, Wepler) [*147, 150, 334, 335*). Eine scharfe Grenze zur Narbenleber läßt sich jedoch nicht ziehen. Diese postnekrotischen Cirrhosen erfüllen völlig die Kriterien der Definition: eines Umbauprozesses durch Zellnekrosen, Fibrose und Regeneratbildung. Auch wenn man die Cirrhose von der Angioarchitektur aus definiert, ist das wichtigste Kriterium, die Umorganisation des Leberkreislaufes erfüllt.

Zweiter Abschnitt

Diskussion: Zur Frage der Pathogenese der chronischen Hepatitis

Die Beurteilung der chronischen Hepatitis und ihrer Prognose ist im allgemeinen schwierig. Die klinischen und biochemischen Befunde geben nur gewisse Hinweise auf die momentane Aktivität des Prozesses. Die einzige zuverlässige Methode in der Beurteilung des Verlaufes stellt die wiederholte Leberbiopsie dar, welche seit der Einführung der „Sekunden-Biopsie" von MENGHINI [*203*] für den Patienten zumutbar geworden ist.

Trotz der Problematik und eines gewissen Zwanges, die jeder Einteilung anhaften, scheint es berechtigt, auf Grund morphologischer Kriterien zwei Typen der chronischen Hepatitis voneinander abzugrenzen, die sich nicht nur histologisch, sondern auch in prognostischer Hinsicht unterscheiden. Die eine, oft langwierig, stets aber mild verlaufende Form geht nach unseren Beobachtungen nie in eine Cirrhose über, sondern heilt, wenn auch oft nach Jahren, schließlich aus. Wir nennen sie in Anlehnung an SMETANA, SIEDE u.a. chronisch persistierende Hepatitis [*146, 283, 287, 292, 334*]. Die zweite Form, die aktive chronische Hepatitis, besitzt die prospektive Potenz zur Lebercirrhose. Ihre Fernprognose ist unsicher, in unserem Krankengut in fast der Hälfte der Fälle ungünstig. Im Gegensatz zur chronisch persistierenden Hepatitis, bei welcher die Dysproteinämie und die γ-Globulinvermehrung geringgradig sind oder auch fehlen können, geht sie, abgesehen von seltenen Ausnahmen, mit einer starken Vermehrung der γ-Globuline einher. Geht man von der einheitlichen Histologie und dem Leitsymptom der Hyper-γ-Globulinämie aus, so lassen sich in diese Gruppe auch die besonderen Formen der chronischen Hepatitis: die lupoide Hepatitis, die chronischen Hepatitiden bei Kollagenosen, die chronischen Hepatitiden bzw. posthepatitischen Cirrhosen mit Myelom-ähnlichen Veränderungen der Serumelektrophorese zwanglos einordnen.

Die Pathogenese der chronischen Hepatitis und ihrer beiden besonderen Verlaufsformen ist bis heute noch unbekannt. Es existieren jedoch einige, zum Teil durch Tierversuche untermauerte Hypothesen, welche im folgenden diskutiert werden sollen.

1. Die chronische persistierende Hepatitis

(Zur Frage des chronischen Virusinfektes und Besprechung der Hypothese von SMETANA)

Die chronisch persistierende Hepatitis wird von mehreren Autoren einfach als persistierende Hepatitis bezeichnet und den akuten Verlaufsformen der Virushepatitis zugerechnet (BAGGENSTOSS, GALLAGHER, NEEFE, POPPER und SCHAFFNER, SMETANA) [*21, 98, 211, 242, 292*]. Tatsächlich handelt es sich in der Mehrzahl der Fälle um weiterschwelende Virushepatitiden mit klinisch anikterischem Verlauf (THALER) [*315*]. Die histologischen Veränderungen sind dieselben, wie sie die gewöhnliche Virushepatitis in gerafftem zeitlichem Ablauf zeigt: es kann also das Bild der abklingenden akuten Virushepatitis noch während Monaten bis Jahren vorliegen. Viel häufiger begegnet man einem histologischen Bild, das alle Züge der Virushepatitis vermissen läßt. Die Leberzellveränderungen sind im gesamten völlig uncharakteristisch. Eine geringe disseminierte oder zonale Leberverfettung, wie man sie bei der akuten Virushepatitis nie sieht, wird gelegentlich beobachtet. Im Vordergrund steht eine periportale Entzündung, welche gelegentlich als einziges Element bestehenbleibt, so daß der Histologe sich auf die rein deskriptive Diagnose einer interstitiellen lymphoplasmacellulären Hepatitis (KETTLER) [*157*] beschränken muß. Die in allen Fällen stark ausgeprägte periportale Entzündung zeigt stets den Charakter der proliferierenden, d.h. chronischen Entzündung. Wir rechnen deshalb die persistierende Hepatitis zur chronischen Hepatitis. Wenn wir dabei nur Fälle von mindestens 1jähriger Verlaufsdauer berücksichtigen, so soll damit der Tatsache Rechnung getragen werden, daß auch bei der typischen Verlaufsform der Virushepatitis die letzten periportalen entzündlichen Veränderungen erst nach 7—8 Monaten verschwinden können (DE GROOTE u. Mitarb., KÜHN, RUBIN) [*113, 172, 264*].

Aus dem histologischen Bild allein ist es in der Mehrzahl der Fälle nicht möglich, auf die Ätiologie zu schließen, da dieselben Veränderungen auch bei Begleithepatitiden verschiedener Allgemeinerkrankungen auftreten. Dieses Bild der „unspezifisch reaktiven Hepatitis“, wie es POPPER nennt [*242*], schließt aber andererseits eine Virushepatitis keineswegs aus. Histologische Untersuchungen bei Blutempfängern [*120*] und in Hepatitisepidemien bei Kampftruppen, also bei gut kontrollierten, straff organisierten Kollektiven scheinen dies zu belegen [*71*]. Bei der beschränkten morphologischen Ausdrucksfähigkeit der Organe ist dies auch nicht verwunderlich. Wenn aber auf Grund einer negativen Vorgeschichte ein Kausalzusammenhang mit der Virushepatitis nicht ersichtlich ist, muß zunächst eine Allgemeinkrankheit mit Sicherheit ausgeschlossen werden. Erst dann ist man vom klinischen Standpunkt aus berechtigt, von einer primär chronischen Hepatitis zu sprechen und entsprechend zu handeln.

Die chronisch persistierende Hepatitis wird heute allgemein als Verlaufsform der Virushepatitis aufgefaßt [*21, 240, 242, 292, 315*]. SMETANA nimmt in Analogie zum Herpes simplex-Virus ein labiles Gleichgewicht zwischen dem Gewebe des Wirtsorganismus und dem Virus an. Die persistierende und die rezidivierende Virushepatitis sind, von diesem Gesichtspunkt aus betrachtet, identisch [*293*]. Für die Hypothese der Viruspersistenz sind folgende Argumente ins Feld zu führen:

1. Es bestehen gewisse Hinweise dafür, daß das Hepatitisvirus über längere Zeit im Körper verweilen kann. CREUTZFELDT u. Mitarb. berichteten kürzlich über einen Patienten, der im Ostfeldzug eine Virushepatitis durchmachte und als Blutspender über 10 Jahre hinweg 9 Blutempfänger ansteckte, von denen einer im Leberkoma starb [*77*]. Der Patient selbst erlag in den folgenden Jahren einer posthepatitischen Lebercirrhose. Andererseits konnte KRUGMANN eine Virämie ohne jegliche klinische Symptome bei einem Kind im Rahmen einer Hepatitis-Epidemie nachweisen. Derselbe Verfasser fand in 5,4% spontane Hepatitisrezidive [*171*]. Durch diese Tatsachen würde die Hypothese von SMETANA eine gewisse Stütze erhalten.

2. Vereinzelte Fälle von chronisch persistierender Hepatitis weisen noch nach Jahren das histologische Bild der Virushepatitis auf [*98, 240, 292*]. Sowohl die spontanen Rezidive als auch die Rezidive nach Absetzen der Corticosteroidbehandlung erwecken den Verdacht der Viruspersistenz.

Als Gegenargumente können gelten:

1. Eine chronische Virusinfektion ist in der menschlichen Pathologie nicht bekannt. Virusinfekte sind im allgemeinen von kurzer Dauer und hinterlassen eine Immunität. Eine fortdauernde Gewebsschädigung durch das Virus erscheint deshalb unwahrscheinlich.

2. Eine Übertragung der infektiösen Gelbsucht von Patienten mit abklingender oder protrahiert verlaufender Hepatitis auf Freiwillige gelang nicht [*213*]. In Blut und Stuhl kann das Virus in der Inkubationszeit (etwa 2 Wochen vor Beginn des Ikterus bei einer experimentell ermittelten Inkubationszeit von 35—50 Tagen) und 1—8 Tage nach Auftreten des Ikterus nachgewiesen werden (KRUGMANN u. Mitarb.) [*170, 171*].

Gibt es einen anderen Mechanismus, der die Fortdauer der Entzündung im Falle der chronisch persistierenden Hepatitis erklären könnte?

Einzelne Autoren denken an einen Autoaggressionsmechanismus [*185*]. Bei der chronisch persistierenden Hepatitis lassen sich aber keinerlei Indizien dafür finden. Es fehlen sowohl klinische Hinweise: eine γ-Globulinvermehrung fehlt oder weist nur mäßig erhöhte Werte auf, welche höchstens denjenigen einer abklingenden akuten Virushepatitis entsprechen. Serologische Tests: Antiglobulinkonsumptionstest, LE-Phänomen, Rheumafaktoren, welche als Index für eine solche Hypothese gelten können, sind gerade in dieser Gruppe nicht nachzuweisen. Histologisch fehlt das einzige

Indiz, das in diesem Sinne zu verwerten wäre, die Piecemeal-Nekrose (Popper und Rubin) [*240*].

Wenn man aber die chronisch persistierende Hepatitis als Gesamtgruppe betrachtet, so fällt auf, daß es sich stets um von Anfang an mild verlaufende Hepatitiden handelt. Auch die Laborbefunde entsprechen zunächst einer leicht verlaufenden Virushepatitis. Die Transaminasen sind im späteren Verlauf meist nur geringgradig bis mäßig erhöht, die Serumeiweißveränderungen im allgemeinen gering [*98, 242, 283*]. Die Möglichkeit, daß eine genügende Immunisierung ausbleibt, ist gegeben. In diesem Lichte scheint die Hypothese von Smetana [*292, 293*] als vorläufig einzige, einigermaßen akzeptable Erklärung.

2. Die aktive chronische Hepatitis

(Diskussion der drei Hypothesen)

Die aktive chronische Hepatitis ist in ihrem klinischen Verlauf der Proteus unter den Leberkrankheiten. Sie kann zu schwerer Beeinträchtigung des Allgemeinbefindens führen oder lange Zeit ohne Symptome verlaufen. In vielen Fällen ist eine große scharfrandige Leber das einzige objektiv feststellbare Symptom [*113, 115*]. Von den mannigfachen Laborbefunden gruppieren sich jedoch 3 Symptome zu einer einigermaßen charakteristischen Trias: ein pathologischer Bromsulfaleinretentionstest, deutlich erhöhte Serumtransaminasen und eine fast immer stark ausgeprägte Hyper-γ-Globulinämie. Diese Konstellation ist aber grundsätzlich in allen Stadien der Entwicklung von der aktiven chronischen Hepatitis bis zur voll ausgebildeten Cirrhose vorhanden.

Der pathologisch-anatomische Befund ist im Gegensatz zum variablen klinischen Bild und entgegen der Ansicht von Sborov und Keller in seinem Ablauf einheitlich, wie auch Wepler betont [*268, 334*]. Er ist charakterisiert durch eine schwere fortschreitende periportale Entzündung mit Zerstörung des angrenzenden Parenchyms und Ersatz durch Narbengewebe und gewucherte Ductuli. Die aktive chronische Hepatitis kann nach monate-, meist aber jahrelangem Verlauf abheilen oder in eine Cirrhose übergehen [*113, 151, 240, 334*].

Es stellt sich zunächst die viel diskutierte Frage, ob dem einheitlichen pathologisch-anatomischen Bild auch ein einheitlicher pathogenetischer Mechanismus zugrunde liege, d.h. die Frage nach der Ursache der chronischen Entzündung.

a) Chronischer Virusinfekt

In der ersten Zeit nach der Entdeckung der chronischen Hepatitis durch die Leberbiopsie galt das Leiden als Folgekrankheit der Virushepatitis (Volwiler und Elliot, Sborov und Keller, Saint u. Mitarb., Markoff) [*198, 267, 268, 325*]. Man dachte deshalb zunächst an einen chronischen

Virusinfekt. Während im Falle der chronisch persistierenden Hepatitis einige Argumente für ein Weiterschwelen des Infektes anzuführen sind, begegnet eine solche Hypothese bei der aktiven chronischen Hepatitis großen Schwierigkeiten. Denn in der menschlichen Pathologie gibt es, wie bereits erwähnt, kein Beispiel einer chronischen viralen Entzündung mit fortschreitender Zerstörung der Organstruktur (KÜHN u. WEINREICH) [*173*]. Damit ist aber die Gegenwart des Virus im Organismus keineswegs ausgeschlossen. Die Beobachtung von akuten Hepatitisrezidiven, die wir nach Absetzen der Corticosteroidtherapie und nach interkurrenten bakteriellen Infekten bei Patienten mit vorangehender akuter Virushepatitis, also bei sekundär chronischer Hepatitis sahen, und wie sie schon von WEPLER [*334*] beschrieben wurden, deuten auf die Möglichkeit hin, daß das Virus auch bei aktiver chronischer Hepatitis unter gewissen Bedingungen wieder eine pathogene Wirkung entfalten könnte.

Andererseits gibt es jedoch Fälle von chronisch aktiver Hepatitis, die nicht aus einer Virushepatitis hervorgehen. So konnte z.B. die Evolution einer chronisch aktiven Hepatitis aus einer Fettleber mehrmals eindeutig verfolgt werden (KALK, GROS und HERZOG, THALER, eigene Beobachtungen) [*115, 148, 314*]. Auch das histologische Bild zeigt nicht die Züge der Virushepatitis. Diese Gründe machen eine chronische Virusinfektion sehr unwahrscheinlich.

b) Wird der Entzündungsprozeß durch chronische bakterielle Infekte unterhalten?

An die Möglichkeit, daß der Entzündungsprozeß der Virushepatitis durch Darmbakterien oder bakterielle Toxine unterhalten werden könnte, wurde schon gedacht. STOKES empfahl aus dieser Überlegung für die chronische Hepatitis eine perorale Tetracyclinbehandlung [*304*]. Da keine signifikanten Therapieerfolge erzielt wurden und eine langfristige Tetracyclinbehandlung zu einer Leberverfettung führt, wurde diese Behandlung wieder verlassen [*286*]. Interessant sind in diesem Zusammenhang die chronischen Leberkrankheiten bei der Colitis ulcerosa. Bei dieser Krankheit wurde eine portale Bakteriämie mehrfach nachgewiesen (BROOKE und SLANY) [*55*]. Die Kombination einer Colitis ulcerosa mit der aktiven chronischen Hepatitis ist überdies bekannt (MACKAY, WILLCOX und ISSELBACHER u.a.) [*54, 163, 185, 343*]. Andererseits ist jedoch die begleitende Leberkrankheit bei der Colitis ulcerosa uneinheitlich: man findet eine Fettleber, eine aktive chronische Hepatitis, eine postnekrotische Cirrhose und eine Pericholangitis bzw. Pericholangiolitis (PALMER u. Mitarb., SHERLOCK u.a.) [*224, 283, 318, 322, 323*]. Letztere wird mit der portalen Bakteriämie in Verbindung gebracht und soll sich durch eine Hepatomegalie und konstante Erhöhung der alkalischen Phosphatase auszeichnen (BODEN u. Mitarb.) [*43, 247*]. Die aktive chronische Hepatitis kann aber der Colitis ulcerosa zeitlich vorausgehen (OLHAGEN, WILLCOX und ISSELBACHER) [*219,*

343], so daß die Frage des Zusammenhanges zwischen der Chronizität der Hepatitis und der portalen Bakteriämie am Beispiel der Colitis ulcerosa nicht schlüssig zu beantworten ist.

Akute Hepatitisrezidive mit dem histologischen Bild der akuten Virushepatitis aufgepfropft auf eine aktive chronische Hepatitis konnten wir in drei Fällen mit schwerer interkurrenter bakterieller Infektion beobachten. Bei zwei Patientinnen handelt es sich um Coli-Pyelonephritiden, in einem Fall mit objektivierter Bakteriämie, bei der dritten Patientin um einen Streptokokken-Infekt mit leukoklasischem Mikrobid. Die akuten Symptome bildeten sich in 2—3 Wochen zurück, ohne daß die Grundkrankheit daraufhin eine eindeutig ungünstige Wendung genommen hätte. Es liegen bis heute im ganzen gesehen keine Beweise dafür vor, daß die Chronizität einer Hepatitis durch bakterielle Infekte bedingt wäre, wie dies im Falle der hämatogenen Pyelonephritis angenommen wird (MACKAY) [*185*].

c) Die chronische Hepatitis als Autoimmunkrankheit

Gewichtige Argumente sprechen dafür, daß die aktive chronische Hepatitis durch ein immunpathologisches Geschehen bedingt sein oder unterhalten werden könnte:

1. Die Hyper-γ-Globulinämie, gelegentlich verbunden mit einer Hyperproteinämie [*63, 174, 276, 327, 340*].
2. Der Nachweis zirkulierender Autoantikörper bei gewissen Formen der aktiven chronischen Hepatitis. (LE-Zellen, Antiglobulinkonsumptionstest, Antikörper gegen Lebergewebe und Gewebe anderer Organe) [*12, 39, 186, 231*].
3. Der Nachweis von Rheumafaktoren im Serum [*19, 48, 165, 185*].
4. Vermehrung und Infiltration von lymphoiden- und Plasmazellen in der Leber und in den übrigen Organen des reticuloendothelialen Systems [*52, 107, 185*].
5. Kombination mit anderen Autoimmun- und Kollagenkrankheiten (Thyreoiditis, Colitis ulcerosa, Lupus erythematodes visceralis, Sjögren-Syndrom) [*29, 82, 85, 105, 111, 135, 160, 169, 187, 202, 288, 296, 320, 343*].

POPPER, PARONETTO und RUBIN sprechen von einer „Selfperpetuation" und sehen in der Piecemeal-Nekrose das zugehörige histologische Korrelat [*235*]. Auf Grund zahlreicher tierexperimenteller und immunocytochemischer Untersuchungen gelangen sie zur Annahme, daß in den periportalen Feldern im Bereich gewucherter Ductuli eine Antigen-Antikörperbindung stattfinde. Das antigene Material färbt sich mit PAS an, so daß es sich um Mucopolysaccharide handeln könnte. Diese sollen mit γ-Globulinen reagieren, welche lokal in periductulär sich anhäufenden Mesenchymzellen gebildet werden. Die Antigen-Antikörperkomplexe entfalten im Tierversuch eine cytotoxische Wirkung und zerstören die benachbarten Leberzellen in der Läppchenperipherie [*228*]. Die antigenen Substanzen brauchen nicht organspezifisch zu sein: auch Seren von Patienten mit Colitis ulcerosa können gegen Ductuli wirken [*227*]. Die auslösende Ursache dieses autodestruktiven Prozesses dürfte uneinheitlich sein. Es kommen dabei sowohl Infekte (Virushepatitis) als auch Toxine in Frage. Die serologischen Phänomene: die zirkulierenden Antikörper gegen Lebergewebe und die antinucleären Antikörper (LE-Phänomen), welche bei der aktiven chronischen Hepatitis bisweilen gefunden werden, betrachten POPPER und seine Schule dagegen nur als zufällige Begleitreaktion bei allgemein gestörter Immunitätslage. Der entscheidende Faktor wird nicht in einem spezifischen Antigen, sondern im cytotoxischen Effekt der Antigen-Antikörperkomplexe vermutet [*236, 239, 240*].

Auch BURNET und MACKAY nehmen eine örtliche, gewebsgebundene Immunreaktion zur Erklärung der „Autoclasie" an. Nach der Klonen-Selektionstheorie von BURNET fällt einem Antigen nur die Rolle zu, den entsprechenden, in den lymphoiden Zellen vorgebildeten Antikörper auszuwählen [*59, 60*]. Durch Mutation würden nach Ansicht von BURNET „verbotene Klonen" auftreten, welche körperfremde Gewebssubstanz nicht vom eigenen Gewebe unterscheiden können. Solche „verbotenen Klonen" entstehen nach BURNET auch im normalen Organismus immer wieder, werden aber vom gesunden Körper durch eine sorgfältig eingespielte Homöostase immer wieder vernichtet. Die Störung der Homöostase aber hätte eine Autoimmunkrankheit zur Folge. MACKAY vermutet in den Störungen der endokrinen Balance, wie sie in der Pubertät und wieder in der Menopause vorkommen, eine Möglichkeit gestörter Homöostase, wobei aber noch andere, verborgene Faktoren ihre Wirkung zeitigen könnten [*185*].

In diesem Sinne wäre die aktive chronische Hepatitis als Autoimmunkrankheit zu verstehen, bedingt durch Klonenmutation lymphoider Zellen, welche die Leber besiedeln. Lymphoide Zellen sind vor allem in den periportalen Feldern in der Grenzzone zwischen Parenchym und Mesenchym zu suchen. Auch nach dieser Theorie liegt also der Angriffspunkt des autoclasischen Prozesses in der Peripherie des Leberläppchens. Der Mechanismus könnte durch einen Virusinfekt in Gang gesetzt werden (Virushepatitis), aber auch durch Toxine oder durch andere, noch unbekannte Mechanismen. Als begünstigende Faktoren gelten nach MACKAY:

1. Eine gesteigerte Immunitätslage mit Stimulierung der immunologisch kompetenten Zellen,

2. eine Störung der Homöostase, z.B. in der Pubertät und in der Menopause,

3. ein Gewebsschaden, der die Kolonisierung des Organs mit immunologisch kompetenten Zellen erfordert.

Mit der Klonen-Selektionstheorie wären auch die hyperproteinämischen Cirrhosen mit myelomähnlichem Serumeiweißbild zu verstehen, welche stets mit einer lymphoretikulären Gewebswucherung oder einer Plasmazellproliferation in Leber, Milz und Knochenmark verbunden sind. WALDENSTRÖM spricht im Falle des Myeloms mit homogener Immunglobulinfraktion im Serum von einer monoklonalen, bei der Lebercirrhose mit der typischen breiten γ-Zacke in der Elektrophorese von einer polyklonalen Hyper-γ-Globulinämie [*328, 329*]. Seltene Beobachtungen von Lebercirrhosen mit schmalbasigen schlanken Globulinzacken wären dann als Cirrhosen mit monoklonaler Hyper-Immunoglobulinämie zu verstehen [*73, 102, 204*].

Aus der experimentellen Pathologie läßt sich als Beispiel für eine Aggression des Gewebes durch lymphoide Zellen nur das sog. Runting-Syndrom anführen (SIMONSEN, SISKIND und THOMAS) [*290, 291*]. Bei abwehrlosen Organismen (Embryonen oder bestrahlten Chimmaeren) kann man durch Einbringen von homologen Lymphoidzellen aus der Milz erwachsener Organismen eine Coombs-positive Anämie, eine Vergrößerung von Milz und Leber sowie Leberzellnekrosen erzeugen [*291*]. Der Mechanismus des Runting-Syndroms ist bis jetzt aber im einzelnen noch recht unklar.

Zur Frage der zirkulierenden Autoantikörper. Zirkulierende Autoantikörper wurden bei chronischen Leberkrankheiten wiederholt nachgewiesen, am häufigsten bei der sog. lupoiden Hepatitis, bei welcher der Nachweis antinucleärer Faktoren geradezu das entscheidende diagnostische Kriterium darstellt [*96, 108, 186, 332*]. Aber auch bei der aktiven chronischen Hepatitis, bei idiopathischer Cirrhose und bei primärer biliärer Cirrhose fanden sich häufig zirkulierende Autoantikörper [*48, 184, 227*]. Sie sind jedoch keineswegs auf diese Krankheitsbilder beschränkt, sondern vereinzelt auch bei akuten Virushepatitiden und sogar bei der alkoholischen Cirrhose nachzuweisen [*190, 272*]. Ihre pathogenetische Bedeutung ist noch völlig ungewiß. Verschiedentlich wurde die Vermutung geäußert, diese zirkulierenden Antikörper würden Zerfallsprodukte des Lebergewebes abfangen und unschädlich machen. IZZEDINE u. Mitarb., SCHEIFFART und VORLÄNDER denken am ehesten an eine Abräumreaktion [*143, 271, 326*]. Die meisten Forscher beurteilen heute die Anti-Leber-Antikörper als Index bzw. Begleiterscheinung für eine chronische destruktive Leberkrankheit, deren Noxe nicht einheitlich ist (BOUCHIER u. Mitarb., DEBRAY u. Mitarb., POPPER u. Mitarb., JOSKE und KING) [*48, 80, 81, 141, 239*]. Eine entscheidende Rolle der Autoimmunkörper wird jedoch verneint [*228, 271, 340*]. Es fällt außerdem auf, daß eine Korrelation zwischen dem klinischen Bild und der Anwesenheit der Autoantikörper im Serum nicht besteht.

Bis heute ist es auch im Tierversuch nie gelungen, mit humoralen Antikörpern eine Autoimmunkrankheit mit „Selfperpetuation“ auszulösen. Experimente mit heterologen anticellulären Antikörpern bringen Veränderungen an Gefäßen und Leberzellen hervor, welche von Tierspecies zu

Tierspecies stark wechseln, die jedoch im gesamten unspezifisch sind. Auch die heterologen Anti-Leber-Antikörper selbst sind keineswegs organspezifisch (STEINER u. Mitarb., ISCHII und YAMMAMOTO) [*142, 298, 299, 300*]. Die Versuche mit homologen Anti-Leber-Antikörpern sind nicht repräsentativ, da sie nur unter Beihilfe des Freundschen Adjuvans, einer Wasser-in-Öl-Aufschwemmung säurefester Stäbchen, gelingen und oft schon nach 72—98 Std die ersten pathologischen Veränderungen zeitigen, die sicher nicht spezifisch im Sinne einer Immunreaktion sind (BEHAR u. Mitarb., STEINER u. Mitarb.) [*33, 298, 299, 300*]. Die Isoimmunversuche sind vor allem deshalb nicht repräsentativ, weil homologe Anti-Leber-Antikörper nicht organspezifisch sind und dieselben Leberveränderungen sowohl mit Freundschem Adjuvans allein oder mit antierythrocytären Antikörpern als auch mit andern Organextrakten erzeugt werden können (ISCHII und YAMMAMOTO) [*142*].

Ein Modellversuch für die menschliche autoimmun-allergische Leberkrankheit existiert bis heute nicht. Wenn auch die meisten Anzeichen gegen die Pathogenität humoraler Autoantikörper sprechen, bleibt doch die Theorie der Autodestruktion bei der aktiven chronischen Hepatitis im Sinne einer örtlich zellgebundenen Autoimmunkrankheit als plausibelste Hypothese bestehen. Aber sie bleibt eine Hypothese, da weder ein Modellversuch gelingt, noch auch histologische spezifische Veränderungen vorliegen (STEINER) [*299*]. Letztere sind jedoch auch nicht zu erwarten, da die morphologische Ausdrucksfähigkeit der Organe, wie bereits erwähnt, beschränkt ist [*136*].

Einer Klärung bedarf schließlich noch die Frage nach einem genetischen Defekt (BOUCHIER u. Mitarb.) [*48*]. FUDENBERG fand bei Verwandten von Patienten mit A-γ-Globulinämie verschiedene Anomalien in der γ-Globulinfraktion sowie eine Häufung positiver Rheumatests [*95*]. Auch POLLAK u. Mitarb. wiesen bei 6 von 9 Familienangehörigen von Kranken mit lupoider Hepatitis antinucleäre Faktoren nach [*231*]. KROOK berichtet über zwei Schwestern mit Sjögren-Syndrom, die beide gleichzeitig eine Lebercirrhose aufwiesen [*169*]. Im eigenen Krankengut finden wir nur einmal bei zwei Brüdern einen chronischen Verlauf einer Virushepatitis. Beide zeigten jedoch das Bild der chronisch persistierenden Hepatitis, welche nach 1—2 Jahren schließlich abheilte. Die Beobachtungen, die im Falle der aktiven chronischen Hepatitis für einen genetisch bedingten Reaktionstyp sprechen, sind bis heute noch wenig zahlreich.

Als gewichtigstes Argument gegen einen immunpathologischen Mechanismus wird immer wieder die Beobachtung einer Lebercirrhose bei Hypo- bzw. A-γ-Globulinämie von GOOD und PAGE aufgeführt [*110*]. Wenn man jedoch anerkennt, daß grundsätzlich auch durch ausgedehnte flächenhafte, unter Umständen einmalige Leberzellnekrosen bei maligner Virushepatitis der Bauplan zur Cirrhose bestimmt werden kann (THALER)

[*313*], so büßt dieses Gegenargument an Überzeugungskraft ein. Bei diesen malignen dystrophischen Virushepatitiden, welche im Gegensatz zur aktiven chronischen Hepatitis innerhalb weniger Monate zur Cirrhose führen können, ist die intra- und interlobuläre mesenchymale Reaktion oft außerordentlich bescheiden [*1, 140, 168, 197, 261*]. Bei zwei eigenen Beobachtungen konnten wir fast nur Phagocyten innerhalb des Parenchyms finden, während immunkompetente Zellen (lymphoide- und Plasmazellen) außerordentlich spärlich vorhanden waren, so daß man fast an eine Überrumpelung, einen „Schock" des RES denken könnte. Die Struktur der Cirrhose nach flächenhaften Parenchymnekrosen scheint ausschließlich durch die ausgedehnten Parenchymzerstörungen und die dadurch bedingte knotige Regeneration sowie die einschneidende Umstrukturierung der Strombahn bedingt zu sein (ALTMANN, MOSCHOWITZ, RAPPAPORT) [*7, 208, 250*].

Auch bei der aktiven chronischen Hepatitis und der aus ihr hervorgehenden posthepatitischen Lebercirrhose spielen Kreislaufstörungen zweifellos eine bedeutende Rolle (POPPER u. Mitarb., ALTMANN) [*7, 232, 238*]. Sie äußern sich zunächst in den perizentralen, der Peripherie des Rappaportschen Acinus entsprechenden Kollapsstraßen und Kollapsfeldern und führen zur Ausbildung schlanker Septen. Diese stellen jedoch nicht das primäre, entscheidende Moment der Zerstörung dar, sondern scheinen eine Folge der durch die Piecemeal-Nekrose verursachten Zirkulationsstörungen zu sein und erklären unseres Erachtens das Fortschreiten des Krankheitsprozesses allein nicht. Auf dem Boden perizentraler hypoxämischer Zellnekrosen entwickelt sich jedoch eine perizentrale Faservermehrung mit Capillarisation und Septenbildung, welche die ohnehin stiefmütterlich versorgten Abschnitte noch mehr exponiert. Solange aber die kreislaufbedingten Zerstörungen ihre anatomisch vorgezeichneten Bahnen nicht überschreiten, ist eine einigermaßen geordnete Regeneration möglich, so daß eine Selfperpetuation auf Grund zirkulatorischer Veränderungen allein nicht zu erwarten ist. Wenn aber der Umbau in die Cirrhose einmal vollzogen ist, so werden die dadurch bedingten Zirkulationsstörungen zum dominierenden Faktor bei der weiteren Progression der Cirrhose.

Wenn man die gegenwärtigen Untersuchungsergebnisse über die Frage der immunologischen Leberschädigung zusammenfaßt, so fehlt der endgültige Beweis für einen autoimmunologischen Vorgang. Ein Modellversuch für die menschliche autoallergische Leberkrankheit existiert nicht, auch das histologische Bild der Piecemeal-Nekrose kann nicht als absolut spezifisch angesehen werden. Trotzdem vereinigt die Hypothese der immunologischen Leberkrankheit gegenüber den andern diskutierten fraglichen Entstehungsmechanismen die meisten Punkte auf sich. Dies wird unseres Erachtens besonders deutlich, wenn man die chronisch persistierende

Hepatitis scharf von der aktiven chronischen Hepatitis trennt (SCHWARTZMANN) [*280*]. MACKAY vergleicht die chronische aktive Hepatitis mit der Leber des Prometheus, die nachts vom Adler des Zeus zerfleischt, am Tage wieder regeneriert [*185*].

Zusammenfassung

Auf Grund mehrjähriger klinischer und bioptischer Beobachtungen an 83 Patienten mit chronischer Hepatitis werden zwei Verlaufsformen unterschieden:

1. Eine chronisch persistierende Hepatitis, eine milde Verlaufsform, die in der überwiegenden Mehrzahl der Fälle nachweisbar aus einer akuten Virushepatitis hervorgeht und jahrelang weiterschwelt, schließlich aber abheilt. Sie geht nach unseren Beobachtungen nie in eine Lebercirrhose über. Die klinischen Befunde sind uncharakteristisch und bestehen meist nur in einer geringgradigen Leberschwellung, die vielfach auch fehlt, einer leichten Erhöhung der Serumtransaminasen (meist unter 100 E), und einem pathologischen Bromsulfaleintest. Dagegen kann die Blutsenkung dauernd normal bleiben, die γ-Globuline sind entweder nicht oder nur wenig und vorübergehend erhöht. Immunologische Reaktionen (Rheumatests, antinucleäre Antikörper) fallen immer negativ aus.

In der Leberbiopsie findet sich stets eine ausgeprägte periportale Entzündung ohne Zerstörung des angrenzenden Parenchyms, d.h. ohne „Piecemeal-Nekrose“. Das Parenchym läßt in einem Teil der Fälle noch die Züge der Virushepatitis erkennen, in vielen Fällen sind die Veränderungen der Leberzellen und des intralobulären Mesenchyms völlig uncharakteristisch.

2. Eine aktive chronische Hepatitis mit zweifelhafter Prognose, welche die prospektive Potenz zur posthepatitischen Lebercirrhose trägt. (In unserem Krankengut heilt nur die Hälfte der Fälle aus oder zeigt eine anhaltende Remission. Bei 8 Patienten läßt sich der Übergang in die posthepatitische Lebercirrhose an Hand wiederholter Biopsien verfolgen.)

Das klinische Bild ist uneinheitlich, die Konstellation der Laborbefunde dagegen einigermaßen charakteristisch. Sie besteht in der Trias: pathologischer Bromsulfaleintest, deutlich erhöhte Serumtransaminasen (durchschnittlich 100—250 E SGOT) und stets signifikant, oft exzessiv erhöhte γ-Globuline im Serum. Serologische Tests (Rheumafaktoren, antinucleäre Antikörper) werden oft positiv gefunden.

Die Ätiologie ist nicht einheitlich. Nur in etwa der Hälfte der Fälle finden sich Hinweise für eine vorausgehende Virushepatitis (sekundär chronische Hepatitis). Bei zwei Patienten kann die Entwicklung der aktiven chronischen Hepatitis aus einer vorbestehenden diabetischen Fettleber histologisch belegt werden. Bei zwei weiteren Patientinnen liegt gleichzeitig mit der aktiven chronischen Hepatitis ein Sjögren-Syndrom vor. Ein erheblicher Teil der Fälle muß vorläufig vom klinischen Standpunkt aus als „primär chronische Hepatitis" klassiert werden, da genügende Hinweise für eine vorausgehende anikterische Virushepatitis fehlen.

Der morphologische Befund der Leber ist dagegen einheitlich und durch eine schwere periportale Entzündung charakterisiert, die mit starker Ductulusproliferation und einer fortschreitenden Zerstörung des benachbarten Leberparenchyms (Piecemeal-Nekrose) einhergeht. Hinweise auf die Prognose der aktiven chronischen Hepatitis sind nur aus dem Ablauf des histopathologischen Geschehens anhand wiederholter Biopsien, nicht aber auf Grund eines einzelnen Punktates zu gewinnen.

Der formal-pathogenetische Mechanismus der posthepatitischen Cirrhose wird anhand vergleichender Untersuchungen mehrerer über Jahre hin bioptisch verfolgter Fälle von aktiver chronischer Hepatitis untersucht und diskutiert. Der maßgebende Faktor wird in der Piecemeal-Nekrose vermutet. Die von den Läppchenzentren ausgehenden Kollapsstraßen dagegen werden auf sekundäre durch die periportalen entzündlichen Veränderungen entstehenden Ernährungsstörungen zurückgeführt. Sie entsprechen in ihrem Verlauf der Außenzone des Rappaportschen Acinus und werden durch regenerierendes Lebergewebe zu schlanken Septen transformiert.

Die zum Teil durch Tierversuche gestützten Hypothesen der Pathogenese der chronischen Hepatitis werden eingehend diskutiert. Die aktive chronische Hepatitis wird als wahrscheinlich immunologisch bedingtes Krankheitsbild (Autoimmunkrankheit) aufgefaßt. Die sog. „lupoide Hepatitis" stellt nur eine Spielform der aktiven chronischen Hepatitis dar, charakterisiert durch das Vorhandensein antinucleärer Antikörper. Im Falle der chronisch persistierenden Hepatitis aber bestehen keine Anhaltspunkte für eine Autoimmunkrankheit. Ihre Pathogenese muß ungeklärt bleiben, bis eine geeignete Methode zum Nachweis des Hepatitisvirus gefunden wird.

Kasuistik

Als typische kasuistische Beispiele seien folgende Krankengeschichten aufgeführt:

1. Chronisch persistierende Hepatitis

Fall 1. Ae. Franz. Ein 37jähriger Mann erkrankt im Juni 1961, 7 Wochen vor der ersten Krankenhausaufnahme, mit dumpfen rechtsseitigen Oberbauchschmerzen, die in die Schulter ausstrahlen und zunächst 1—2 Std nach den Mahlzeiten krampfartigen Charakter annehmen. 3 Wochen später treten Fieberschübe von 1—2tägiger Dauer auf. Nach dem vierten mit Schüttelfrost beginnenden Fieberschub stellt sich ein flüchtiger Subikterus ein. Wegen zunehmender Abwehrspannung wird der Patient mit Verdacht auf Perforation eines peptischen Geschwürs auf die Chirurgische Universitätsklinik A Zürich (Direktor Prof. Å. SENNING) eingeliefert. Klinisch findet man bei dem kachektischen jungen Mann folgende Symptome: septische Temperaturen, eine große, überaus druckschmerzhafte Leber, die den Rippenbogen um 3 Querfinger überragt, eine weiche Milz, die den linken Rippenbogen knapp erreicht. Im Blutbild 17000 Leukocyten mit Linksverschiebung und toxischer Granulation und eine normochrome Anämie von 70% Hb. In mehreren Blutkulturen kein Wachstum pathogener Keime. Senkung 71 mm in der 1. Std. Serumbilirubin total 1,4 mg-%, alkalische Phosphatase 8 BE.

Die Probelaparotomie mit der Vermutungsdiagnose einer ascendierenden Cholangitis ergibt freie extrahepatische Gallenwege und keinen Anhaltspunkt für einen intraabdominalen Prozeß. Die große weiche Leber zeigt in der Leberbiopsie Nr. 7044/61 ausgedehnte pylephlebitische Abscesse, deren Ausgangspunkt nicht ermittelt werden kann (Abb. 38).

Unter antibiotischer Behandlung mit Tetracyclinen erholt sich der Patient. Leber- und Milzschwellung bilden sich völlig zurück. Eine Kontrollbiopsie 3 Monate später ergibt eine geringe Sklerose einzelner periportaler Felder und eine leichte disseminierte Verfettung, die mit der langdauernden Tetracyclinbehandlung in Beziehung zu setzen ist. Die übrigen Befunde sind normal.

Anläßlich seines Erholungsaufenthaltes in einem Sanatorium erkrankt der Patient im Rahmen einer Hausepidemie an einer anikterischen Virushepatitis. Die subjektiven Beschwerden sind: Müdigkeit, Anorexie. Der Urin ist dunkel-bierbraun.

Klinisch ist die Leber am Rippenbogen tastbar, leicht dolent. Milz unter dem Rippenbogen knapp palpabel.

Laboratoriumsbefunde. Senkung 1 mm in der 1. Std. Hb 92%. Leukocyten 3900 bei normaler Zellverteilung. Serumbilirubin 1,1 mg-%. Alkalische Phosphatase 3,8 BE, Transaminasen: SGOT 255 E, SGPT 375 E. Bromsulfaleinretention nach 45 min 17%. Gesamteiweiß 7,3 g-%, Albumine 59%, Globuline: α_1 4%, α_2 7%, β 12%, γ 18%. Im Urin Spur Bilirubin und Urobilinogen stark positiv.

Die zur selben Zeit durchgeführte *Leberbiopsie* Nr. 15031/61 ergibt das Bild einer akuten Virushepatitis (Abb. 3a): Das Gefüge der Leberzellbalken ist aufgelockert und zeigt ein buntes Bild mit unregelmäßig fleckförmig angeordneten

Leberzellnekrosen und ballonförmig aufgetriebenen Zellen, die besonders in den perizentralen Abschnitten zu finden sind sowie einzelne acidophile Körper, besonders in der Läppchenperipherie, welche in die Sinusoide ausgestoßen und von mononucleären Makrophagen abgefangen werden. Die Sternzellen sind überall gewuchert und zum Teil mit cellulärem Detritus beladen und oft unförmig aufgetrieben. Die periportalen Felder sind ödematös verbreitert und ungemein dicht von lymphohistiocytären Infiltraten durchsetzt.

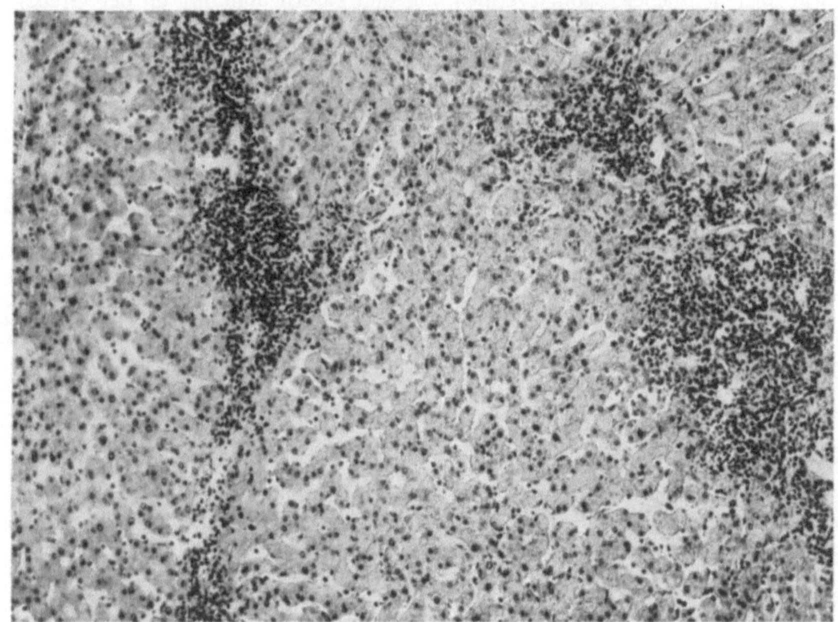

Abb. 38. Ae. Franz, 37jährig. Chirurgische Biopsie Nr. 7044/61. Eitrige Pylephlebitis. Reine periportale Entzündung. Parenchym intakt. Vergr. 100:1

Verlauf und Therapie. 6monatige Liegekur und Prednisonbehandlung mit 30 mg täglich, welche nach 3 Monaten versuchsweise vorsichtig abgesetzt wird. Daraufhin tritt ein heftiges Rezidiv erstmals mit Ikterus auf (Bilirubinanstieg bis 18 mg-% und Anstieg der Transaminasen auf SGPT 800 E). Die Leber schwillt an und überragt den Rippenbogen um 2 Querfinger. Nach Wiedereinsetzen der Prednisonbehandlung (jetzt als Dauertherapie) bildet sich die Leberschwellung zurück, das Serumbilirubin normalisiert sich und bleibt während des weiteren Verlaufs auf normalen Werten. Die Serumelektrophorese zeigt, abgesehen von einer vorübergehenden leichten γ-Globulinerhöhung (20%), stets normale Befunde. Senkungsreaktion 1—3 mm. Die Erhöhung der Serumtransaminasen (Werte von 250—116 SGOT bzw. 300—116 SGPT) und ein pathologischer Bromsulfaleinretentionstest von 17—14% bleiben dauernd bestehen und weisen darauf hin, daß der Prozeß aktiv bleibt.

Die Leberbiopsien: 11087/62 (Abb. 3b), (Abb. 6a, b), 9687/63 (Abb. 3c) und 9107/64 (Abb. 3d) zeigen alle im wesentlichen denselben Befund einer noch aktiven Hepatitis: Die Struktur ist völlig intakt. Das bunte Leberzellbild ist wieder einförmiger und nur durch eine mäßige „Kern- und Zellunruhe", durch sektorförmige, die Zentralvenen berührenden Areale von Ballonzellen und seltene Einzelzellnekrosen, welche durch mononucleäre Makrophagen ersetzt werden,, gestört. Das intralobuläre Mesenchym läßt nur noch eine herdförmige Aktivierung und Proliferation in Form von kleinen Knötchen (Restknötchen) erkennen. Die Wandung der Sinusoide ist in einigen perizentralen Arealen der Leberläppchen durch subendothelial gelegene Kollagenfasern verstärkt. Dagegen besteht die periportale Entzündung fort mit wechselnd dichten monocytär-histiocytären Infiltraten, einzelnen Plasmazellen und eosinophilen Leukocyten sowie einer deutlichen Capillarvermehrung und Faserneubildung an der Grenzfläche der Leberläppchen. Die Kollagenfaservermehrung konzentriert sich vor allem um die geschlängelten und leicht gewucherten Ductuli und führt zu einer unregelmäßigen Verbreiterung der periportalen Felder, ohne daß es zu einer definitiven Zerstörung der Läppchenperipherie kommt (Abb. 3a—d).

Epikrise. Ein 37jähriger Patient erkrankt in der Rekonvaleszenz 3 Monate nach einer abgeheilten pyelogenen eitrigen Hepatitis unbekannten Ursprungs an einer akuten anikterischen Virushepatitis, welche als chronisch persistierende Hepatitis bis heute (über 4 Jahre) bestehen bleibt, ohne jedoch die Tendenz zur Progression zu zeigen. Histologisch steht dauernd neben leichten Leberzellveränderungen eine periportale Entzündung im Vordergrund des Geschehens, welche jedoch nicht zu einer Zerstörung der Läppchenperipherie führt.

Fall 2: F. Oskar. Ein 48jähriger Zahnarzt, der viel und ausdauernd Sport treibt, unterzieht sich einem routinemäßigen „Check up". Das EKG zeigt den Überraschungsbefund eines Linksschenkelblocks. Die wegen Verdacht auf eine Myokardischämie bestimmten Serumtransaminasen ergeben jedoch eine Erhöhung beider Transaminasen, der GOT von 88 E und der GPT von 78 E. Der Bromsulfaleintest im Blut nach 45 min ergibt einen Wert von 12%. Leber und Milz sind nicht vergrößert. Senkung 4 mm/Std. Serumbilirubin: 0,9 mg-%, alkalische Phosphatase 2,4 BE. Elektrophorese: Gesamteiweiß 6,7 g-%, Albumine 55%, γ-Globuline 15%. In der Blutzuckerbelastung kein Anhalt für einen Diabetes mellitus. Die zur selben Zeit durchgeführte *Leberpunktion* Nr. 15095/62 ergibt folgenden Befund: Die Struktur ist intakt. Im Läppchenparenchym besteht eine auffallende Zell- und Kernunruhe. Über das Parenchym disseminiert finden sich einzelne grobtropfig verfettete Leberzellen, welche im Paraffinschnitt als Vacuolen erscheinen. Besonders in den perizentralen, aber auch wieder in den läppchenperipheren Bezirken begegnet man zweikernigen Leberzellen oder Leberzellen mit Riesenkernen sowie sektorweise gehäuften Lochkernen, deren Aussparung sich in der Glykogenfärbung als carminrotes Körperchen anfärbt. Seltene, von monocytoiden Makrophagen umringte Einzelzellnekrosen sind nur in der Läppchenperipherie anzutreffen (Abb. 4a).

Die periportalen Felder sind von wechselnd dichten Rundzellinfiltraten, unter denen man zahlreiche Lymphocyten erkennt, durchsetzt. In einem periportalen Feld bildet das Rundzellinfiltrat einen Lymphfollikel. Plasmazellen sind selten. Die Ductuli sind kaum merklich vermehrt und überall von zelligem Infiltrat umgeben, welches die intralobulären Ductuli begleitet. Die Grenze zwischen dem Läppchenparenchym und den periportalen Feldern ist im allgemeinen deutlich. An einzelnen Stellen erscheinen diese sternförmig, was durch peripherwärts wachsende zweireihige plumpe trabeculäre Zellregenerate zustande kommt, welche zipflige Kollagenfaserbündel zwischen sich einschließen.

Verlauf und Therapie. Trotz einer Liegekur bleiben die Transaminasen dauernd leicht erhöht. Eine Prednisonbehandlung mit täglich 30 mg über 1 Monat bringt eine vorübergehende Normalisierung der Transaminasen. Gleichzeitig verschwindet der Linksschenkelblock im Elektrokardiogramm. Ein schrittweises Abbauen der Steroiddosis führt jedoch zu einem Wiederanstieg der Transaminasen (GOT 105, GPT 66 E), die sich auch nach Wiederaufnahme der Steroidbehandlung nie mehr ganz normalisieren. Nach einjähriger Behandlung zeigt die Laparoskopie eine leicht vergrößerte, hell-lachsrot und grau-weißlich retikulär gezeichnete Leber mit einer prall gefüllten Gallenblase.

Die Nadelbiopsie Nr. 5574/63 ergibt ein Vorherrschen der periportalen Entzündung. Im Parenchym erkennt man lockere Retothelknötchen. Sektorweise sind die perizentralen Leberzellen hydropisch geschwollen.

Die letzte Leberbiopsie Nr. 5415/64 zeigt im wesentlichen dasselbe Bild einer immer noch aktiven periportalen Entzündung mit scharfer Grenze zwischen Parenchym und periportalen Feldern (Abb. 4c). Klinisch liegen keinerlei Symptome einer Leberkrankheit vor, dagegen sind die Transaminasen noch geringgradig erhöht und der Bromsulfaleintest zeigt eine Retention von 14% nach 45 min. Im EKG erscheint der Linksschenkelblock wieder.

Epikrise. Bei einem 48jährigen sportlich aktiven Zahnarzt wird zufällig durch das EKG ein Linksschenkelblock entdeckt. Zum Ausschluß eines Herzinfarktes werden die Serumtransaminasen untersucht, welche beide leicht erhöhte Werte ergeben. Eine Leberstauung kann klinisch ausgeschlossen werden. Die Leberbiopsie ergibt den Befund und den Verlauf einer chronisch persistierenden Hepatitis vom Typus der unspezifisch reaktiven Hepatitis, welche während des ganzen dreijährigen Verlaufes keinerlei Tendenz zum Fortschreiten und Übergreifen auf die Leberläppchen aufweist. Nach 2 Jahren kommt es zu einer Remission, welche sich in einem Rückgang der Entzündung und in einer Besserung der Laborbefunde äußert. Die Krankheit ist jedoch noch heute nicht abgeheilt.

2. Die aktive chronische Hepatitis

Fall 1. H. Alois. Der 64jährige Patient erkrankt im Januat 1960 an einer akuten Virushepatitis mit Subikterus und initialem Pruritus, aber ohne Gelenkschmerzen und ohne Fieber. Klinisch ist die Leber $1^1/_2$ Querfinger unter dem Rippenbogen palpabel, die Milz am Rippenbogen tastbar.

Laborbefunde. Bei Krankenhausaufnahme vom 17. 2. 60: Blutsenkung 6 mm in der 1. Std. Serumbilirubin 3,6 mg-%. Alkalische Serumphosphatase 8 BE. Transaminasen: SGOT 414, SGPT 303 E. Bromsulfaleintest 44% Retention nach 45 min. Elektrophorese: Gesamteiweiß 8,0 g-%, Albumine 45%, γ-Globuline 18%. Serumeisen 225 γ-%.

Die *Leberbiopsie* Nr. 2158/60 zeigt das typische Bild einer akuten abklingenden Virushepatitis (Abb. 8a). Die Zellveränderungen sind nicht mehr völlig diffus über das ganze Läppchen verteilt, sondern einerseits auf die Läppchenzentren, andererseits auf die läppchenperipheren Abschnitte konzentriert. In den Läppchenzentren findet man vorwiegend helle, ballonförmig aufgetriebene Zellen mit zum Teil unscharfen Zellgrenzen, stellenweise jedoch viele eosinophile Leberzellen. In der Läppchenperipherie ist das bunte Bild mit fleckförmigen Nekrosen und Councilmanbodies noch deutlich erkennbar. Die Sternzellproliferation ist besonders in den läppchenperipheren Abschnitten stark ausgeprägt, während sie in den Läppchenzentren zurücktritt. Dagegen erkennt man hier herdförmige, exzentrisch an die Zentralvene grenzende Leberzellnekrosen, die von Makrophagen umschwärmt sind, welche goldgelbes Pigment enthalten. Einzelne erreichen die Größe von Leberzellen und zeigen im Ultraviolettlicht eine gelbe Fluorescenz. Das peritrabeculäre Gitterfasergerüst ist in den Läppchenzentren verstärkt und in den von den Leberzellen entblößten Lichtungsbezirken kollabiert. In den ödematös aufgelockerten periportalen Feldern, welche von dichten, aus Histiocyten, Lymphocyten und Plasmazellen bestehenden Infiltraten durchsetzt sind, fällt die unscharfe Begrenzung gegen das Parenchym auf. Die benachbarten Parenchymabschnitte sind ebenfalls von Entzündungszellen durchsetzt, welche nicht selten aus Plasmazellen bestehen. Die Ductuli sind zum Teil erheblich gewuchert, ihre Epithelien unregelmäßig, mit großen Kernen von unterschiedlichem Chromatingehalt

Verlauf. Der Patient hält nur während eines Monats konsequente Bettruhe ein. Er erhält während dieser Zeit 25 mg Prednison täglich. Die Müdigkeit bleibt bestehen, während sich das Serumbilirubin normalisiert. Die Transaminasen bleiben dauernd leicht erhöht (SGOT 181, SGPT 135 E), Bromsulfaleintest 26%.

Die zweite *Leberbiopsie* Nr. 4531/60 vom 22. 4. 60, ca. $4^1/_2$ Monate nach Beginn der Krankheit, ergibt bereits das Vollbild einer aktiven chronischen Hepatitis mit Piecemeal-Nekrosen und zentralen Kollapsstraßen (Abb. 8b—d): an Stelle des periportalen Ödems tritt nun eine fibröse Verbreiterung mit zahlreichen Ductuli, die stark geschlängelt sind und in einem dichten entzündlichen Infiltrat liegen, welches bis in die angrenzenden Läppchenbezirke vordringt. Am Rande der entzündlichen Infiltrate und im angrenzenden Parenchym findet man zahlreiche Plasmazellen. Sie liegen in den Sinusoiden oder in den Gewebsspalten. Die dazwischen liegenden Leberzellen zeigen ein helles Cytoplasma. Ihre Grenzen sind vielfach unscharf. Zahlreiche, oft in Gruppen beieinander liegende Leberzellen sind in Auflösung begriffen und zum Teil nur noch schattenhaft im leeren peritrabeculären Gitterfasergerüst abgezeichnet. In diese Nekrosefelder dringt ein capillarreiches Granulationsgewebe ein, welchem wuchernde Ductuli nachfolgen. Auf diese Weise entstehen vielfach breite, zum Teil aber auch keilförmige Gewebseinbrüche und zuletzt bindegewebige Straßen, welche sich schließlich mit Nekrosezonen anderer periportaler Felder verbinden. Der Entzündungsprozeß ist unregelmäßig über den Punktionszylinder verteilt. Einzelne Periportalfelder sind völlig infiltratfrei, andere von schwersten entzündlichen Veränderungen durchsetzt. Auch in den Läppchenzentren findet man zahlreiche Ballonzellen und grob granulierte Leberzellen mit unscharfen, oft großen chromatinreichen Kernen, die meist zwei oder mehrere Nucleolen aufweisen. Sie liegen in ein unterschiedlich fibrosiertes peritrabeculäres Gitterfasergerüst eingebettet. Stellenweise erkennt man perizentrale, oft exzentrische Lichtungsbezirke, deren Gitterfasergerüst kollabiert ist, so daß Kollapsstraßen entstehen, welche benachbarte Zentralvenen untereinander verbinden. Im Bereich dieser Kollapsstraßen findet man noch frischere Leberzellnekrosen, die von aufgetriebenen, hellgelbes Pigment enthaltenden Makrophagen durchsetzt sind. Die Kupfferschen Sternzellen sind hier nur herdförmig vermehrt und bilden zum Teil Retothelknötchen. Das übrige Parenchym zeigt nur noch eine Zellunruhe. Acidophile Körper sind lediglich noch in den peripheren Degenerationsherden nachweisbar.

Die Kontrollbiopsie Nr. 10481/60 vom 13. 9. 60, nach weiteren 5 Monaten, in denen der Patient zum Teil wieder gearbeitet hat, ergibt im wesentlichen ein unverändertes Bild einer aktiven chronischen Hepatitis. Gegenüber der früheren Biopsie fällt die zunehmende centroacinäre Sklerosierung auf. Die Kollapsstraßen haben sich zum Teil in schlanke Septen umgewandelt, welche die Zentralvenen untereinander verbinden, und, stellenweise auch die Läppchen durchquerend, die periportalen Felder erreichen (Abb. 8e, f). Die 2 Tage später untersuchten Serumtransaminasen ergeben folgende Werte: SGOT 72 E, SGPT 58 E. In der Elektrophorese ist eine deutliche γ-Globulinvermehrung von 27% bei im übrigen normalen Werten nachweisbar. Der Patient fühlt sich noch müde. Er nimmt dennoch seine Arbeit wieder in vollem Umfang auf und entzieht sich weiterer Kontrollen.

Nach 3 Jahren erscheint der Patient wieder, klagt über leichte Müdigkeit und Antriebsschwäche. Die Leber überragt den Rippenbogen um 2 Querfinger, die Milz ist nicht tastbar. Blutsenkung 3 mm. Von den Laboratoriumsbefunden sind folgende Tests pathologisch: Transaminasen: GOT 50, GPT 30 E; in der Serumelektrophorese Gesamteiweiß 8,1 g-%, Albumine 49%, γ-Globuline 25%. Bromsulfaleintest 9,5%. Rheumafaktoren: Latextest (Objektträger-Methode) negativ, Antiglobulinkonsumptionstest und LE-Phänomen negativ.

Die letzte *Leberbiopsie* Nr. 3875/63 ergibt lediglich noch eine Zellunruhe, eine perizentrale Sklerose und einzelne schlanke, kaum noch sichtbare bindegewebige Septen, welche von den Zentralvenen zu den periportalen Feldern oder von Zentralvene zu Zentralvenen sich ziehen. In den Periportalfeldern besteht jedoch noch eine deutliche Entzündung, die Grenzen sind nicht durchwegs scharf. Es besteht eine weitgehende Remission. Der Entzündungsprozeß ist jedoch noch nicht völlig abgeheilt (Abb. 8g).

Epikrise. Ein 64jähriger Patient, der an einer subikterischen akuten Virushepatitis, die bioptisch verifiziert ist, erkrankte, zeigt im weiteren Verlauf über 3 Jahre hin das Bild einer aktiven chronischen Hepatitis mit einem pathologischen Bromsulfaleintest, dauernd leicht erhöhten Transaminasen und erhöhten γ-Globulinen in der Elektrophorese. Histologisch findet sich das typische Bild der aktiven chronischen Hepatitis mit läppchenperipheren Nekrosen, ohne daß ein Umbau der Struktur im Sinne einer Cirrhose auftritt. Der Patient hält sich nicht an die ärztlichen Verordnungen und arbeitet voll. Eine Kontrolluntersuchung 3 Jahre später zeigt noch immer den Befund einer leicht aktiven periportalen Entzündung mit einzelnen Piecemeal-Nekrosen, jedoch eine deutliche Remission, welche bis heute (4 Jahre nach Beginn der Krankheit) anhält.

Fall 2. M. Magdalena. Die 70jährige Patientin fühlt sich seit Dezember 1963 müde und klagt über dumpfe Oberbauchbeschwerden rechts. Gewichtsabnahme von 10 kg innerhalb von 3 Monaten. Im Februar 1964 Aufnahme auf die Medizinische Universitätsklinik zur Abklärung wegen Verdachtes auf Carcinom.

Klinischer Befund. Dekompensierte essentielle Hypertonie (Blutdruck 175/115 mm Hg), Vorhofflimmern. Leber knapp unter dem Rippenbogen tastbar, Milz nicht vergrößert. Skleren Spur subikterisch.

Laborbefunde. Senkungsreaktion 11 mm. Hb 98% bei 4,8 Mill. Erythrocyten. Leukocyten 4900 mit 5% eosinophilen Leukocyten bei sonst normaler Zellverteilung. Im Urin Bilirubin negativ, Urobilinogen deutlich positiv. Rest-N 46 mg-%. Leberfunktionsproben: Serumbilirubin 2,0 mg-%, Transaminasen SGOT 305 E, SGPT 115 E, Bromsulfaleinretention nach 45 min 42,2%, Gesamteiweiß 7,7 g-%, γ-Globulinfraktion 28%. Alkalische Serumphosphatase 5,9 BE. Thymoltrübungstest 8,0 E, Zinksulfatflockung 14,2 E. Latex-Objektträgertest (nach Singer und Plotz) negativ. Antiglobulinkonsumptionstest negativ.

Die erste *Leberbiopsie* Nr. 2843/64 ergibt bereits das Vollbild einer schweren aktiven chronischen Hepatitis (Abb. 27a). Die periportalen Felder sind massiv verbreitert und dicht von entzündlichen Infiltraten durchsetzt, welche aus Histiocyten, Lymphocyten und ziemlich zahlreichen Plasmazellen bestehen. Die entzündlichen Infiltrate greifen auch auf das benachbarte Parenchym über. Einzelzellen und ganze Gruppen von Leberzellen gehen dabei zugrunde. Das entzündlich veränderte periportale Bindegewebe bricht in diese Breschen ein. Es entstehen dadurch Bindegewebsstraßen, welche die periportalen Felder untereinander verbinden. Auch im Bereich der Läppchenzentren findet man Kollapsfelder und Kollapsstraßen, entstanden durch sektorförmige oder streifige Leberzellnekrosen. Diese Kollapsstraßen verbinden benachbarte Zentralvenen untereinander, durchqueren jedoch auch die Läppchen und erreichen die periportalen Felder (Abb. 27a). Im Bereich dieser perizentralen Leberzellveränderungen zeigen die gewucherten Sternzellen mehr den Charakter von Phagocyten, die PAS-positives Material und zum Teil braunes Pigment enthalten. Das übrige Parenchym zeigt eine erhebliche Polymorphie der Leberzellen. Man erkennt immer wieder, besonders in den Randgebieten, mehrkernige Riesenzellen oder zweikernige Leberzellen mit großen hyperchromatischen Kernen, daneben einzelne Leberzellnekrosen, die durch Retothelknötchen ersetzt werden. Einzelne Kollapsstraßen werden durch regenerierende Leberzellen wieder entfaltet. Diese liegen jedoch in einem mächtig verbreiterten peritrabeculären Gitterfasergerüst und bleiben daher klein, atrophisch. Trotz der ausgedehnten Kollapsfelder und Piecemeal-Nekrosen kann nicht von einem Umbau der Struktur gesprochen werden.

Verlauf und Therapie. Unter Bettruhe und einer 4wöchigen Prednisonbehandlung, beginnend mit 40 mg pro die, tritt nach einem vorübergehenden Bilirubinanstieg auf 13 mg-% eine Remission auf. Die Patientin kann nach 3 Monaten Liegekur mit folgenden Laborbefunden in einen Erholungsurlaub entlassen werden: Serumbilirubin 1,9 mg-%, GOT 25 E, GPT 38 E. γ-Globuline in der Elektrophorese 13%. Aber bereits 3 Wochen nach Absetzen der Corticosteroide stellen sich wieder Oberbauchbeschwerden, Müdigkeit sowie ein zunehmender Ikterus ein. Die Patientin wird am 7. Juli 1964 erneut hospitalisiert. Der physikalische Befund ist praktisch unverändert geblieben. *Die Laboruntersuchungen ergeben:* Blutsenkung 15 mm, Hb 94%, Leukocyten 7200 mit normaler Verteilung. Serumbilirubin 10,4 mg-%, alkalische Phosphatase 4,5 BE, Transaminasen: GOT 250, GPT 75 E, Quick 58%. γ-Globulinanteil in der Elektrophorese 38%.

Die *Laparoskopie* ergibt eine geringgradig vergrößerte Leber mit lachsfarbener Oberfläche und retikulärer Kapselverdickung. Gallenblase prall gefüllt.

Die *Leberbiopsie* Nr. 8488/64 ergibt einen gegenüber der letzten Punktion vollkommen unveränderten Befund einer aktiven chronischen Hepatitis. Die Patientin erhält nun während 6 Monaten Prednison, beginnend mit 30 mg pro die, absteigend bis auf 15 mg. Nach einer 3monatigen Liegekur kommt es zu einer Remission.

Ein Jahr nach Auftreten der ersten Symptome wird die Patientin wegen eines apoplektischen Insultes erneut auf die Medizinische Universitätsklinik eingewiesen. Es besteht eine linksseitige Hemiplegie mit motorischer Aphasie. Die bei dieser Gelegenheit durchgeführten Leberfunktionsproben ergeben folgende Befunde: Serumbilirubin 0,8 mg-%, alkalische Phosphatase 2,7 BE, Quick 100%, Zinksulfatflockungstest 6,2 E, Thymoltrübungstest 2,0 E, Bromsulfaleinretention nach 45 min 10%. Serumtransaminasen: GOT 23 E, GPT 9 E.

Eine Kontrollbiopsie Nr. 3127/65, 1 Jahr nach der letzten Biopsie (Abb. 27b) ergibt lediglich noch einzelne von lockeren Rundzellinfiltraten durchsetzte Septen, welche einige periportale Felder untereinander verbinden. Im Bereich der Zentralvenen findet man stellenweise eine erhebliche peritrabeculäre Sklerose sowie einzelne schmale Septen, welche sich im Parenchym verlieren. Das Parenchym ist völlig intakt. 3 Wochen später erliegt die Patientin ihrer Blutung in die rechte Capsula interna. Bei der *Autopsie* findet der letzte Biopsiebefund seine Bestätigung. Man findet lediglich noch einige schmale bindegewebige Septen bei einem sonst völlig intakten Lebergewebe. Die aktive chronische Hepatitis ist vollkommen ausgeheilt (Abb. 27c).

Epikrise. Eine 70jährige Patientin erkrankt mit unbestimmten Oberbauchbeschwerden und Müdigkeit. 3 Monate später wird auf Grund der Laboratoriumsbefunde und der Leberbiopsie bei normalem Tastbefund der Leber die Diagnose einer aktiven chronischen Hepatitis gestellt. Die Erkrankung verläuft als primär chronische Hepatitis. Es treten zwei kurze ikterische Schübe auf. Unter einer vorübergehend unterbrochenen Dauertherapie mit Corticosteroiden heilt die chronisch aktive Hepatitis im Verlauf von 13 Monaten vollkommen aus. Die Patientin erliegt aber 14 Monate nach Beginn der ersten Symptome einem apoplektischen Insult. Bei der Sektion wird eine normale Leber, die von einzelnen schmalen fibrösen Septen durchzogen ist, gefunden.

Fall 3. U. Ruth. Die 27jährige Patientin, welche sich schon in den vorangehenden 2 Jahren müde fühlt und über Fettunverträglichkeit sowie häufiges Erbrechen klagt, erkrankt Ende Januar 1960 mit subfebrilen Temperaturen, generalisierten Gelenkschmerzen und schleichend auftretendem Ikterus. Seit 3 Monaten besteht eine Amenorrhoe. Die Hospitalisation zur Abklärung des Ikterus auf der Medizinischen Universitätsklinik vom 14. 4. bis 21. 5. 60 ergibt einen herabgesetzten Allgemeinzustand, einen deutlichen Ikterus und eine schwere Acne im Gesicht. Die Leber ist derb, druckdolent und überragt den Rippenbogen um $2^1/_2$ Querfinger, die Milz ist unter dem linken Rippenbogen knapp tastbar. Gelenkschwellungen und Höhlenergüsse sind nicht nachweisbar.

Laborbefunde. Senkung 30 mm, Hb 61% bei 3,3 Mill. Erythrocyten. Leukocyten 5800 mit normaler Zellverteilung.

Leberfunktionsproben: Serumbilirubin 8,6 mg-%, alkalische Phosphatase 8,4 BE, Serumtransaminasen: GOT 1955 E, GPT 235 E. Elektrophorese: Gesamteiweiß 7,3 g-%, wovon 28% Albumine und 42% γ-Globuline. Quick 65%.

Die hormonale Abklärung ergab eine deutliche Verminderung der Gonadotropine, 17-Hydroxysteroide im Bereich der Norm (14,0 mg), 17-Ketosteroide mit 7,2 mg im unteren Normbereich.

Die *Leberbiopsie* (Abb. 28) ergibt eine schwere aktive chronische Hepatitis mit Piecemeal-Nekrosen. Die normale Läppchenstruktur ist stark gestört. Im Vordergrund stehen die mächtig verbreiterten periportalen Felder, welche ausgedehnt durch breite bindegewebige Straßen miteinander in Verbindung stehen. Diese werden durch Ductuli besiedelt und enthalten zahlreiche, zum Teil gestreckt verlaufende Capillargefäße. Die Grenze zum Parenchym ist vollkommen unscharf. Überall erkennt man frische Bindegewebseinbrüche anstelle von Leberzellnekrosen. Inmitten des eindringenden Granulationsgewebes liegen Inseln von hellen, glykogenreichen Leberzellen, deren Kerne zum Teil nur noch schummerige Konturen aufweisen. Aber auch in den Läppchenzentren findet man ausgedehnte Lichtungsbezirke. Das peritrabeculäre Gitterfasergerüst ist kollagen umgewandelt und umschließt atrophische, kleine Leberzellen. Zum Teil aber ist es im Bereich der Lichtungsbezirke völlig kollabiert und bildet Kollapsstraßen, welche sich zu benachbarten Zentralvenen ziehen oder mit den periportalen Nekrose- und Bindegewebsfeldern in Verbindung treten. Das Parenchym wird auf diese Weise von zahlreichen bindegewebigen Septen und Straßen durchsetzt. In den Läppchenzentren erkennt man viele mächtige, oft mehrkernige Leberzellen. Dichte entzündliche Infiltrate aus Lymphocyten, Histiocyten und Plasmazellen findet man vorwiegend in den periportalen Feldern und in den periportalen Bindegewebsstraßen. Auch in den Läppchenzentren sind die Sternzellen stark gewuchert und zeigen zum Teil ein basophiles Cytoplasma, zum Teil enthalten sie PAS-positives Material.

Therapie und Verlauf. Unter Bettruhe und einer 5 Wochen langen Prednisonbehandlung, beginnend mit 40 mg pro die, verschwinden die subfebrilen Temperaturen, der Ikterus blaßt ab, die Patientin wird beschwerdefrei. Bei der Entlassung aus der Klinik am 30. 4. 60 werden folgende Laborbefunde erhalten: Serumbilirubin 1,6 mg-%, Transaminasen: SGOT 80 E, SGPT 44 E, Bromsulfaleintest 24%, Retention nach 45 min. Elektrophorese: Gesamteiweiß 7,0 g-%, wovon 44% Albumine und 34% γ-Globuline. Nach einem 6 Wochen dauernden beschwerdefreien Intervall treten erneut heftigste generalisierte Gelenkschmerzen mit Fieberschüben auf, begleitet von einem an Intensität stark schwankenden Ikterus. Auch die Acne pustulosa flammt wieder auf. Die Patientin wird vom 20. 7. bis 22. 8. 60 erneut hospitalisiert. Sie ist deutlich ikterisch. Am Hals findet sich ein Spidernaevus. Leber am Rippenbogen, Milz knapp palpabel.

Laborbefunde. Senkung 16 mm, Hb 60% bei 3,6 Mill. Erythrocyten. Leberfunktionsproben: Bilirubin 7,2 mg-%; Transaminasen: GOT 580 E, GPT 226 E, Zinksulfatflockung 26,9 E, Thymoltrübung 19,4 E. Alkalische Phosphatase 9,6 BE, Prothrombinkomplex (Quick) 57%. Elektrophorese: Gesamteiweiß 7,2 g-%, wovon 32% Albumine und 49% γ-Globuline. Latextest sowie Antiglobulinkonsumptionstest stark positiv. LE-Zellen einmal fraglich positiv, mehrmals negativ. Nach einer erneuten Corticosteroidbehandlung (40 mg Prednison pro die) tritt wieder eine Remission auf. 4 Wochen später wird bei folgender Laborkonstellation eine Kontrolleberpunktion durchgeführt: Serumbilirubin 2,1 mg-%; Transaminasen: GOT 60 E, GPT 50 E Bromsulfaleintest 26%, Zinksulfatflockung 14,5 E.

Nadelbiopsie Nr. 13945/60: Die Struktur ist dieselbe geblieben. Im Vordergrund stehen die Zeichen der Zellregeneration. Sie erfolgt ungestört und gleichmäßig über das ganze Parenchym verteilt. Abgesprengte Leberzellnester schließen sich zu Rosetten zusammen und wachsen konzentrisch aus. Dadurch werden die Bindegewebs- und Kollapsstraßen zu schmalen Septen umgewandelt. Daneben erkennt man gelegentlich auch noch breite Bindegewebsstraßen. Im großen und ganzen ist aber die lobuläre Struktur durch kleinherdige diffuse Leberzellregeneration in groben Zügen wieder hergestellt. Nur in einzelnen Abschnitten erkennt man abgerundete Pseudolobuli. Es liegt immer noch das Bild der aktiven chronischen Hepatitis mit fokalen Umbauzonen, jedoch mit einer deutlichen Remission vor (s. Abb. 29).

Nach 3 Monate dauernder vollkommener Bettruhe, einer Prednisonbehandlung über 6 Wochen mit total 540 mg klingen die Beschwerden abgesehen von andauernder Müdigkeit und neurastheniformen Symptomen allmählich ab, die Acne verschwindet, die Menses treten wieder auf, jedoch unregelmäßig. Die Patientin wird schließlich beschwerdefrei, fühlt sich jedoch noch etwas müde und in ihrer Leistungsfähigkeit eingeschränkt. Sie erscheint 1963, also 3 Jahre nach Beginn des Leidens, zu einer ambulanten Kontrolle, wobei die Leber den Rippenbogen noch um $^1/_2$ Querfinger überragt. Die Milz ist nicht palpabel. Spidernaevi sind nicht nachweisbar. Die Laborbefunde zeigen folgende Werte: Senkung 8 mm, Hb 97%, Serumbilirubin 0,5 mg-%, alkalische Phosphatase 2,3 BE. Serumtransaminasen: GOT 28 E, GPT 8 E. Bromsulfaleinretention nach

45 min 3,0%. Serumelektrophorese: Gesamteiweiß 7,5 g-%, wovon 51,5% Albumine und 17% γ-Globuline. Quick 90%.

Eine Leberbiopsie kann erst im folgenden Jahr bei völlig normalen Leberfunktionsproben durchgeführt werden (Nr. 9682/64, s. Abb. 30): Das Lebergewebe ist völlig intakt und wird nur noch von einzelnen, schmalen bindegewebigen Septen durchzogen, welche infiltratfrei sind. Die aktive chronische Hepatitis ist sowohl klinisch als auch bioptisch ausgeheilt.

Epikrise. Eine 27jährige Patientin leidet bereits 2 Jahre vor Manifestwerden der Krankheit an Müdigkeit, Fettunverträglichkeit, häufigem Erbrechen, sekundärer Amenorrhoe und schubweise exacerbierender Acne vulgaris. Die Diagnose einer aktiven chronischen Hepatitis wird bioptisch im ersten Ikterusschub diagnostiziert, welcher von heftigsten generalisierten Gelenkschmerzen begleitet ist. Das klinische Bild zeigt die Züge der „lupoiden Hepatitis", das LE-Zellphänomen ist einmal fraglich positiv, Latextest und Antiglobulinkonsumptionstest sind vorübergehend stark positiv. Das Leiden heilt klinisch 3 Jahre nach dem ersten Ikterusschub aus. Ein Jahr später wird die Heilung auch bioptisch bestätigt.

Fall 4. S. Anna. 55jährige Patientin, bei welcher seit 1942 ein Diabetes mellitus bekannt ist, der mit 20 E Protaminzinkinsulin eingestellt ist. 1943 steht die Patientin während 3 Wochen in hausärztlicher Behandlung wegen einer infektiösen Gelbsucht. Im Juni 1961 ist sie erstmals auffallend müde, appetitlos und weist eine Gewichtsabnahme von 6 kg innerhalb eines Monats auf. Urin dunkel-bierbraun, Stuhl während einer Woche hell-graugelb. Da der Diabetes mellitus immer schwerer einstellbar wird, erfolgt die Einweisung auf die stationäre Abteilung der Medizinischen Universitätspoliklinik (Direktor Prof. R. HEGGLIN) zur Neueinstellung.

Klinische Befunde. Während des Spitalaufenthalts vom 15. 8. bis 2. 9. 61: Guter Allgemeinzustand, die Patientin ist anikterisch. Leber zwei Querfinger unter dem Rippenbogen, druckdolent. Milz nicht tastbar.

Laborbefunde. Senkungsreaktion 28 mm, Hb 81%, Leukocyten 5300 mit normaler Zellverteilung. Leberfunktionsproben: Serumbilirubin 1,7 mg-%. Alkalische Phosphatase 6,1 BE. Transaminasen: SGOT 316 E, SGPT 119 E, Prothrombinkomplex (Quick) 68%, Bromsulfaleinretention im Blut nach 45 min 33%. Gesamteiweiß 7,4 g-%, wovon 44% Albumine und 32% γ-Globuline.

Nadelbiopsie Nr. 9533/61 (Abb. 32a, b): Der kleine Leberpunktionszylinder zeigt mächtig fibrös verbreiterte periportale Felder, welche unscharf vom Parenchym abgesetzt sind und dicht von entzündlichen Infiltraten durchsetzt werden. Diese greifen auf das benachbarte Parenchym über, wo man zahlreiche Plasmazellen erkennt. Das angrenzende Parenchym läßt immer wieder Lichtungsbezirke mit nur schattenhaften Zellumrissen erkennen. Zum Teil sind die Leberzellen völlig aus dem Gitterfasergerüst herausgeschmolzen. In diese Breschen dringt periportales Granulationsgewebe ein. Die Ductuli sind stark gewuchert, besonders in der Nachbarschaft dieser Nekroseherde. Die verbreiterten periportalen Felder werden zum Teil durch breite, dicht entzündlich infiltrierte Bindegewebsstraßen oder schlanke bindegewebige Septen untereinander verbunden. Aber auch im Bereich der Läppchenzentren zeigt das Parenchym Degenerationsherde mit Ballonzellen und regenerierenden Leberzellen, die zum Teil als mehrkernige Riesenzellen imponieren. Sie liegen in einem durchwegs kollagenisierten peritrabeculären Gitterfasergerüst eingebettet. Durch perizentrale Nekrosen sind

Kollapsstraßen entstanden, welche sich von Zentralvene zu Zentralvene erstrecken. Ganz vereinzelt und nur in der Nähe der periportalen Felder findet man gelegentlich einzelne Councilman-bodies, umgeben von gewucherten Sternzellen mit basophilem Cytoplasma, die zum Teil auch PAS-positives Material enthalten (Abb. 32b). Es liegt der Befund einer schweren aktiven chronischen Hepatitis vor. Im Punktionszylinder sind jedoch keine Anzeichen für einen Umbau der Struktur vorhanden.

Therapie und Verlauf. Liegekur während eines Monats und Einstellung des Diabetes mit 40 E. Semilente und 20 E. Altinsulin morgens und 34 E Semilente abends. Nach einmonatiger Bettruhe verläßt die Patientin das Krankenhaus und hält keine strikte Liegekur mehr ein.

Im Februar 1962 treten zwei Fieberschübe auf mit Temperaturanstieg bis 40 Grad verbunden mit Verwirrungszuständen. Wegen allgemeiner Schwäche erneute Hospitalisation auf der Medizinischen Abteilung des Stadtspitals Waid (Chefarzt Prof. O. SPÜHLER). Während des Krankenhausaufenthalts vom 20. 5. bis 20. 6. 62 werden folgende Befunde erhoben: Leber 2 Querfinger unter dem Rippenbogen, Milz knapp unter dem linken Rippenbogen palpabel. Haut an den belichteten Stellen leicht pigmentiert, sonst unauffällig.

Laborbefunde. Senkungsreaktion 42 mm, Serumbilirubin 0,8 mg-%, alkalische Phosphatase 7,2 BE. Transaminasen: GOT 84, GPT 59 E, Quick 55%.

Die *Leberpunktion* Nr. 4938/62 anläßlich der Laparoskopie, welche das Bild der bunten Höckerleber zeigt, ergibt folgenden Befund: Der Leberpunktionszylinder zeigt jetzt einen deutlichen Umbau der Struktur durch ausgedehnte breite Bindegewebsstraßen, welche die periportalen Felder untereinander verbinden. Sie stehen mit perizentralen Kollapsstraßen in Verbindung, die zum Teil zu schmalen Septen transformiert sind. Im Bereich der verbreiterten periportalen Felder findet man immer wieder frische periphere Leberzellnekrosen und die Zeichen der Leberzellregeneration mit zweireihigen plumpen Zellknospen oder Rosetten, gelegentlich auch blastenartige Haufen, welche durch Capillaren voneinander getrennt sind. Das peritrabeculäre Gitterfasergerüst ist besonders im Bereich der Läppchenzentren ausgedehnt kollagenisiert. In seinen Maschen sind die Leberzellen oft klein, atrophisch. Im Bindegewebe findet man immer noch dichte entzündliche Infiltrate, die zahlreiche Plasmazellen enthalten (Abb. 32c).

Beurteilung: schwere aktive chronische Hepatitis mit diffusem Umbau der Struktur und erheblicher Regeneration des Lebergewebes.

Therapie. Prednison 20 mg pro die während 4 Wochen. Eiweißreiche Kost, Laevosan mit Vitaminen und Chloromycetin. Einstellung des Diabetes mellitus mit 28 E Altinsulin und 40 E Semilente morgens und 40 E Semilente Insulin abends. Die Patientin kann nach einmonatigem Spitalaufenthalt in gebessertem Zustand nach Hause entlassen werden.

3 Tage später tritt ein eigenartig stuporöses Bild auf mit Mutismus bei erhaltener örtlicher und zeitlicher Orientierung. Der Hausarzt meldet die Patientin in einer psychiatrischen Anstalt an, weist sie jedoch zuvor noch am 4. 7. 62 auf die Medizinische Universitätsklinik zur Überprüfung des Zuckerstoffwechsels ein.

Befunde. Die psychisch verlangsamte stuporöse Patientin weist eine deutliche Asterixis, ein Zahnradphänomen und eine Hyperreflexie auf. Über der oberen Thoraxappertur einige Sternnaevi. Leber 3 Querfinger unter dem Rippenbogen. Milz derb, 1 Querfinger unter dem Rippenbogen palpabel. Kein Ascites. Radiologisch sind Oesophagusvaricen nicht nachweisbar.

Laborbefunde. Blutzucker bei Spitaleintritt 350 mg-%. Zucker im Urin ++, Aceton negativ. Senkung 40 mm. Leberfunktionsproben: Serumbilirubin 1,0 mg-%, alkalische Phosphatase 4,6 BE, SGOT 55 E, SGPT 30 E, Gesamteiweiß 7,1 g-%, wovon 42% Albumine und 33% γ-Globuline. Quick 40%. Bromsulfaleinretention nach 45 min 38%.

Es handelt sich um ein Praecoma hepaticum bei schwerer chronischer destruierender Hepatitis mit Übergang in posthepatitische Lebercirrhose.

Therapie, Verlauf. Behandlung des Praecoma hepaticum mit Darmentleerung und Neomycingaben (8 g), Eiweißbeschränkung in der Kost auf 20 g. Unter diesem Regime normalisiert sich der psychische Status nach 3 Tagen.

Dasselbe Ereignis wiederholt sich in den folgenden 2 Jahren immer häufiger, nach vermehrter Eiweißzufuhr (über 40 g pro die) und nach kurzdauernden Fieberschüben. Blutkulturen zeigen nie ein Wachstum von pathogenen Keimen. Die Patientin wird insgesamt 7mal wegen eines exogenen Coma hepaticum (portosystemische Encephalopathie) hospitalisiert. Die Leber schrumpft zusehends und verschwindet unter dem Rippenbogen, die Milz nimmt an Größe zu und liegt 2 Querfinger unter dem Rippenbogen. Im März 1964 wird erstmals ein Hyperspleniesyndrom mit einer Anämie von 53% Hb, 2200 Leukocyten und 50000 Thrombocyten festgestellt. 3 Monate später tritt Ascites auf. Am 28.10.64 stirbt die Patientin im Coma hepaticum.

Die *Autopsie* ergibt den Befund einer schwersten Lebercirrhose mit portaler Hypertension und ausgeprägten Oesophagusvaricen.

Makroskopisch zeigt die Leber eine unregelmäßig gehöckerte Oberfläche mit zahlreichen ausgedehnten, zum Teil trichterförmig eingezogenen Narbenfeldern.

Histologisch findet sich eine unregelmäßige Cirrhose bestehend aus mono- und multilobulären Knötchen und Knoten sowie unregelmäßig begrenzten Parenchymbezirken, welche immer wieder normale periportale Felder und Zentralvenen einschließen. Letztere sind zum Teil durch schmale bindegewebige Septen untereinander verbunden, womit eine weitere Unterteilung der großen Knoten zustande kommt. In den monolobulären Abschnitten findet man Pseudolobuli von unregelmäßiger Begrenzung, die in ein dicht lymphohistiocytär durchsetztes Narbengewebe eingeschlossen sind. Die größeren Knoten sind durchwegs scharf begrenzt und oft durch schmale Septen voneinander getrennt. In anderen Abschnitten liegen breite Narbenfelder dazwischen, welche mehrere ursprüngliche Periportalfelder einschließen und zahlreiche geschlängelte und gewucherte Ductuli aufweisen (Abb. 33a, b).

Epikrise. Eine 55jährige Diabetica, welche anamnestisch eine infektiöse Gelbsucht vor 19 Jahren aufweist, wird auf Grund unklarer Oberbauchbeschwerden klinisch abgeklärt. Die Leberbiopsie sichert die Diagnose einer aktiven chronischen Hepatitis, welche als primär chronische Hepatitis gedeutet wird, da weder Brückensymptome zwischen der akuten Gelbsucht vor 19 Jahren bestehen noch histologische Anhaltspunkte für eine bereits ausgebildete Lebercirrhose vorliegen. Ein Jahr später treten Episoden portosystemischer Encephalopathie auf, und die Leberbiopsie ergibt eine aktive chronische Hepatitis mit fortschreitendem Umbau der Struktur. Der episodische Stupor tritt immer häufiger auf. Ein Jahr vor dem Tode wird erstmals ein Hyperplenie-Syndrom festgestellt. Die Patientin stirbt 4 Jahre nach Auftreten der ersten Symptome im Coma hepaticum bei dekompensierter Cirrhose mit Ascites. Autoptisch wird eine posthepatitische irreguläre, vorwiegend multilobuläre, teils septale, teils postnekrotische Cirrhose festgestellt.

Fall 5. B. Marie. Eine 72jährige Patientin wird erstmals 1957 auf der Med. Abteilung des Stadtspitals Waid (Chefarzt Prof. O. SPÜHLER) zur konservativen Behandlung eines radiologisch nachgewiesenen Magenulcus hospitalisiert. Man findet eine auffällig hohe Senkungsreaktion von 57 mm in der 1. Std. Die Leber ist palpatorisch normal. Seit 1958 fällt der Patientin eine eigenartige Cyanose der Acren (Finger und Zehen) auf. Bei jeder Kälteexposition werden die Finger weiß, kalt und gefühllos. 2 Jahre später nimmt der Speichelfluß allmählich ab und versiegt schließlich ganz, eine leichte Heiserkeit stellt sich ein, und auch die Tränensekretion sistiert. Gewichtsabnahme und unbestimmte Oberbauchbeschwerden führen zu einer zweiten Hospitalisation (Chirurgische Abteilung, Stadtspital Waid, Chefarzt Dr. E. KAISER) wegen Verdachtes auf ein Malignom. Die Untersuchung ergibt jedoch eine chronische Cholecystitis. Bei der Operation findet sich eine Schrumpfgallenblase mit Cholelithiasis und einem Choledochusstein. Die Leber ist auffallend derb, reicht bis 3 Querfinger unter den Rippen bogen, Oberfläche chagriniert.

Laborbefunde. Senkung 54 mm, Serumeiweiß 8,3 g-%, Serumbilirubin 0,5 mg-%, alkalische Phosphatase 15,2 BE.

Die *chirurgische Leberbiopsie* ergibt eine periportale Fibrose mit scharfer Begrenzung gegenüber dem Parenchym, lockere Rundzellinfiltrate mit Ausbildung einzelner Lymphfollikel bei einem intakten Parenchym.

Wegen Appetitlosigkeit, allgemeiner Müdigkeit und dauernd hoher Senkungsreaktion wird die Patientin im Frühjahr 1962 erneut hospitalisiert. Die Durchuntersuchung führt zur Diagnose eines Sjögren-Syndroms mit den folgenden Befunden: Glandulae parotis und submandibularis beiderseits mäßig vergrößert, von derber Konsistenz, gegenüber der Umgebung wenig beweglich und indolent. Trockene Rachenschleimhaut. Keratoconjunctivitis sicca beiderseits. Außerdem finden sich einige Petechien an beiden Unterschenkeln. In der Magenschleimhautbiopsie werden dichte lymphoplasmacelluläre Infiltrate in einer atrophischen Schleimhaut gefunden.

Laborbefunde. Senkung 54 mm, Hb 93%, Leukocyten 6600. Serumeiweiß 8,6 g-%, wovon 31,5% Albumine und 36,9% γ-Globuline. In der Immunoelektrophorese normale Immunglobuline. Antiglobulinkonsumptionstest negativ. Serumbilirubin 0,4 mg-%, alkalische Phosphatase 12,5 BE.

Die *Leberbiopsie* Nr. 2964/62 zeigt denselben Befund wie die kürzlich durchgeführte chirurgische Biopsie.

Da in den folgenden Monaten gehäufte Schübe von Purpura an den Unterschenkeln auftreten, wird die Patientin am 5. 12. 62 zur Abklärung auf die Medizinische Universitätsklinik eingewiesen.

Befunde. Körpergewicht 46,5 kg. Periorale Hautatrophie. Acren cyanotisch mit gespannter, glänzender Haut, jedoch freier Gelenkmotilität. An beiden Unterschenkeln zahlreiche petechiale Blutungen. Leber 7 cm unter dem Rippenbogen, derb. Milz nicht palpabel. Die Thoraxaufnahme zeigt ein wolkiges Bild in den basalen Untergeschossen beidseits.

Laborbefunde. Hb 11 g-% (69%) bei 3,3 Mill. Erythorcyten und einem Färbeindex von 1,04. Leukocyten 2400, wovon stabkernige Neutrophile 44%, segmentkernige Neutrophile 28%, Eosinophile 1%, Basophile 3%, Monocyten 9,2%, Lymphocyten 16,2%, Plasmazellen 2%. Reticulocyten 30‰, Thrombocyten 226000.

Sternalmark: mäßige Vermehrung der morphologisch normalen Plasmazellen. Blutungszeit $4^1/_2$ min, Gerinnungszeit 9 min. Quick 52% mit leichter Verminderung der Vitamin K-abhängigen und unabhängigen Gerinnungsfaktoren. Rumpel-Leede negativ. Retraktion normal.

Rest-N 26 mg-%, Bilirubin 1,3 mg-%, alkalische Phosphatase 9,3 BE, Bromsulfalein nach 45 min 41%. SGOT 260 E, SGPT 118 E. Serumeisen 120 μg-%, Thymol 11,0 E, Zinksulfat 23,3 E. LE-Zellen mehrmals negativ. Antiglobulinkonsumptionstest negativ, Latextest stark positiv. Direkter Coombstest negativ. Kälteagglutinine im Bereich der Norm. Antistreptolysintiter 25 E. Serologische Luesreaktionen negativ. Serumeiweiß 7,2 g-%, wovon 31% Albumine und 50% γ-Globuline. Keine anomalen Makroglobuline im Sedimentationsdiagramm der Ultrazentrifuge. Kryoglobuline positiv.

Parotisbiopsie. Chronisch atrophierende lymphocytäre Parotitis mit weitgehendem Untergang des Drüsengewebes bei erhaltenen Ausführgängen (Abbildung 9b). Die gleichzeitig durchgeführte *Leberbiopsie* Nr. 15094/62 zeigt den Befund einer typischen aktiven chronischen Hepatitis. Die periportalen Felder sind mächtig verbreitert, vollkommen unscharf vom Parenchym abgesetzt. Immer wieder finden sich Piecemeal-Nekrosen, deren Gitterfasergerüst vereinzelt noch entfaltet ist, zum Teil jedoch bereits komprimiert wurde. Die umliegenden Leberzellen sind hell, geschwollen, zum Teil noch glykogenhaltig und werden von einem kollagenverstärkten peritrabeculären Gitterfasergerüst getragen und von Lymphocyten und Plasmazellen umschwärmt. Ein dichtes lymphohistiocytäres Infiltrat zeigt, besonders in den Randabschnitten, reichlich Plasmazellen. Inmitten dieser Infiltrate liegen gewucherte Ductuli. Mehrere periportale Bindegewebsfelder stehen durch breite Verbindungsstraßen untereinander in Verbindung. Auch in den perizentralen Parenchymabschnitten findet man Zelluntergänge und Kollapsstraßen, die sich von Zentralvene zu Zentralvene ziehen und auch mit den periportalen Feldern in Verbindung treten. Das peritrabeculäre Gitterfasergerüst ist hier ausgedehnt kollagenisiert. Die Sternzellen sind stellenweise erheblich proliferiert und zeigen zum Teil ein basophiles Cytoplasma (Abb. 9a).

Die Patientin wird beschwerdefrei nach Hause entlassen. Ein halbes Jahr später erliegt sie zu Hause einem nicht weiter abgeklärten Infekt.

Epikrise. Eine 72jährige Patientin, welche über die letzten 5 Jahre hin verfolgt werden kann, leidet an einem Sjögren-Syndrom mit Reynaud-Syndrom, Hyper-γ-Globulinämie und Kryoglobulinämie sowie rezidivierender Purpura. Die klinisch festgestellte Hepatomegalie erweist sich in der Leberbiopsie als aktive chronische Hepatitis, welche eine Tendenz zu einem Umbau der Struktur erkennen läßt.

Fall 6. Sch. Max. Ein 48jähriger Techniker der Verkehrsbetriebe fühlt seit Dezember 1961 eine früher nie gekannte Müdigkeit. Ein Alkoholabusus besteht nicht. Der Hausarzt kann bei der ersten Untersuchung im August 1962 klinisch keinen pathologischen Befund erheben. Die Senkung beträgt 5 mm in der 1. Std. Eine leichte Bilirubinerhöhung sowie geringgradig erhöhte Transaminasen (GOT 35 E, GPT 77 E) erwecken den Verdacht auf ein Leberleiden. Nach einmonatiger Liegekur bessert sich der Befund nicht. Am 6. 12. 62 wird der Patient zu einer Leberpunktion auf die Medizinische Universitätsklinik aufgenommen.

Befunde. Leber am Rippenbogen, Milz unter dem Rippenbogen knapp palpabel. Dupuytrensche Kontrakturen der Palmaraponeurose beidseits, sonst kein pathologischer Befund.

Laborbefunde. Senkung 8 mm, Hb 99%, Leukocyten 4400 mit normaler Verteilung. Thrombocyten 94500. Im Urin Zucker negativ. Nüchternblutzucker 91 mg-%. Die einfache Glucosebelastung ergibt jedoch eine diabetische Kurve: bei einem Ausgangswert von 91 mg-% steigt der Blutzucker nach einer Stunde auf 200 mg-% an. Er beträgt nach 2 Std noch 151 mg-%, nach 3 Std 82 mg-%.

Serumbilirubin 1,1 mg-%, alkalische Phosphatase 3,4 BE, Quick 75%, Bromsulfaleinretention 26,4%. GOT 30 E, GPT 55 E. Serumeiweiß 6,6 g-%, wovon 61% Albumine und 16% γ-Globuline.

Die *Leberbiopsie* Nr. 12812/62 (Abb. 10a) ergibt den Befund einer Fettleber. Die Struktur ist abgesehen von einigen schmalen kollagenfaserigen Septen, welche die Zentralvenen untereinander verbinden, intakt. Das Parenchym zeigt eine grobtropfige, vorwiegend perizentrale Verfettung. Daneben erkennt man immer wieder Lochkerne, die bei der Glykogenfärbung carminrote Körperchen einschließen. Die Glissonschen Felder sind leicht verbreitert, oft sternförmig und von mäßig dichten lymphohistiocytären Infiltraten durchsetzt. Ductuli nur geringgradig gewuchert. Innerhalb des Parenchyms findet man einzelne Retothelknötchen.

Therapie und Verlauf. Eiweißreiche Kost, zunächst keine strikte Bettruhe. Der Patient nimmt nach einem Monat Arbeitsunterbrechung seine Tätigkeit halbtagsweise wieder auf.

Im März 1963 tritt erstmals ein Subikterus auf, weshalb der Patient erneut vom 30. 3. bis 18. 5. 63 hospitalisiert wird.

Klinischer Befund. Leichter Ikterus der Haut und der Skleren. Palmarerythem, jedoch keine Spidernaevi. Leber 1 Querfinger unter dem Rippenbogen, leicht druckdolent. Milz am Rippenbogen knapp palpabel.

Laborbefunde. Senkung 21 mm, Leukocyten 3800 mir normaler Verteilung. Thrombocyten 280000.

Leberfunktionsproben: Serumbilirubin 4,6 mg-%, alkalische Phosphatase 8,0 BE, Zinksulfat 19,0 E, Thymoltrübungstest 19,7 E. Transaminasen: GOT 646 E, GPT 510 E. Serumeiweiß 7,3 g-%, wovon 47% Albumine und 25% γ-Globuline. Quick (Prothrombinkomplex) 59% mit leichter Erniedrigung der Vitamin K-abhängigen Faktoren.

Die *Laparoskopie* zeigt eine deutlich vergrößerte Leber mit unregelmäßig gewellter Oberfläche und hell-lachsroter Farbe. Die Gallenblase ist prall gefüllt. Zeichen einer portalen Hypertension finden sich nicht.

Die gezielte Leberpunktion mit der Vim-Silverman-Nadel Nr. 4046/63 ergibt das charakteristische Bild einer aktiven chronischen Hepatitis (Abb. 10b). Der ganze Punktionszylinder ist vollkommen fettfrei. Die mächtig verbreiterten periportalen Felder stehen durch Bindegewebsstraßen untereinander in Verbindung. Die Grenze zu den Leberläppchen ist völlig unscharf. Überall findet man periphere Leberzellen mit unscharfen Zellgrenzen, deren Kern in Auflösung begriffen ist. Durch Gruppennekrosen von Leberzellen entstehen teils keilförmige, teils breite Breschen im Parenchym, durch welche ein gefäß- und zellreiches Granulationsgewebe eindringt. Neben den degenerativen Leberzellveränderungen in der Läppchenperipherie findet man auch Zeichen der Regeneration: mehrreihige plumpe Zellbalken wölben sich lappig gegen die periportalen Felder vor, wodurch das fibröse Bindegewebe stellenweise komprimiert wird. Im ganzen gesehen findet sich ein buntes Durcheinander von degenerativen und regenerativen Zellveränderungen. Die Ductulusproliferation ist sehr stark ausgeprägt. Die Ductuli besiedeln auch die bindegewebigen Verbindungsstraßen zwischen den portalen Feldern. In den perizentralen Läppchenabschnitten ist das Gitterfasergerüst ausgedehnt kollagenisiert. Regressive und regenerative Zellveränderungen sind deutlich zu erkennen. Man findet neben Ballonzellen auch mehrkernige Riesenzellen. Sektorförmig gehen Leberzellen in der Nähe der Zentralvene zugrunde. Dadurch entstehen Kollapsstraßen, welche sich oft bis zu den benachbarten Zentralvenen und Portalfeldern erstrecken. Im dazwischen liegenden Parenchym besteht eine erhebliche Kernunruhe und eine herdförmige Wucherung der Sternzellen. In der Läppchenperipherie enthalten die intakten Leberzellen abschnittweise feinkörnige Hämosideringranula, welche auch in den benachbarten Sternzellen nachzuweisen sind.

Beurteilung: Schwere aktive chronische Hepatitis, jedoch ohne diffusen Umbau.

Zur Abklärung der Frage eines allfällig beginnenden Pfortaderhochdruckes wird ein Lebervenenkatheter durchgeführt: der freie Lebervenendruck beträgt 3 mm Hg, der geblockte Druck 3—4 mm Hg. Intrasplenisch wird ein Druck von 9 mm Hg gemessen. Die Leberdurchblutung mit der Bromsulfaleinclearance-Methode nach Bradly ergibt eine geschätzte Durchflußmenge von 1120 ml pro Minute (an der unteren Normgrenze). Eine beginnende portale Hypertension kann damit ausgeschlossen werden.

Nach der Entlassung aus der Klinik wird ein Sanatoriumsaufenthalt von 3monatiger Dauer angeschlossen. Neben strikter Liegekur und eiweißreicher Kost erhält der Patient im Sanatorium während 6 Wochen Prednison (beginnend mit 30 mg pro die, absteigend bis 15 mg pro die). Am Schluß der Kur fühlt sich der Patient wieder leistungsfähig. Folgende Laborbefunde werden bestimmt: Senkung 8 mm, Bilirubin 1,1 mg-%, alkalische Phosphatase 16 BE, Serumeisen 248 γ-%. GOT 82 E.

Ein Monat nach der Entlassung aus der Sanatoriumskur nimmt der Patient die Arbeit in vollem Umfang wieder auf. Er bleibt dauernd beschwerdefrei, abgesehen von einer dreiwöchigen Periode mit leichten Gelenkschmerzen.

Die Kontrolluntersuchung vom 11. 6. bis 12. 6. 64 ergibt einen normalen klinischen Befund. Serumbilirubin 1,5 mg-%, Bromsulfaleinretention nach 45 min 11%. GOT 34 E, GPT 25 E, Serumeiweiß 7,4 g-%, wovon 44% Albumine und 18,5% γ-Globuline.

Die Kontrollbiopsie mit der Menghini-Nadel Nr. 6940/64 ergibt folgenden Befund: die aktive chronische Hepatitis ist bis auf einige lockere Lymphocytenansammlungen in den sternförmig verbreiterten periportalen Feldern abgeheilt. Die Grenze zwischen Parenchym und periportalen Feldern ist allseits scharf. Das Parenchym wird noch durch zahlreiche, sehr schlanke bindegewebige Septen durchzogen, welche sich von Zentralvene zu Zentralvene oder von Zentralvenen zu periportalen Feldern ziehen. Abgesehen von einigen eingestreuten grobtropfigen verfetteten Leberzellen ist das Zellbild intakt. Die Kupfferschen Sternzellen sind nirgends vermehrt (Abb. 10c).

Der Patient fühlt sich seither völlig gesund. Auf einer Safari in Ostafrika vom 14. 2. bis 2. 3. 65 infiziert er sich mit Malaria tropica. Trotz schwerer fieberhafter, 3 Wochen lang anhaltender Erkrankung tritt nur eine flüchtige Leberfunktionsstörung auf, welche sich in einer leichten Dysproteinämie mit Vermehrung der γ-Globuline auf 23,5% und einem Bilirubinanstieg von 3,1 mg-% äußert, welch letzterer jedoch vorwiegend auf den Hämolyse bedingten Anstieg des indirekt reagierenden Bilirubins zurückzuführen ist. Die letzte Kontrolluntersuchung vom 28. 4. 65 ergibt einen völlig normalen klinischen Befund sowie normale biochemische Befunde. Die Leberbiopsie (Nr. 5323/65, Abb. 10d) zeigt ein normales Parenchym mit ganz seltenen eingestreuten verfetteten Leberzellen und einzelnen schmalen bindegewebigen Septen, die sich im Parenchym verlieren.

Epikrise. Ein 48jähriger Patient mit einer Fettleber bei latentem Diabetes mellitus läßt den Übergang in eine aktive chronische Hepatitis mit völligem Schwund des Fettes an Hand mehrerer Nadelbiopsien deutlich verfolgen. Die chronische Hepatitis heilt nach 3jährigem Verlauf vollkommen ab.

Literatur

1. ACKERMANN, TH.: Über hypertrophische und atrophische Lebercirrhosen. Virchows Arch. path. Anat. **80**, 396 (1880).
2. — Histogenese und Histologie der Lebercirrhose. Virchows Arch. path. Anat. **115**, 216 (1889).
3. D'ALAGILLE, D., M. GLICENSTEIN et M. LELONG: L'Hépatite „lupoide". Discussion nosologique à propos de deux observations. Rev. int. Hépat. **13**, 193 (1963).
4. ALBOT, G., et J. LUNNEL: L'hépatite mésenchymateuse diffuse avec lymphomatose nodulaire de HANOT-KIENER. Path. et Biol. **9**, 1239 (1961).
5. ALSTED, G.: Studies on malignant hepatitis. Amer. J. med. Sci. **213**, 257 (1947).
6. ALTMANN, H. W.: Über Leberveränderungen bei allgemeinem Sauerstoffmangel nach Unterdruckexperimenten an Katzen. Frankfurt. Z. Path. **60**, 377 (1949).
7. — Entstehung und Abgrenzung der Lebercirrhosen. Gastroenterologia (Basel), Suppl. **95**, 7 (1961).
8. ALTSCHULE, M. A., and D. R. GILLIGAN: Chronic latent hepatitis, following catarrhal jaundice. New Engl. J. Med. **231**, 315 (1944).
9. AMANO, S.: Von Hepatitis infectiosa zur Lebercirrhose. Schweiz. Z. allg. Path. **16**, 376 (1953).
10. AMMANN, R., u. M. SCHMID: Die Therapie der chronischen Hepatitis. Schweiz. med. Wschr. **94**, 498 (1964).
11. ANDERSSEN, N., and Ø. SKJEGGSTAD: Lupoide Hepatitis. Acta med. scand. **171**, 385 (1962).
12. ANDERSON, J. R.: Auto-antibodies in diseases in man. Brit. med. Bull. **19**, 251 (1963).
13. D'ANTUONO, G., E. PIERAGNOLI, S. TURA u. G. A. ZAMPA: Hepato-splenomegale Cirrhose mit Lymphoretikulose und Hyperproteinämie. Acta hepato-splenol. (Stuttg.) **7**, 375 (1960).
14. AREY, L. B.: On the presence of the so-called portal lobules in the seal's liver. Anat. Rec. **51**, 315 (1932).
15. ASCHOFF, L.: Das reticuloendotheliale System. Ergebn. inn. Med. Kinderheilk. **26**, 1 (1924).
16. ASHWORTH, C. T., and H. C. REID: Intralobular regeneration of liver cells in man. Amer. J. Path. **23**, 269 (1947).
17. AXENFELD, H., u. K. BRASS: Klinische und bioptische Untersuchungen über den sogenannten Icterus catarrhalis. Frankfurt. Z. Path. **57**, 147 (1942).
18. BACHMANN, K. D.: Über das Lipofuscin der Leber. Virchows Arch. path. Anat. **323**, 133 (1953).
19. BADIN, J., CL. LÉVY, et M. CACHIN: Fréquence et signification des réactions de WAALER-ROSE et des tests au Latex positifs dans les maladies du foie. Rev. int. Hépat. **13**, 655 (1963).
20. BAGGENSTOSS, A. H.: The significance of nodular regeneration in cirrhosis of the liver (Editorial). Amer. J. clin. Path. **25**, 936 (1955).

21. Baggenstoss, A. H.: Pathological anatomy of hepatitis. J. Amer. med. Ass. **165**, 1099 (1957).
22. — Pathologic aspects of the late stages of viral hepatitis. In: F. W. Hartman, Hepatitis frontiers. Internat. Symposium, Henry Ford Hospital, Detroit, Michigan. Boston: Little, Brown & Co. 1957.
23. — Postnecrotic cirrhosis: morphology, etiology and pathogenesis. In: H. Popper and F. Schaffner, Progr. in liver diseases, vol. I, p. 14. New York: Grune & Stratton 1961.
24. —, and J. C. Cain: Further studies on the lymphatic vessels at the hilus of the liver of man: Their relation to ascites. Proc. Mayo Clin. **32**, 615 (1957).
25. — — The relationship of the hepatic hilar lymph vessels of man to ascites. Arch. De Vecchi Anat. pat. **31**, 11 (1960).
26. —, and M. H. Stauffer: Posthepatitic and alcoholic cirrhosis: Clinicopathologic study of 43 cases of each. Gastroenterology **22**, 157 (1952).
27. Barbier, F.: Syndrome von Sjögren-Gougerot met Levercirrhose. Tyd. Genesk. **15**, 100 (1956).
28. Barker, M. H., R. B. Capps, and F. W. Allen: Acute infectious hepatitis in the Mediterranean theater, including acute hepatitis without jaundice. J. Amer. med. Ass. **128**, 653 (1945).
29. Bartholomew, L. G., J. C. Cain, A. H. Baggebstoss, and A. B. Hagedorn: Further observations on hepatitis and cirrhosis in young women with positive clot tests for lupus erythematosus. Gastroenterology **39**, 730 (1960).
30. — A. G. Hagedorn, J. D. Cain, and A. H. Baggenstoss: Hepatitis and cirrhosis in women with positive clot tests for lupus erythematosus. New Engl. J. Med. **259**, 947 (1958).
31. Bearn, A. G., H. G. Kunkel, and R. J. Slater: The problem of chronic liver disease in young woman. Amer. J. Med. **21**, 3 (1956).
32. Beckmann, K.: Probleme der chronischen Hepatitis. Dtsch. med. Wschr. **78**, 1315 (1953).
33. Behar, A. J., and C. Tal: Experimental liver necrosis produced by the injection of homologous whole liver with adjuvant. J. Path. Bact. **77**, 591 (1959).
34. Beickert, A.: Zum Problem der lupoiden Hepatitis. Med. Klin. **56**, 217 (1961).
35. Benda, L., E. Rissel u. H. Thaler: Über die Hepatitis bei Lues und antiluetischer Behandlung mit besonderer Berücksichtigung ihrer Folgekrankheiten. Dtsch. Arch. klin. Med. **197**, 477 (1950).
36. — E. Rissel u. H. Thaler: Über aspirationsbioptische Untersuchungen posthepatitischer Leberveränderungen. Virchows Arch. path. Anat. **322**, 249 (1952).
37. Bergstrand, H.: Über die akute und chronische gelbe Leberatrophie mit besonderer Berücksichtigung ihres epidemischen Auftretens in Schweden im Jahre 1927. Leipzig: Georg Thieme 1930.
38. Best, C. M., D. L. McLean, and J. H. Ridout: Choline and liver fat in phosphorous poisoning. J. Physiol. (Lond.) **83**, 275 (1935).
39. Bettley, F. R.: The "L. E.-cell" phenomenon in active chronic viral hepatitis. Lancet **1955 II**, 724.
40. Bjørneboe, M., and F. Raaschou: Pathology of subchronic atrophy of liver: Comparison with cirrhosis Laennec. Acta med. scand., Suppl. **234**, 41 (1949).
41. Bock, H. E.: Hepatitis und posthepatitische Lebererkrankungen. Verh. dtsch. Ges. inn. Med. **63**, 292 (1957).

42. Bock, H. E., E. MacClure, E. Langer u. D. de Paola: Ergebnisse bioptischer Leberuntersuchungen als Beitrag zur Hepatitis. Ärztl. Forsch. **1**, 1 (1961).

43. Boden, R. W., J. G. Rankin, S. J. M. Goulston, and Sir, W. Morrow: The liver in ulcerative colitis. The significance of raised serum alcaline phosphatase levels. Lancet **1959II**, 245.

44. Bolck, F.: Der Verdauungstrakt und seine großen Drüsen. In: F. Büchner, E. Letterer u. F. Roulet, Handbuch der allgemeinen Pathologie, Bd. III/2, S. 44—362. Berlin-Göttingen-Heidelberg: Springer 1960.

45. Bolin, V. S., J. B. Alsevo, J. B. Barger, J. Baud, and T. B. Jarvis: Studies on serum and infectious viruses of man. Report on the isolation of serum and infectious hepatitis viruses from man in tissue cultures. Transfusion (Philad.) **1**, 360 (1961).

46. Boller, R., u. H. Partilla: Das weitere Schicksal von Hepatitiskranken, Therapie und Entlassungsbefunde. Nachuntersuchungsergebnisse, die zu denken geben. Med. Klin. **59**, 259 (1964).

47. Börner, P.: Die Einteilung und Benennung der Lebercirrhosen. Virchows Arch. path. Anat. **333**, 269 (1960).

48. Bouchier, I. A. D., K. Rhodes, and Sh. Sherlock: Serologic abnormalities in patients with liver disease. Brit. med. J. **1964 I**, 592.

49. Braunstein, H.: Needle biopsy of the liver cirrhosis. Arch. Path. **62**, 87 (1956).

50. Briellmann, A.: Plasmazellbefunde bei Leberzirrhose. Schweiz. Z. Path. **18**, 335 (1955).

51. Brissaud, E., et C. Sabourin: Sur la constitution lobulaire du foie et les voies de la circulation sanguine intrahépatique. C. R. Soc. Biol. (Paris) **5**, 757 (1883).

52. Broicher, H.: Die Virushepatitis. Dtsch. Z. Verdau.- u. Stoffwechselkr. **20**, 1 (1960).

53. — H. Egli, K. Kessler u. G. Oberhoffer: Über die Bedeutung gerinnungsphysiologischer Untersuchungen bei akuten und chronischen Lebererkrankungen. Dtsch. Arch. klin. Med. **205**, 292 (1958).

54. Brooke, B. N., P. W. Dykes, and F. C. Walker: Liver disorder in ulcerative colitis. Postgrad. med. J. **37**, 245 (1961).

55. —, and G. Slany: Portal bacteriaemia in ulcerative colitis. Lancet **1958 I**, 1206.

56. Bucher, N. L. R.: Regeneration of mammalian liver. Int. Rev. Cytol. **15**, 245 (1963).

57. Büchner, F.: Die Pathologie der unkomplizierten reversiblen Virushepatitis. Schweiz. Z. Path. **16**, 322 (1953).

58. — Die Morphologie der Virushepatitis, insbesondere der posthepatitischen Narbenprozesse der Leber. Verh. dtsch. Ges. inn. Med. **63**, 155 (1957).

59. Burnet, F. M.: Auto-immune disease. Pathology of the immune response. Brit. med. J. **1959II**, 720.

60. — The clonal selection theory of acquired immunity. Cambridge and Vanderbilt University Presses 1959.

61. Cameron, G. R., and W. A. E. Karunaratne: Carbon tetrachloride cirrhosis in relation to liver regeneration. J. Path. Bact. **42**, 1 (1936).

62. Caroli, J., et A. Paraf: A propos du traitement chirurgical des hépatites ictériques. Arch. Mal. Appar. dig. **39**, 784 (1960).

63. Cattan, R., P. Vesin et H. Bodin: Cirrhoses dysprotéinémiques d'origine inconnue chez la femme. Bull. Soc. méd. Hôp. Paris **73**, 608 (1957).

64. — — et P. Burtin: Les cirrhoses avec hyperprotidémie, d'étiologie inconnue. Leurs rapport avec les dysprotidémies de Waldenström. Rev. int. Hépat. **7**, 33 (1957).

65. McCaughey, R. S., A. R. Taylor, H. Schneider, E. E. Muirhead, and R. A. Edwards: Comprehensive study of hepatitis: clinical, virologic and electron microscopic studies (Abstract). Gastroenterology **44**, 842 (1963).
66. Cazal, P., et J. Mirouze: Histopathologie du foie alcoolique. Cirrhose alcoolique et nutritionelle. Paris: Masson & Cie. 1959.
67. Chalmers, T. C.: Viral hepatitis and its sequelae. Amer. J. dig. Dis. **6**, 189 (1961).
68. — R. D. Eckardt, W. E. Reynolds, J. G. Cigarova jr., N. Dean, R. W. Reifenstein, C. W. Smith, and C. S. Davidson: Treatment of acute infectious hepatitis. J. clin. Invest. **34**, 1163 (1955).
69. Chenderovitch, J., and J. Caroli: La microanatomie de la circulation hépatique. Sem. Hôp. Paris (Ann. Rech. méd.) **31**, 1 (1955).
70. Chung, W. K., S. K. Moon, R. K. Gershon, A. M. Prince, Y. C. Park, and V. S. Cho: Anicteric hepatitis in Korea. I. Clinical and laboratory studies. Arch. intern. Med. **113**, 526 (1964).
71. — — — — and H. Popper: Anicteric hepatitis in Korea. II. Serial histologic studies. Arch. intern. Med. **113**, 535 (1964).
72. Cohen, S., G. Ohta, E. J. Singer, and H. Popper: Immunocytochemical study of gamma globulin in liver in hepatitis and postnecrotic cirrhosis. J. exp. Med. **111**, 285 (1960).
73. Coppo, M., et P. F. Baratta: Un cas de sclérose hépatique posthépatitique avec hyperprotidémie pseudomyelomateuse. Rev. int. Hépat. **12**, 783 (1962).
74. Cossel, L.: Beitrag zur Ultrastruktur der Blutgewebsgrenze in der Leber. (Elektronenmikroskopische Untersuchung an Lebern von Mäusen und Leberpunktaten von Menschen.) Beitr. path. Anat. **120**, 133 (1959).
75. — Elektronenmikroskopische Befunde bei chronischer Virushepatitis und Lebercirrhose. Virchows Arch. path. Anat. **336**, 354 (1963).
76. — Die menschliche Leber im Elektronenmikroskop. Jena: VEB Gustav Fischer 1964.
77. Creutzfeldt, W., H. Schmitt, J. Reichert, K. Kaiser u. M. Mathes: Hepatitisübertragungen über eine Zeitspanne von 10 Jahren durch einen Blutspender mit posthepatitischer Lebercirrhose. Dtsch. med. Wschr. **87**, 1801 (1962).
78. Damodaran, K.: Infective hepatitis and portal cirrhosis. Brit. med. J. **1949 I**, 1032.
79. Datta, D. V., Sh. Sherlock, and P. J. Scheuer: Postnecrotic cirrhosis with chronic cholestasis. Gut **4**, 223 (1963).
80. Debray, Ch., L.-Cl. Lods et J.-A. Paolaggi: Etude immunologique des maladies du foie. II. Les autoanticorps antifoie du serum. Path. et Biol. **11**, 701 (1963).
81. — J. B. Paolaggi et J. A. Paolaggi: L'hépatite lupoide. Rev. int. Hépat. **13**, 375 (1963).
82. — J. A. Paolaggi, et J. B. Paolaggi: L'hépatite lupoide existe. Sem. Hôp. Paris **41**, 1079 (1965).
83. Dible, J. H.: Degeneration, necrosis and fibrosis in the liver. Brit. med. J. **1951 I**, 833.
84. — J. McMichael, and S. P. V. Sherlock: Pathology of acute hepatitis: Aspiration biopsy studies of epidemic, arsenotherapy and serum jaundice. Lancet **1943 II**, 402.
85. Doniach, D., I. M. Roitt et R. V. Hudson: Thyreoidite d'autoimmunité associée aux affections hépatiques. Rev. Malad. Foie **34**, 287 (1959).
86. Edmondson, H. A.: Needle biopsy in differential diagnosis of acute liver disease. J. Amer. med. Ass. **191**, 480 (1965).

87. Eger, W.: Zur Pathologie des zentralen und peripheren Funktionsfeldes des Leberläppchens. Zbl. allg. Path. path. Anat. **91**, 255 (1954).
88. Elster, K., u. D. Weichmann: Die Beurteilung von Leberpunktaten unter Berücksichtigung der Abgrenzung einer chronischen Hepatitis vom Phasenbild der abklingenden Hepatitis. Acta hepato-splenol. (Stuttg.) **9**, 263 (1962).
89. Fahrländer, H. J.: Sur un cas d'hépatite lupoide. Rev. méd. franç. **2**, 947 (1961).
90. Fawcett, D. W.: Observations on the cystology and electron microscopy of hepatic cells. J. nat. Cancer Inst. (Bethesda) **15**, 1475 (1955).
91. Felten, A. v., F. Regli u. P. Frick: Sjögren-Syndrom mit Hypergammaglobulinaemie, Kryoglobulinaemie, Purpura und Reynaud-Phänomen. Schweiz. med. Wschr. **93**, 1847 (1963).
92. Fischer, D. A.: The "lupoid hepatitis" syndrome; report of a case followed by serial liver biopsies. Ann. intern. Med. **57**, 988 (1962).
93. Franken, F. H., H. Daweke, E. A. Gries, H. A. v. Schweinitz, H. Holzgrewe u. U. Forstmann: Langzeitbehandlung chronischer Lebererkrankungen mit Prednison und Methandrostenolon. Dtsch. med. Wschr. **88**, 1979 (1963).
94. Frick, P. G., u. J. R. Schmid: Das hämolytische Syndrom bei der akuten und chronischen Hepatitis. Klin. Wschr. **43**, 305 (1965).
95. Fudenberg, H., J. L. German, and H. G. Kunkel: The occurence of rheumatoid factor and other abnormalities in families of patients with agammaglobulinemia. Arthr. and Rheum. **5**, 565 (1962).
96. Gajdusek, D. C.: An autoimmune reaction against human tissue antigens in certain acute and chronic diseases. I. Serological investigations. Arch. intern. Med. **101**, 9 (1958).
97. Gall, E. A.: Posthepatitic, postnecrotic and nutritional cirrhosis: A pathologic analysis. Amer. J. Path. **36**, 241 (1960).
98. Gallagher, N. D., and S. J. M. Goulston: Persistent acute viral hepatitis. Brit. med. J. **1962I**, 906.
99. Garceau, A. J., and the Boston Inter-Hospital Liver Group: The natural history of cirrhosis. II. The influence of alcohol and prior hepatitis on pathology and prognosis. New Engl. J. Med. **271**, 1173 (1964).
100. Gardiol, D.: Hépatite chronique. Etude histopathologique. Schweiz. med. Wschr. **92**, 935 (1962).
101. Gardner, H. T., R. A. Rovelstad, D. J. Moore, F. A. Streitfeld, and B. A. Knowlton: Hepatitis among occupation troops in Germany: follow-up study with particular reference to interim alcohol and physical activity. Ann. intern. Med. **30**, 1009 (1949).
102. Gassmann, R., u. M. Schmid: „Paraproteinaemie" bei einem Patienten mit Lebercirrhose. (In Vorbereitung.)
103. Gedigk, P.: Zur Kenntnis lipogener Pigmente. Verh. Dtsch. Ges. Path., 42. Tagg Wien, S. 430. 1958.
104. —, u. R. Fischer: Über die Entstehung des Ceroidpigmentes bei der hämorrhagischen Zellgewebsnekrose. Virchows Arch. path. Anat. **331**, 341 (1958).
105. Gherman, G., et V. V. Papilian: L'hépatite lupoide et les lésions hépatiques au cours des maladies du collagène. Rev. int. Hépat. **14**, 553 (1964).
106. Girard, M., A. Bel, M. Coulot et J. P. Revillard: Evolution cirrhogène d'une hépatite virale sur un terrain agammaglobulinémique. Arch. Mal. Appar. dig. **51**, 1404 (1962).
107. Glagov, S., G. Kent, and H. Popper: Relation of splenic and lymph node changes to hyperglobulinemia in cirrhosis. Arch. Path. **67**, 9 (1959).

108. GÖKCEN, M.: Auto-immunity in liver disease. Serologic investigation with clinical correlations. J. Lab. clin. Med. **59**, 533 (1962).

109. GOLDBERG, ST. B., ST. J. GULOTTA, and M. SIVERMAN: Acute hepatitis and the lupus erythematosus phenomenon. Gastroenterology **45**, 658 (1963).

110. GOOD, R. A., and A. R. PAGE: Fatal complications of virus hepatitis, with agammaglobulinemia. Amer. J. Med. **29**, 804 (1960).

111. GRAY, N. J., I. R. MACKAY, L. I. TAFT, S. WEIDEN, and I. J. WOOD: Hepatitis, colitis and lupus manifestations. Amer. J. dig. Dis. **3**, 481 (1958).

112. GRISHAM, J. W., and W. S. HARTROFT: Morphologic identification by electron microscopy of "oval cells" in experimental hepatic degeneration. Lab. Invest. **10**, 317 (1961).

113. GROOTE, J. DE, V. DESMET et J. VANDENBROOKE: La ponction-biopsie dans l'hépatite chronique: Corrélations avec la clinique et les tests fonctionels hépatiques. Acta gastro-ent. belg. **24**, 658 (1961).

114. — R. DE TIÈGE et G. VANDERSTAPPEN: Hépatite chronique. Acta gastro-ent. belg. **21**, 649 (1958).

115. GROS, H., u. W. HERZOG: Die chronische Hepatitis. Münch. med. Wschr. **105**, 20 (1963).

116. HAEMMERLI, U. P.: Zur Frage der Steroidtherapie der akuten Hepatitis epidemica. Schweiz. med. Wschr. **94**, 504 (1964).

117. HÄLLÉN, J., and H. KROOK: Follow up studies on an unselected ten year material of 360 patients with liver cirrhosis in one community. Acta med. scand. **173**, 479 (1963).

118. HAMPERL, H.: Über eigentümliche kreislaufbedingte Leberveränderungen. Schweiz. Z. Path. **13**, 65 (1950).

119. — Über das Verhalten der Leberpigmente (Lipofuscin und Ceroid) besonders bei Hepatitis. Schweiz. Z. Path. **16**, 399 (1953).

120. HAMPERS, C. L., D. PRAGER, and J. R. SENIOR: Post-transfusion anicteric hepatitis. New Engl. J. Med. **271**, 747 (1964).

121. HARDERS, H., u. W. DÖLLE: Das Syndrom der „lupoiden Hepatitis". Gastroenterologia (Basel) **100**, 220 (1963).

122. HARTROFT, W. ST.: Experimental reproduction of human hepatic disease in experimental animals. In: H. POPPER and F. SCHAFFNER, Progr. in liver diseases, vol. I, p. 68. New York: Grune & Stratton 1961.

123. — Experimental cirrhosis. In: The liver, vol. II. Ed. by CH. ROUILLER. p. 477. New York and London: Acad. Press 1964.

124. HARTSOCK, R. J., and E. R. FISHER: Observations concerning the significance of fatty and fibrous tissue in needle biopsies of the liver. Amer. J. med. Sci. **239**, 445 (1960).

125. HARVEY, A. M., L. E. SHULMAN, P. A. TUMULTY, C. L. CONLEY, and E. H. SCHOENRICH: Systemic lupus erythematosus: review of the literature and clinical analyses of 138 cases. Medicine (Baltimore) **33**, 291 (1954).

126. HÄSSIG, A.: Inokulationshepatitis. Päd. Fortbildungsk. **15**, 71 (1965).

127. HAVENS jr., W. P., S. D. KUSHLAN, and M. G. GREEN: Experimentally induced infectious jaundice. Roentgenographic and gastroscopic observations. Arch. intern. Med. **79**, 457 (1947).

128. HAVENS, W. P.: Viral hepatitis. Annu. Rev. Med. **14**, 57 (1963).

129. HELLER, P., H. J. ZIMMERMAN, S. ROZENGVAIG, and K. SINGER: The L.E.-cell phenomenon in chronic hepatic disease. New Engl. J. Med. **254**, 1160 (1956).

130. HERXHEIMER, G., u. W. GERLACH: Über Leberatrophie und ihr Verhältnis zu Syphilis und Salvarsan. Beitr. path. Anat. **68**, 93 (1921).

131. HILL, C. C.: Systemic lupus erythematosus. Brit. med. J. **1957 II**, 655.

132. HIMES, M., J. HOFFMAN, A. W. POLLISTER, and J. POST: Origin of polyploid nuclei in rat liver during regeneration following carbon tetrachloride poisoning. J. Mt Sinai Hosp. **24**, 935 (1957).

133. HIMSWORTH, H. P.: Lectures on the liver and its diseases. Cambridge, Mass.: Harvard University Press 1947.

134. HIRSCH-MARIE, H., P. VESIN et R. CATTAN: Dysglobulinémies atypiques au cours des cirrhoses hépatiques. Sem. Hôp. Paris **38**, 3602 (1962).

135. HOFFBAUER, F. W., J. S. MCCARTNEY, C. DENNIS, and K. KARLSON: The relationship of chronic ulcerative colitis and cirrhosis. Ann. intern. Med. **39**, 267 (1953).

136. HOLLE, G.: Die gegenwärtigen Vorstellungen über den Feinbau der Leber. Acta hepato.-splenol. (Stuttg.) **8**, 253 (1961).

137. JERSILD, M.: Infectious hepatitis with subacute atrophy of the liver: An epidemic in women after the menopause. New Engl. J. Med. **237**, 8 (1947).

138. JONES, W. A., and B. CASTLEMAN: Liver disease in young women with hypergammaglobulinemia. Amer. J. Path. **40**, 315 (1962).

139. —, and W. A. TISDALE: Posthepatitic cirrhosis clinically simulating extra hepatic biliary obstruction (so called "primary biliary cirrhosis"). New Engl. J. Med. **268**, 629 (1963).

140. JORES, L.: Zur Kenntnis der subakuten Leberatrophien. Verh. Dtsch. Ges. Path. 11. Tagg, Dresden 1907, S. 320.

141. JOSKE, R. A., and W. E. KING: The "L.E.-cell" phenomenon in active chronic viral hepatitis. Lancet **1955 II**, 477.

142. ISHII, K., and S. YAMAMOTO: Liver cirrhosis and auto-allergy. In: Aktuelle Probleme der Hepatologie, hrsg. von G. A. MARTINI, p. 79. Stuttgart: Georg Thieme 1962.

143. IZZEDINE, A., F. SCHEIFFARTH, W. FRENGER u. N. HENNING: Vergleichende Serumuntersuchungen über Verhalten und Bedeutung von Autoantikörpern und Fermentaktivität bei Leberkrankheiten. Gastroenterologia (Basel) **91**, 402 (1959).

144. KALK, H.: Die chronische Verlaufsform der Hepatitis epidemica in ihrer Beziehung zu ihren anatomischen Grundlagen. Dtsch. med. Wschr. **72**, 308 (1947).

145. — Leberfunktionsproben und bioptischer Befund. Gastroenterologia (Basel) **84**, 349 (1955).

146. — Hepatitis und posthepatitische Krankheiten. Dtsch. Kongr. Inn. Med. 63. Tagg 1957, S. 177.

147. — Cirrhose und Narbenleber. Stuttgart: Ferdinand Enke 1957.

148. — Fettleber bei Diabetes mellitus. Schweiz. med. Wschr. **89**, 1117 (1959).

149. — Die Virushepatitis und ihre Folgezustände. Epidemiologie und Klinik. Helv. med. Acta **28**, 382 (1961).

150. —, u. F. BÜCHNER: Das bioptische Bild der Hepatitis epidemica. Klin. Wschr. **25**, 874 (1946).

151. —, u. E. WILDHIRT: Probleme der chronischen Hepatitis. Internist (Berl.) **1**, 141 (1960).

152. KARSNER, H. T.: Morphology and pathogenesis of hepatic cirrhosis. Amer. J. clin. Path. **13**, 569 (1943).

153. KELLÉN, J.: Autoantikörper bei Hepatitis epidemica. Acta hepato-splenol. (Stuttg.) **11**, 35 (1964).

154. KELTY, R. H., A. H. BAGGENSTOSS, and H. R. BUTT: The relation of regenerated liver nodule to the vascular bed in cirrhosis. Gastroenterology **15**, 285 (1950).

155. Kettler, H.-L.: Die Rundzellanhäufungen im periportalen Gewebe der Leber. Virchows Arch. path. Anat. **291**, 706 (1933).
156. — Zur Frage der Pathogenese der Zellanhäufungen im interlobulären Lebergewebe. Virchows Arch. path. Anat. **306**, 70 (1940).
157. — Lehrbuch der speziellen pathologischen Anatomie. v. E. Kaufmann, Bd. II, Teil 2, S. 1152. Berlin: W. de Gruyter 1958.
158. — Die histologische Differentialdiagnose akuter und chronischer Lebererkrankungen. Z. ärztl. Fortbild. **58**, 14 (1964).
159. Kiernan, F.: The anatomy and physiology of the liver. Phil. Trans. Roy. Soc. London **123**, 711 (1833).
160. Kimmelstiel, P., H. L. Larger jr., and H. D. Verner: Liver damage in ulcerative colitis. Amer. J. Path. **28**, 253 (1952).
161. Klatskin, G.: Subacute hepatic necrosis and postnecrotic cirrhosis due to anicteric infections with the hepatitis virus. Amer. J. Med. **25**, 333 (1958).
162. —, and E. M. Rappaport: Late residuals in presumably acute infectious hepatitis. Ann. intern. Med. **26**, 13 (1947).
163. Kleckner, M. S., M. H. Stauffer, J. A. Bargen, and M. B. Dockerty: Hepatic lesions in the living patient with chronic ulcerative colitis as demonstrated by liver biopsy. Gastroenterology **22**, 13 (1952).
164. Klima, R., u. H. Rieder: Ergebnisse von fortlaufenden Nachuntersuchungen bei Hepatitis-Kranken. Wien. med. Wschr. **109**, 416 (1959).
165. Klosterkötter, W., G. Manitz u. W. Ströbel: Latex-Test und Quarz-Flockungstest bei Lebererkrankungen. Med. Welt **1962**, 962.
166. Köhler, W., G. Mohnike, U. Vetter u. H. G. Heinrich: Laboratoriumsuntersuchungen bei Leberkrankheiten. III. Hepatitis chronica. Dtsch. Z. Verdau.- u. Stoffwechselkr. **22**, 240 (1962).
167. Krarup, N. B., and K. Roholm: The development of cirrhosis of the liver after acute hepatitis, elucidated by aspiration biopsy. Acta med. scand. **108**, 306 (1941).
168. Kretz, A.: Referat über Leberzirrhose. Verh. dtsch. Ges. Path. 8. Tagg, Breslau 1904, S. 54.
169. Krook, H.: Liver cirrhosis in patients with a lupus erythematosus-like syndrome. Acta med. scand. **169**, 713 (1961).
170. Krugman, S., R. Ward, and J. Giles: The natural history of infectious hepatitis. Amer. J. Med. **13**, 717 (1962).
171. — Studies on the natural history and prevention of infectious hepatitis. In: J. Vandenbrooke, J. de Groote, and L. O. Standaert, Advances in hepatology (Transactions of the study of the liver). Basel and New York: S. Karger 1965.
172. Kühn, H. A.: Die formale Pathogenese der Hepatitis epidemica nach Untersuchungen an Leberpunktaten. Beitr. path. Anat. **109**, 589 (1947).
173. —, u. J. Weinreich: Immunologische Probleme bei chronischer Hepatitis und Lebercirrhose. Dtsch. med. Wschr. **89**, 723 (1964).
174. Kunkel, H. G., E. H. Ahrens, W. J. Eisenmenger, A. M. Bongiovanni, and R. J. Slater: Extreme hypergammaglobulinemia in young woman with liver disease of unknown etiology. J. clin. Invest. **30**, 654 (1951).
175. — B. H. Labby, and C. L. Hoagland: Chronic liver disease following infectious hepatitis. I. Abnormal convalescence from initial attack. Ann. intern. Med. **27**, 202 (1947).
176. — — — Chronic liver disease following infectious hepatitis. II. Cirrhosis of the liver. Ann. intern. Med. **32**, 433 (1950).

177. Lepper, M. W., C. K. Wolf, H. J. Zimmerman, E. R. Caldwell jr., H. W. Spiess, and H. F. Dowling: Effect of large doses of aureomycine on human liver. Arch. intern. Med. **88**, 271 (1951).

178. Letterer, E.: Allgemeine Pathologie. Grundlagen und Probleme. Ein Lehrbuch, S. 679. Stuttgart: Georg Thieme 1959.

179. Lichtman, S. S.: Diseases of the liver, gall bladder and bile ducts, 3rd ed. Philadelphia, Penns.: Lea & Febiger 1953.

180. Lindner, H.: Gefahren beim Absetzen der Glukokortikoidtherapie akuter und chronischer Leberkrankheiten. Dtsch. med. Wschr. **89**, 1622 (1964).

181. Lucké, B.: The pathology of fatal epidemic hepatitis. Amer. J. Path. **20**, 471 (1944).

182. —, and F. T. Mallory: Fulminant form of epidemic hepatitis. Amer. J. Path. **22**, 867 (1946).

183. MacDonald, R. A., and G. K. Mallory: The natural history of postnecrotic cirrhosis: A study of 221 autopsy cases. Amer. J. Med. **24**, 334 (1958).

184. Mackay, I. R.: Primary biliary cirrhosis. A case with systemic lesions on circulating antitissue antibody. Lancet **1960II**, 521.

185. — The problem of persisting destructive disease of the liver. Gastroenterology **40**, 617 (1961).

186. —, and D. C. Gajdusek: An auto-immune reaction against human tissue antigens in certain acute and chronic diseases. Arch. intern. Med. **101**, 30 (1958).

187. —, and B. T. Perry: Autoimmunity in human thyreoid disease. Aust. Ann. Med. **9**, 84 (1960).

188. — L. I. Taft, and D. C. Cowling: Lupoid hepatitis. Lancet **1956II**, 1323.

189. — — — Lupoid hepatitis and the hepatic lesions of systemic lupus erythematosus. Lancet **1959I**, 65.

190a. —, and I. J. Wood: Lupoid hepatitis: a comparison of 22 cases with other types of chronic liver disease. Quart. J. Med., N. S. **31**, 485 (1962).

190b. — S. Weiden, and B. Ungar: Treatment of active chronic hepatitis and lupoid hepatitis with 6-Mercaptopurine and Azathioprine. Lancet **1964I**, 899.

191. MacLachlan, M. J., G. P. Rodnan, W. M. Cooper, and R. M. Fennell jr.: Chronic active ("lupoid") hepatitis. A clinical, serological and pathological study of 20 patients. Ann. intern. Med. **62**, 425 (1965).

192. MacMahon, H. E., and F. B. Mallory: Obstructive cirrhosis. Amer. J. Path. **5**, 645 (1929).

193. Magyar, I.: Zur Frage der chronischen Hepatitis. Z. ges. inn. Med. **10**, 1063 (1955).

194. Mall, F. P.: A study of the structural unit of the liver. Amer. J. Anat. **5**, 227 (1906).

195. Mallory, F. B.: Cirrhosis of the liver: Five different types of lesions from which they may arise. Bull. Johns Hopk. Hosp. **22**, 69 (1911).

196. Mallory, F. T.: The pathology of epidemic hepatitis. J. Amer. med. Ass. **134**, 655 (1947).

197. Marchand, F.: Über Ausgang der akuten Leberatrophie in multiple knotige Hyperplasie. Beitr. path. Anat. **17**, 206 (1895).

198. Markoff, N. G.: Über die chronische Form der epidemischen Hepatitis. Schweiz. med. Wschr. **80**, 93 (1950).

199. Markoff, N., u. E. Kaiser: Krankheiten der Leber und der Gallenwege in der Praxis. Stuttgart: Georg Thieme 1962.

200. Martini, G. A., u. W. Dölle: Idiopathische Leberzirrhose bei Frauen in der Menopause. Klin. Wschr. **38**, 13 (1960).
201. Masshoff, W.: Das morphologische Prinzip in der allgemeinen Pathologie. Dtsch. med. Wschr. **90**, 589 (1965).
202. McConkey, B., and P. Callaghan: Thyreoiditis and cirrhosis. Lancet **1960 I**, 939.
203. Menghini, G.: One-second needle biopsy of the liver. Gastroenterology **35**, 190 (1958).
204. Michon, P., A. Largan, F. Streiff et G. Perrot: Cirrhose hyperprotidique. Sang **31**, 257 (1960).
205. Mincou, J.: L'hépatite chronique. Contribution à l'étude clinique, biologique et structurelle des différentes formes d'hépatite post-virale. Rev. int. Hépat. **12**, 513 (1962).
206. Mistilis, St. P., and L. Schiff: Steroid therapy in chronic hepatitis. Arch. intern. Med. **113**, 54 (1964).
207. Moon, V. H.: Experimental cirrhosis in relation to human cirrhosis. Arch. Path. **18**, 381 (1934).
208. Moschcowitz, E.: Pathogenesis of Laennec's cirrhosis with special reference to angiogenesis. Arch. Path. **45**, 187 (1948).
209. Mosley, J. W.: Water borne infectious hepatitis. New Engl. J. Med. **261**, 703 (1959).
210. Neefe, J. R.: Recent advances in knowledge of "virus hepatitis". Med. Clin. N. Amer. **30**, 1407 (1946).
211. — Viral hepatitis in L. Schiff, Diseases of the liver, 2. ed. Pitman Med. London and Philadelphia: J. B. Lippincott Co. 1963.
212. — S. S. Gellis, and J. Stokes jr.: Homologous serum hepatitis and infectious (epidemic) hepatitis. Amer. J. Med. **1**, 3 (1946).
213. — J. Stokes, R. S. Garber, and S. S. Gellis: Studies on relationship of hepatitis virus to persistent symptoms, disability, and hepatic disturbance following acute infectious hepatitis. J. clin. Invest. **26**, 329 (1947).
214. Nefzger, M. D., and T. C. Chalmers: The treatment of acute infectious hepatitis. 10-year follow-up study of the effects of diet and rest. Amer. J. Med. **35**, 299 (1963).
215. Nelson, R. S., H. Sprintz, J. W. Colbert, F. P. Cantrell, P. W. Havens, and M. Knowlson: Effect of physical activity on recovery from hepatitis: follow up study two to three years after onset of disease. Amer. J. Med. **16**, 780 (1954).
216. Neumayr, A. A.: Problems of the hepatic circulation in health and disease. Gastroenterology **47**, 343 (1964).
217. Ohta, Y.: Incidence of liver cirrhosis following epidemic hepatitis. Jap. Med. **1**, 637 (1961).
218. Oldershausen, H. F. v.: Zur Diagnostik der Folgezustände der Virushepatitis. Verh. Internat. Kongr. Gastroenterologie, Leyden/Noordwijk 1960.
219. Olhagen, L.: Ulcerative colitis in cirrhosis of the liver. Acta med. scand. **162**, 143 (1958).
220. Opie, E. L.: The pathogenesis of tumors of the liver produced by butter yellow. J. exp. Med. **80**, 231 (1944).
221. Page, A. R., and R. A. Good: Plasma cell hepatitis with special attention to steroid therapy. J. dis. Child. **99**, 280 (1960).
222. — — Plasma cell hepatitis. Lab. Invest. **11**, 351 (1962).
223. Palmer, W. L.: Acute and chronic hepatitis (cirrhosis). Illinois med. J. **85**, 143 (1944).

224. Palmer, W. L., J. B. Kirsner, M. B. Goldgraber, and S. S. Fuentes: Disease of the liver in chronic ulcerative colitis. Amer. J. Med. **36**, 856 (1964).
225. Parks, H. F.: A morphological study of phagocytosis by endothelial phagocytes lining the hepatic sinusoids of the mouse. Anat. Rec. **125**, 1 (1956).
226. Paronetto, F., E. Rubin, and H. Popper: Local formation of gamma-globulin in diseased liver and its relation to hepatic necrosis. Lab. Invest. **11**, 150 (1962).
227. — F. Schaffner, R. D. Mutter, J. C. Kniffen, and H. Popper: Circulating antibodies to bile ductular cells in various liver diseases. J. Amer. med. Ass. **187**, 503 (1964).
228. — N. Woolf, D. Koffler, and H. Popper: Response of the liver to soluble antigen-antibody complexes. Gastroenterology **43**, 539 (1962).
229. Perkins, R. F., A. H. Baggenstoss, and A. M. Snell: Viral hepatitis as a cause of atrophy and cirrhosis of the liver. Proc. Mayo Clin. **25**, 287 (1950).
230. Pickert, H., H. Henning u. K. Müller: Über die chronische Hepatitis. Dtsch. med. J. **14**, 221 (1963).
231. Pollack, V. E., E. Mandema, and M. Garsenstein: Serum antinuclear factors in patients and relatives: observations in SLE and liver disease. Abstr. 53. Meet. Amer. Soc. Clin. Invest., Atlantic City 1961. J. clin. Invest. **40**, 1071 (1961).
232. Popper, H.: Transition of hepatitis into cirrhosis. Amer. J. dig. Dis. **24**, 397 (1957).
233. — Liver disorder in a young woman. New Engl. J. Med. **266**, 666 (1962).
234. — T. Barka, S. Cohen, S. Goldfarb, F. Hutterer, F. Paronetto, E. Rubin, F. Schaffner, E. J. Singer, and F. G. Zak: Factors related to chronicity of liver disease. A progress report. J. Mt Sinai Hosp. **28**, 351 (1961).
235. — — S. Goldfarb, F. Hutterer, F. Paronetto, E. Rubin, F. Schaffner, E. J. Singer, and F. G. Zak: Studies on the progression from acute hepatic injury to fibrosis of on the liver. A progress report. J. Mt Sinai Hosp. **29**, 152 (1962).
236. — — — — — — — Factors determining chronicity in liver disease. A progress report. J. Mt Sinai Hosp. **30**, 336 (1963).
237. —, and H. Elias: Histogenesis of hepatic cirrhosis studied by a 3-dimensional approach. Amer. J. Path. **31**, 405 (1955).
238. — — and D. E. Petty: Vascular pattern of cirrhotic liver. Amer. J. clin. Path. **22**, 717 (1952).
239. — F. Paronetto, and E. Rubin: Piecemeal necrosis as a reflection of immunologic hepatic injury. (G. A. Martini, Ed.) In: Aktuelle Probleme der Hepatologie, p. 83. II. Symposium internat. Ass. for study of the liver. München u. Bad Reichenhall 1962. Stuttgart: Georg Thieme 1962.
240. —, u. E. Rubin: Morphologie und Funktion der chronisch erkrankten Leber. Z. Gastroenterologie **1**, 211 (1963).
241. — — S. Krus, and F. Schaffner: Postnecrotic cirrhosis in alcoholics. Gastroenterology **39**, 669 (1960).
242. —, and F. Schaffner: Liver: Structure and function. New York: Blakiston Div. McGraw-Hill Book Co. 1957.
243. — — and T. Barka: Has proliferation of bile ductules clinical significance? Acta hepato-splenol. (Stuttg.) **9**, 129 (1962).

244. Popper, H., P. B. Szanto, and H. Elias: Transition of fatty liver into cirrhosis. Gastroenterology **28**, 183 (1953).

245. — S. S. Waldstein, and P. B. Szanto: Correlation of clinical features of cirrhosis of liver with findings on biopsy. Amer. J. clin. Path. **20**, 724 (1950).

246. —, and F. G. Zak: Pathologic aspects of cirrhosis. Amer. J. Med. **24**, 593 (1958).

247. Rankin, J. G., R. W. Boden, S. J. M. Goulston, and W. Sir Morrow: The liver in ulcerative colitis: Treatment of pericholangitis with tetracycline. Lancet **1959II**, 1110.

248. Rappaport, A. M.: The structural and functional acinar unit of the liver. Some histopathological considerations. Henry Ford Hosp. Internat. Symposium, p. 3. Boston, Mass.: Little Brown 1957.

249. — The structural and functional unit in the human liver (liver acinus). Anat. Rec. **130**, 673 (1958).

250. — Betrachtungen zur Pathophysiologie der Leberstruktur. Klin. Wschr. **38**, 561 (1960).

251. — Acinar units and the pathophysiology of the liver. In: Ch. Rouiller, The liver. Vol. I, p. 265. New York and London: Academic Press 1963.

252. Ratnoff, O. D., and A. J. Patek jr.: The natural history of Laennec's cirrhosis of the liver: An analysis of 386 cases. Medicine (Baltimore) **21**, 207 (1942).

253. —, and A. J. Patek: Postnecrotic cirrhosis of the liver: A study of forty-five cases. J. chron. Dis. **1**, 266 (1955).

254. Read, A. D., Sh. Sherlock, and C. V. Harrisson: Active "juvenile" cirrhosis considered as part of a systematic disease and the effect of corticosteroid therapy. Gut **4**, 378 (1963).

255. Richterich, R.: Enzymdiagnostik der Leberkrankheiten. Wien. med. Wschr. **113**, 611 (1963).

256. Rightsel, W. A., R. A. Kelstch, A. R. Taylor, J. D. Boggs, and I. W. McLean jr.: Status report on tissue culture cultivated hepatitis virus. I. Virology and labaratory studies. J. Amer. med. Ass. **177**, 671 (1961).

257. Ritis, F. de, G. Giusti, L. Mallucci, and M. Piazza: Negative results of prednisone therapy in viral hepatitis. Lancet **1964I**, 533.

258. Riva, G.: Die Bedeutung des Serumeiweißbildes in der Differentialdiagnose innerer Krankheiten. Schweiz. med. Wschr. **94**, 1706 (1964).

259. Robson, M. D.: Systemic lupus erythematosus complicating chronic liver disease. Guy's Hosp. Rep. **108**, 438 (1959).

260. Rössle, R.: Veränderungen der Blutkapillaren und ihre Bedeutung für die Histiogenese der Lebercirrhose. Virchows Arch. path. Anat. **188**, 484 (1907).

261. — Entzündungen der Leber. In: F. Henke und O. Lubarsch, Handbuch der speziellen pathologischen Anatomie und Histologie, Bd. 5, Teil I. Berlin: Springer 1930.

262. — Über die Veränderungen der Leber bei der Basedowschen Krankheit und ihre Bedeutung für die Entstehung anderer Organsklerosen. Virchows Arch. path. Anat. **291**, 1 (1933).

263. Rouiller, Ch.: Contribution de la microscopie éléctronique à l'étude du foie normal et pathologique. Ann. Anat. path. **2**, 548 (1957).

264. Rubin, E.: Interpretation of the liver biopsy. Diagnostic criteria. Gastroenterology **45**, 400 (1963).

265. RUGGIERI, B. A., A. H. BAGGENSTOSS, and G. B. LOGAN: Juvenile cirrhosis: A clinicopathologic study of twentyseven cases. J. Dis. Child. **94**, 64 (1957).
266. RÜTTNER, J. R., u. A. VOGEL: Elektronenmikroskopische Untersuchungen an der Sinusoidwand. Verh. dtsch. Ges. Path. **41**, 314 (1957).
267. SAINT, E. G., W. E. KING, R. A. JOSKE, and E. D. FINCKH: The course of infectious hepatitis with special reference to prognosis and the chronic stage. Aust. Ann. Med. **2**, 113 (1953).
268. SBOROV, V. M., and T. C. KELLER: Diagnosis of hepatitis. Gastroenterology **19**, 424 (1951).
269. SCHAFFNER, F., and H. POPPER: A phagocytic and protein-forming mesenchymal cell in human cirrhosis. Nature (Lond.) **196**, 684 (1962).
270. — — Capillarisation of hepatic sinusoids in man. Gastroenterology **44**, 239 (1963).
271. SCHEIFFARTH, F.: Immunopathologische Phänomene bei Lebererkrankungen. Verh. dtsch. Ges. inn. Med. **68**, 405 (1962).
272. SCHENKER, S., J. P. NASON, and J. T. LASERSOHN: LE-cell phenomenon in acute hepatitis. Report of a case with comments on the role of autoimmunity in liver disease. Arch. intern. Med. **109**, 447 (1962).
273. SCHIRMER, A., u. T. WEGMANN: Über das Auftreten und die prognostische Bedeutung des „Rheumafaktors" bei Lebererkrankungen. Schweiz. med. Wschr. **94**, 1751 (1964).
274. SCHMID, M.: Paraproteinosen der Leber. Regensburg. Jb. ärztl. Fortbild. **9**, 183 (1961).
275. — Zur Einteilung und Diagnose der Hepatitis. Schweiz. med. Wschr. **94**, 512 (1964).
276. SCHMIDT, F. W., u. E. WILDHIRT: Hyperproteinämie und myelomähnliche Serumeiweißbilder bei der Lebercirrhose. Klin. Wschr. **35**, 1139 (1957).
277. SCHMIDT, R.: Über das Vorkommen von ceroidhaltigen Zellen („Fluorocyten") in der Leber. Virchows Arch. path. Anat. **323**, 123 (1953).
278. SCHNEIDERBAUER, A.: Zur Hyperproteinämie bei Lebercirrhose. Wien. klin. Wschr. **75**, 396 (1963).
279. SCHÖN, H., u. H. WÜST: Untersuchungen über eine Hepatitisepidemie. Dtsch. med. Wschr. **86**, 281 (1961).
280. SCHWARZMANN, V.: L'hépatite chronique. Rev. franç. Étud. clin. biol. **10**, 28 (1965).
281. SHERLOCK, SH.: Post-hepatitic cirrhosis. Lancet **1948 I**, 817.
282. — Needle biopsy of the liver: A review. J. clin. Path. **15**, 291 (1962).
283. — Diseases of the liver and biliary system, 3. ed., p. 276. Oxford: Blackwell Sci. Publ. 1963.
284. SHIMIZU, V., and O. KITAMOTO: The incidence of viral hepatitis after blood transfusions. Gastroenterology **44**, 740 (1963).
285. SIEDE, W.: Virushepatitis und Folgezustände. Leipzig: VEB A. Barth 1958.
286. — Fortschritt und Problematik der Lebertherapie. Internist (Berl.) **3**, 21 (1962).
287. —, u. A. KLAMP: Spätfolgen der Virushepatitis. Ergebn. inn. Med. Kinderheilk. **18**, 283 (1962).
288. SIEGENTHALER, R.: Lupoide Hepatitis. Schweiz. med. Wschr. **91**, 1307 (1961).
289. SIEGMUND, H.: Veränderungen der Leber beim Ikterus epidemicus. Virchows Arch. path. Anat. **311**, 180 (1943).
290. SIMONSEN, M.: The impact on the developing embryo and newborn animal of adult homologous cells. Acta path. microbiol. scand. **40**, 480 (1957).

291. Siskind, G. W., and L. Thomas: Studies on the runting-syndrome in newborn mice. J. exp. Med. **110**, 511 (1959).
292. Smetana, H. F.: The histologic diagnosis of viral hepatitis by needle biopsy. Gastroenterology **26**, 612 (1954).
293. — Pathologic anatomy of early stages of viral hepatitis. Henry Ford Hosp. Internat. Symposium, S. 77. London: J. A. Churchill 1957.
294. Spellberg, M. H.: Diseases of the liver. New York: Grune & Stratton 1954.
295. Stauffer, J. M., J. D. Farquhar, J. Stokes, and V. M. Sborov: Studies on use of aureomycin in hepatic disease. I. Aureomycin therapy in acute viral hepatitis. Amer. J. med. Sci. **200**, 1 (1950).
296. Stauffer, M. H., W. G. Sauer, and A. H. Baggenstoss: Cholestatic jaundice with ulcerative colitis. In: A. J. Phiebig (ed.), 2nd World congr. of Gastroenterology, Munich 1962. Vol. 3, p. 220. New York: S. Karger 1963.
297. — — W. H. Dearing, and A. H. Baggenstoss: Spectrum of cholestatic disease. J. Amer. med. Ass. **191**, 829 (1965).
298. Steiner, J. W.: Investigations of allergic liver injury. Amer. J. Path. **38**, 411 (1961).
298a. Steiner, J. W., and J. S. Carruthers: Experimental extrahepatic biliary obstruction. Amer. J. Path. **40**, 253 (1962).
299. — J. S. Carruthers, R. Baumal, and S. R. Kalifat: Experimental immunologic liver injury and the concept of auto-destruction. Part. II. Canad. med. Ass. J. **85**, 1425 (1961).
300. — — — — Experimental immunologic liver injury and the concept of auto-destruction. Part I. Canad. med. Ass. J. **85**, 1369 (1961).
301. Steiner, P. E.: Precision in the classification of cirrhosis of the liver. Amer. J. Path. **37**, 21 (1960).
302. Steinitz, V. H.: Abdominelle Spätfolgen infektiöser Hepatitis: Beobachtungen an 712 Patienten in Israel. Acta hepato-splenol. (Stuttg.) **8**, 65 (1961).
303. Stine, L. A., and J. M. Swarts: Postnecrotic (toxic) cirrhosis: Its clinical significance. Amer. J. dig. Dis. **19**, 176 (1952).
304. Stokes, J.: Viral hepatitis. Amer. J. med. Sci. **225**, 349 (1953).
305. Summerskill, W. H. J.: Anicteric hepatitis. J. Amer. med. Ass. **182**, 1336 (1962).
306. — B. F. Clowden, J. L. Bollman, and G. A. Fleisher: Clinical and experimental studies on the effect of corticotropin and steroid drugs on bilirubinemia. Amer. J. med. Sci. **241**, 555 (1961).
307. Sun, S. C., S. M. Chuong, and J. W. Fresh: A viral hepatitis study on taiwan. Arch. intern. Med. **115**, 261 (1965).
308. Swift, W. E., H. T. Gardner, D. J. Moore, F. H. Streittfeld, and P. W. Havens: Clinical course of viral hepatitis and effect of exercise during convalescence. Amer. J. Med. **8**, 614 (1950).
309. Taft, L. I., I. R. Mackay, and L. Larkin: Hepatitis complicated by manifestations of lupus erythematosus. J. Path. Bact. **75**, 399 (1958).
310. Taylor, A., W. A. Rightsel, J. D. Boggs, and J. W. McLean: Tissue culture of hepatitis virus. Amer. J. Med. **34**, 675 (1962).
311. Thaler, H.: Über die formale Pathogenese der posthepatitischen Lebercirrhose. Beitr. path. Anat. **112**, 173 (1952).
312. — Zur Histologie der Virushepatitis. Schweiz. Z. Path. **16**, 129 (1953).
313. — Die Pathogenese der posthepatitischen Lebercirrhose. Beitr. path. Anat. **118**, 292 (1958).

314. THALER, H.: Die Fettleber und ihre pathogenetische Beziehung zur Lebercirrhose. Virchows Arch. path. Anat. **335**, 180 (1962).

315. — Die chronische Hepatitis. Wien klin. Wschr. **74**, 844 (1962).

316. THOMA, R.: Über die Bedingungen der Kapillarisation. Beitr. path. Anat. **66**, 378 (1920).

317. TISDALE, W. A.: Subacute hepatitis. New Engl. J. Med. **268**, 85, 138 (1963).

318. TUMEN, H. J., J. F. MONAGHAN, and E. JOBB: Hepatic cirrhosis as a complication of chronic ulcerative colitis. Ann. intern. Med. **26**, 542 (1947).

319. UPJOHN, C.: L.E.-cell phenomenon associated with chronic hepatitis. Proc. roy. Soc. Med. **51**, 742 (1958).

320. URBAIN, G., et J. CAROLI: Sjögren et hépatite subaiguë. Rev. mal. foie **34**, 300 (1959).

321. VARAY, A.: Traitement des hépatites virales. Cah. Coll. Méd. Hôp. Paris **4**, 495 (1963).

322. VINNIK, I. E., and F. KERN jr.: Biliary cirrhosis in patient with chronic ulcerative colitis. Gastroenterology **45**, 529 (1963).

323. — — Liver diseases in ulcerative colitis. A review. Arch. intern. Med. **112**, 41 (1963).

324. VOEGT, H.: Pathologische Anatomie der Hepatitis contagiosa. Klin. Wschr. **22**, 318 (1943).

325. VOLWILER, W., and J. A. ELLIOTT: Late manifestations of epidemic infectious hepatitis. Gastroenterology **10**, 349 (1948).

326. VORLÄNDER, K. O.: Das Auto-Immunisierungsproblem bei Nieren- und Lebererkrankungen in klinischer Sicht. Dtsch. Arch. klin. Med. **202**, 255 (1955).

327. WALDENSTRÖM, J.: Leber, Blutproteine und Nahrungseiweiß. Dtsch. Z. Verdau.- u. Stoffwchselkr., 2. Aufl., S. 113 (XV. Tagg, Bad Kissingen 1950).

328. — S. WINBLAD, J. HÄLLÉN, and S. LIUNGMAN: The occurence of serological "antibody" reagins or similar γ-globulins in conditions with monoclonal hypergammaglobulinemia such as myeloma, macroglobulinemia etc. Acta med. scand. **176**, 619 (1964).

329. — — — — u. B. PERSSON: Hypergammaglobulinaemie und Ausfall verschiedener serologischer Reaktionen bei alkoholischer und kryptogenetischer Lebercirrhose. Acta hepato-splenol. (Stuttg.) **11**, 347 (1964).

330. WASSERMANN, F.: The structure of the wall of the hepatic sinusoids in the electron microscope. Z. Zellforsch. **49**, 13 (1958).

331. WEINREICH, J., u. H. A. KÜHN: Der Latex-Tropfentest bei Leberkrankheiten. Acta hepato-splenol. (Stuttg.) **12**, 44 (1965).

332. WEIR, D. M., E. J. HOLBOROW, and G. D. JOHNSON: A clinical study of serum antinuclear factor. Brit. med. J. **1961 I**, 933.

333. WEPLER, W.: Über posthepatitische Befunde am Leberpunktat. Verh. dtsch. Ges. inn. Med. **63**, 282 (1957).

334. — Die pathologische Anatomie der chronischen Hepatitis. In: Fortschritte der Gastroenterologie (E. WILDHIRT), S. 230. München u. Berlin: Urban & Schwarzenberg 1960.

335. — Die posthepatitische Lebercirrhose. Gastroenterologia (Basel) Suppl. **95**, 30 (1961).

336. —, u. K. OPITZ: Über das Eisen in der Leber bei Hepatitis epidemica. Zbl. allg. Path. path. Anat. **97**, 382 (1958).

337. WERTHEMANN, A.: Über die pathologische Anatomie der epidemischen und sporadischen Leberdystrophie. Bull. schweiz. Akad. med. Wiss. **4**, 43 (1948).

338. Werthemann, A.: Pathologie der subakuten und chronischen Hepatitis mit Einschluß der endemischen malignen Hepatitis. Schweiz. Z. Path. **16**, 335 (1953).

339. —, and G. Bodoky: Die pathologische Anatomie der gehäuften Leberdystrophiefälle von Basel aus dem Jahre 1946. Schweiz. Z. Path., Suppl. **10**, 176 (1947).

340. Wewalka, F.: Lebercirrhose und Serumproteine. Wien. Z. inn. Med. **42**, 85 (1961).

341. Wildhirt, E.: Leberdegeneration und chronische Hepatitis. Acta hepatosplenol. (Stuttg.) **9**, 245 (1962).

342. Williams, R., and B. H. Billing: Action of steroid therapy in jaundice. Lancet **1961 II**, 392.

343. Willcox, R. G., and K. J. Isselbacher: Chronic liver disease in young people. Clinical features and course in thirty-three patients. Amer. J. med. **30**, 185 (1961).

344. Wuhrmann, F.: Über Lebercirrhosen und andere chronische Hepatopathien. Schweiz. med. Wschr. **87**, 179 (1957).

345. Yazigi, R., R. Armas-Cruz, S. Silva, and M. Ossandon: Fibrosis and nodular hyperplasia of the liver (post-necrotic cirrhosis): Clinical and pathological study of 9 cases. Gastroenterology **18**, 587 (1951).

346. Yeser, R., and H. G. Kunkel: Preliminary observations on effect of aureomycine, terramycine, tibione, combinated tibione and streptomycine, and chloromycetine on morphology of liver in man. Yale J. Biol. Med. **23**, 299 (1951).

347. Zollinger, H. U.: Lokalisation und Bedeutung des Ceroidpigmentes. Schweiz. Z. allg. Path. **16**, 1026 (1953).

Sachverzeichnis